Florian Sedlacek
Sandra Peukert
Annette Richter-Benedikt

PRAXISBUCH

Strategische Jugendlichentherapie (SJT) bei internalisierenden Störungen

---

Einzel- und Gruppentherapie

Psychotherapeutische Eltern- und Familienarbeit

www.cip-medien.com

Florian Sedlacek
Sandra Peukert
Annette Richter-Benedikt

PRAXISBUCH
Strategische Jugendlichentherapie (SJT) bei internalisierenden Störungen

Einzel- und Gruppentherapie
Psychotherapeutische Eltern- und Familienarbeit

Herstellung: BOD – Books on Demand GmbH, Norderstedt
www.bod.de

ISBN: 978-3-86294-062-2
CIP-Mediendienst, München 2018

Bibliografische Information der Deutschen Nationalbibliothek
Die Deutsche Nationalbibliothek verzeichnet diese Publikation in der Deutschen Nationalbibliografie; detaillierte bibliografische Daten sind im Internet über http://dnb.d-nb.de abrufbar.

INHALTSVERZEICHNIS

GELEITWORT

Florian Sedlacek, Sandra Peukert und Annette Richter-Benedikt geben uns mit diesem Handbuch der Strategischen Jugendlichenpsychotherapie (SJT) eine unverzichtbare Hilfestellung. Meist ist dieser Bereich so komplex, die Störungen so vielfältig, die familiären Verstrickungen so festgezurrt, dass wir Mühe haben, eine konsequente Strategie von Beginn an zu verfolgen. Wir werden ähnlich wie die Eltern von stets neuen Anläufen der Jugendlichen gepackt und es fällt uns schwer, wieder ins Gleichgewicht zu kommen und den bestmöglichen Weg weiterzugehen.

Dieses Buch zeigt, wie mit den Jugendlichen ein Bündnis geschlossen werden kann, wie eine konstruktive Zusammenarbeit entsteht, wie die Energie des anfänglichen Widerstands in die Energie gemeinsamer Therapiearbeit umgewandelt wird und wie dazu auch noch die Eltern ins Boot geholt werden.
Die AutorInnen geben uns viele vielfach erprobte und weiterentwickelte Arbeitsmaterialien an die Hand, die ebenso wie der gesamte SJT-Ansatz empirisch wissenschaftliche Evaluation erfahren haben.
Da die Behandlung zweigleisig erfolgt – störungsspezifisch und störungsübergreifend – reicht dieses Handbuch aus, ohne für jede Störung eine eigenes Manual erwerben zu müssen. Bereits jetzt zeichnet sich ab, dass sowohl der SJT-Ansatz als auch das SJT-Manual zum Standard-Vorgehen in der Verhaltenstherapie von Jugendlichen wird.

Serge K. D. Sulz im Sommer 2018

VORWORT

Das hier vorliegende Praxisbuch beschreibt die Adaption der Strategischen Kurzzeittherapie (SKT) (Sulz, 1994) beziehungsweise der Strategisch-Behavioralen Therapie (SBT) (Sulz & Hauke, 2009) an das Jugendalter.

Annette Richter-Benedikt, die Begründerin der Strategischen Jugendlichentherapie (SJT), unternahm bereits 2006 Schritte, den Therapieansatz der SKT für das Jugendalter nutzbar zu machen. Gute zwölf Jahre später kann nicht nur die SKT/SBT für das Erwachsenenalter eine Vielzahl von Wirksamkeitsstudien (unter anderem Graßl, 2013; Hebing, 2012; Hoy, 2014; Liwowsky, 2014; Schönwald, 2015) vorweisen, sondern es liegen auch für das Jugendalter Studien vor, die die Wirksamkeit dieses integrativen Therapieansatzes belegen (Richter-Benedikt, 2015a, Sedlacek, 2015).

Die beiden bisherigen Evaluationsstudien zur Wirksamkeit der SJT beziehen sich zum einen auf eine ambulante Stichprobe (Richter-Benedikt, 2015a), zum anderen auf eine teilstationäre Stichprobe (Sedlacek, 2015). Die Wirksamkeitsüberprüfung erfolgte jeweils über quasi-experimentelle Studien mit einem Eigenkontrollgruppendesign. In beiden Studien wurde als primäres Ziel die Symptomreduktion durch die SJT überprüft, sekundäre Zielkriterien waren die Verbesserung der Lebensqualität und des Selbstkonzepts der beteiligten Jugendlichen. Beide Studien erzielten signifikante und klinisch relevante Verbesserungen mit hohen Effektstärken, die sich ebenfalls in der Katamneseerhebung (jeweils sechs Monate nach Therapieabschluss) wiederfanden. Die bisherigen Untersuchungen lieferten deutliche Hinweise für die Wirksamkeit und praktische Bedeutsamkeit der Strategischen Jugendlichentherapie (zusammenfassend Richter-Benedikt, 2016; Sedlacek, 2016). Gegenwärtig ist eine weitere Studie fast abgeschlossen (Peukert, voraussichtlich 2018). Weitere Studien sind geplant.

Sandra Peukerts Evaluationsstudie, die ebenfalls im teilstationären Setting durchgeführt wurde, befasst sich mit der Fragestellung, inwieweit die SJT als Therapiemethode dazu beiträgt, dass Jugendliche, aber auch deren Eltern, am Ende der Behandlung einerseits einen verbesserten Umgang mit den eigenen zwischenmenschlichen Bedürfnissen haben und andererseits die eigene Gefühlswelt besser regulieren und steuern können.

Dieses Praxisbuch zur Strategischen Jugendlichentherapie (SJT) fasst die Behandlungserfahrungen unserer klinischen Tätigkeit mit jugendlichen Patienten mit Angststörungen, Depression und/oder psychosomatischen Beschwerden zusammen.

Annette Richter-Benedikt begleitete uns dabei als Supervisorin. Durch ihre umfangreiche Unterstützung konnten Sandra Peukert und Florian Sedlacek das hier im Praxisbuch dargestellte psychotherapeutische Vorgehen entwickeln.

Der Sulz'sche Therapieansatz beschreibt ein sehr integratives Vorgehen. Wäre die Psychotherapeutenschaft nicht so sensibel, was das Mein und Dein betrifft, könnte man den Therapieansatz der SKT beziehungsweise der SJT auch als »tiefenpsychologisch denken, verhaltenstherapeutisch handeln« umschreiben. Jedoch sind an dieser Stelle noch viele Schritte zu gehen, denn diese Sensibilität und bestehende Skepsis, was integrative Psychotherapieansätze betrifft, ist begründet. Zum einen wird mit der Beschreibung »integrativ« oftmals ein eklektisches psychotherapeutisches Vorgehen ohne theoretisches Fundament assoziiert. Zum anderen ist der Vorwurf an die Verhaltenstherapie, in anderen Therapieschulen zu »wildern« und methodisch bewährtes Vorgehen in das eigene Therapieverfahren unter einem anderen Etikett zu übernehmen, nicht unbegründet (zum Beispiel Buchholz, 2013).

Das zeigt sich auch anhand der Frage »Was wirkt in der Psychotherapie?«. Diese Fragestellung wurde und wird teilweise kontrovers diskutiert – nicht nur was wirkt, sondern insbesondere wie man dieses »Was« misst und welche Qualifikationen Psychotherapeuten haben müssen, um Veränderungen zu initiieren (unter anderem Beelmann & Schneider, 2003; Lutz & Böhnke, 2010; Sulz, 2014a, 2015; Schulte, 1993; Woolfolk, 2015). Die Komplexität dieser Kontroverse lässt sich an dieser Stelle nicht befriedigend abbilden. Dennoch ist es uns wichtig, einige Aspekte aufzugreifen.

Blickt man auf die Psychotherapieentwicklung der letzten 50 bis 60 Jahre zurück, so sticht einem vor allem der sogenannte Schulenstreit zwischen der Psychoanalyse und der Verhaltenstherapie ins Auge. Während sich zum Beispiel die Psychoanalyse der Anfeindung einer »Pseudowissenschaft« (Popper, 1963, zitiert nach Woolfolk, 2015, S. 33) durch die Philosophie oder des Vorwurfs »fehlender Wirksamkeit« (Eysenck, 1952 zitiert nach Woolfolk, 2015, S. 34) durch die Verhaltenstherapie ausgesetzt sah, warf die Psychoanalyse der Verhaltenstherapie vor, eine pädagogische Therapie zu sein, durch die sich der Patient mit seinen irrationalen Sichtweisen der herrschenden Umgebung unterzuordnen lerne (Pohlen & Wittmann, 1983). Fiedler (2010), dem der »abhängig machende Technizismus« (S. 174) in der Verhaltenstherapie vorgeworfen wurde, kann diesen Positionskämpfen durchaus etwas Positives abgewinnen, nämlich die stetige empirische Überprüfung sowohl der Wirkweise angewandter Behandlungstechniken als auch der therapeutischen Beziehungsgestaltung.

Mittlerweile könnte auf diese Positions- und Grabenkämpfe verzichtet werden. Zum einen liegen Wirksamkeitsnachweise vor, die das Erwachsenen- wie auch das Kindes- und Jugendalter betreffen, und zwar sowohl für psychodynamische Therapien (exemplarisch Krischer, Trautmann-Voigt, Kaspers, Voigt, Flechtner & Lehmkuhl, 2013) als auch für Verhaltenstherapien (exemplarisch Goletz, Yang, Suhr-Dachs, Walter & Döpfner, 2013). Zum anderen steht es außer Frage, dass spezifische (unter anderem Reizkonfrontation oder Übertragungsdeutung) sowie allgemeine/unspezifische Wirkfaktoren (wie Therapiebeziehung oder Affektregulation) zum Heilungsprozess beitragen (ausführlich in Pfammatter & Tschacher, 2012).

So verweisen beispielsweise bei der Behandlung von depressiven Kindern und Jugendlichen Groen und Petermann (2008) darauf, dass »im Hinblick auf die spezifische Wirksamkeit oder die Überlegenheit einer bestimmten Therapie ... kaum empirische Befunde [vorliegen]« (S. 243). Vielmehr, so die Autoren, stelle sich die Frage, ob neben den spezifischen auch allgemeine und unspezifische Wirkfaktoren wesentlich zum Behandlungserfolg beitragen. Die Autoren schreiben weiter: »Wann immer unterschiedliche aktive und umfassende Behandlungsformen [beispielsweise Verhaltenstherapie vs. psychodynamische Verfahren, *Anmerkung d. Autoren*] gegenüber gestellt wurden ..., zeigen sich insgesamt keine bedeutsamen Unterschiede« (S. 248).

Betrachtet man die Publikationen zur Therapie- und Wirksamkeitsforschung im Kindes- und Jugendalter, so findet man häufig Aussagen, in denen der kognitiven Verhaltenstherapie eine hohe Wirksamkeit (Evidenzgrad I) zugeschrieben wird, während nur wenige Zeilen später der Hinweis erfolgt, dass anderen therapeutischen Verfahren dieser Evidenzgrad fehlt beziehungsweise deren Wirksamkeit nicht ausreichend gut bestätigt ist (zum Beispiel

Beelmann & Schneider, 2003, S. 138; Goren & Petermann, 2008, S. 245; Schneider, 2010, S. 179). Diese Aussagen sind berechtigt, verzerren unserer Meinung nach aber den »Blickwinkel«:

Erstens sind deutschlandweit die Fakultäten der klinischen Psychologie und Psychotherapie überwiegend in verhaltenstherapeutischer Hand (Fischer & Möller, 2006, S. 15), was natürlich auch zu strukturellen Einschränkungen anderer Forschungsinteressen (beispielsweise Wirksamkeitsüberprüfung verschiedener Psychotherapieschulen) führt.

Zweitens ist ein hoher Evidenzgrad (Ia, Ib) an randomisierte und kontrollierte Studien (RCT) gekoppelt (Fydrich & Schneider, 2007, S. 58f.), die jedoch alltagsnahe Bedingungen ausklammern. Damit werden auch oftmals »echte« klinische Fälle in diesen Studien zu wenig berücksichtigt, da die zu Studienzwecken rekrutierten Patienten zahlreichen Einschlusskriterien gerecht werden müssen (Groen & Petermann, 2008, S. 248).

Drittens führt die »Kapitalisierung der akademischen Welt« nach Westen (2015, S. 44) dazu, dass Forscher ihren Forschungsgegenstand danach ausrichten, möglichst vielversprechende Forschungsgelder zu generieren und ihre Studienergebnisse rasch in Fachzeitschriften zu publizieren, um damit das eigene Prestige und den eigenen Impact-Faktor zu erhöhen. Folglich liegt es nahe, manualisierte und standardisierte Gruppentherapien für eine Störungsentität zu entwickeln. Diese lassen sich leichter evaluieren und publizieren als beispielsweise Einzeltherapieverläufe unter Alltagsbedingungen, die sich oftmals über eineinhalb bis zwei Jahre erstrecken können.

Viertens, und das hebt Sell (2012) in seinem Artikel zur Wissenskultur der Psychoanalyse und Verhaltenstherapie nachvollziehbar hervor, sind beide Therapieschulen in ihrer Wissenserzeugung unterschiedlich ausgerichtet. Beide Therapieschulen greifen nämlich auf unterschiedliche Strategien und Prinzipien zurück, um ein Wissensgebiet erkenntnistheoretisch zu erfassen. Während sich die Verhaltenstherapie sehr stark an der akademischen Psychologie orientiert, wird psychoanalytisches Wissen dagegen über interpretative Mittel einer erweiterten Alltagspsychologie generiert (ebd., S. 292f.). Um legitime Vergleiche zwischen beiden Therapieschulen ziehen zu können, fehlt nach Sell der Bezugsrahmen, der beiden Verfahren gerecht werden würde.

Auch Groen und Petermann (2008) kommen zum Schluss, dass »Basisqualifikationen und persönliche therapeutische Fähigkeiten in der Behandlung eine möglicherweise stärkere Rolle [spielen] als schulenspezifische Kenntnisse« (S. 249).

Für Bohus, Herpertz und Falkai (2012) muss sich Psychotherapie »mit zahlreichen komplexen, dynamischen und intransparenten Systemen« (S. 91) arrangieren. Nach Ansicht der Autoren sollten Therapeuten daher in der Lage sein, mehrere einander bedingende Variablen zu steuern und die Komplexität gleichzeitig zu reduzieren. Die Autoren verstehen Psychotherapie als Verfahren zur Lösung von Problemen – nur, dass diese eben sehr komplex sind. Sie folgern daraus aber auch, dass es methodisch unmöglich ist, »logisch kausale Zuordnungen zwischen psychotherapeutischen Interventionen und deren Auswirkung im psychosozialen Kontext zu postulieren« (S. 91).

Die Frage »Was wirkt wie bei wem?« bleibt offen und ist vergleichbar mit der Null in der Mathematik, der man sich auch nur annähern kann. Für die Psychotherapie gilt Ähnliches. Nur durch weitere Forschungsanstrengungen, und bestenfalls über verschiedene methodische Herangehensweisen, können differenziertere Antworten auf diese Frage gefunden werden.

Scherer (2016) findet in ihrem gelungenen Artikel zum Einfluss der Psychoanalyse auf die Verhaltenstherapie folgende abschließenden Worte, die wir gern an dieser Stelle zitieren wollen, da sie wunderbar für eine integrative Annäherung beider Seiten stehen:

»Was den persönlichen Kontakt betrifft, ist die Welt der Praktiker derjenigen der Theoretiker weit überlegen: Verhaltenstherapeuten und Psychoanalytiker (und Gesprächspsychotherapeuten, Systemische Therapeuten, Psychiater, Sozialarbeiter, Kunsttherapeuten usw.) sitzen gemeinsam in therapeutischen Gruppen, beim Mittagessen, bei der Supervision. Aus den Reibungsflächen und Übereinstimmungen nimmt jeder das Hilfreiche mit in seine eigene, kleine, therapeutische Welt« (S. 59).

Wir hoffen, dass dieses Praxisbuch für Sie, liebe Leserin und lieber Leser, als Anregung dient und Sie daraus Hilfreiches in Ihren Praxisalltag übernehmen können.

München, Juli 2018

Florian Sedlacek, Sandra Peukert und
Annette Richter-Benedikt

ÜBERBLICK ÜBER DAS PRAXISBUCH

Strategische Jugendlichentherapie (SJT) bei internalisierenden Störungen

Wie bereits im Vorwort erwähnt, stellt die Strategische Jugendlichentherapie (SJT) eine Adaption der Strategischen Kurzzeittherapie (Sulz, 1994) beziehungsweise der Strategisch-Behavioralen Therapie (unter anderem Sulz & Hauke, 2009; Sulz, 2011, 2017a/b) an das Jugendalter dar (Richter-Benedikt, 2009).

Die Strategische Jugendlichentherapie (SJT) lässt sich im Sinne von Woolfolk und Allen (2013) als eine Form der affektiv-kognitiven Verhaltenstherapie charakterisieren und entspringt – wie der Strategisch-Behaviorale Therapieansatz SBT – der dritten Welle der Verhaltenstherapie. Frühe Beziehungserfahrungen und der Umgang des Jugendlichen mit zwischenmenschlichen Bedürfnissen (wie Verständnis, Wertschätzung, Selbstbestimmung etc.), Beziehungsängsten und Wuttendenzen spielen eine bedeutsame Rolle für das Fallverständnis. In der Therapie werden unter besonderer Berücksichtigung der therapeutischen Beziehungsgestaltung implizite, maladaptive und verhaltenssteuernde Schemata reaktualisiert, bearbeitet und korrigiert (Sedlacek, Richter-Benedikt & Sulz, 2016).

Das Praxisbuch richtet sich vorwiegend an Jugendliche und Heranwachsende im Alter von 14 bis 21 Jahren und deren Bezugspersonen. Das in diesem Buch beschriebene psychotherapeutische Vorgehen wurde an einer Stichprobe von n = 78 evaluiert (Sedlacek, 2015; Peukert, voraussichtlich 2018) mit überwiegend folgenden Störungsbildern (Hauptdiagnosen):

- F4 Neurotische, Belastungs- und somatoforme Störungen (60,2 Prozent): Soziale Phobie (19,2 Prozent); Generalisierte Angststörung (6,4 Prozent); Agoraphobie mit/ohne Panikstörung (7,7 Prozent); Spezifische Phobie (2,6 Prozent); PTBS (3,8 Prozent); anhaltende somatoforme Schmerzstörung (11,5 Prozent); sonstige Somatisierungsstörungen (6,4 Prozent); dissoziative Bewegungsstörung (2,6 Prozent)
- F3 Affektive Störungen (35,8 Prozent): mittelgradige depressive Episode (30,7 Prozent), rezidivierende depressive Episode, gegenwärtig mittelgradig (5,1 Prozent)
- F9 sonstige Störungen (4 Prozent)
- Komorbiditäten im Bereich F3 und F4 (65,7 Prozent)

Auch wenn sich die Evaluation auf eine Stichprobe aus dem teilstationären Setting bezieht, glauben wir, dass das hier dargestellte therapeutische Vorgehen in ein ambulantes Setting überführt werden kann. Die Umsetzung (Kombination aus Einzel- und Gruppentherapie, plus Bezugstherapiestunden) und das dabei zum Tragen kommende verhaltenstherapeutische Vorgehen stehen im Einklang mit der Psychotherapie-Richtlinie (G-BA, 2017).

Nach unserer Auffassung stellen Manuale, so auch dieses Praxisbuch, eine Vereinfachung der Behandlungsrealität dar. Manuale können Techniken beschreiben, jedoch nie die Komplexität von Psychotherapie mit Jugendlichen und deren Bezugspersonen detailliert abbilden. Das heißt, auch wenn wir hier einzelne Stunden, vor allem in der Gruppentherapie und in der psychoedukativen Elterngruppe, inhaltlich aufeinander aufgebaut und strukturiert haben, können oder müssen diese auf den Einzelfall beziehungsweise auf die Bedürfnisse der Gruppe angepasst und damit abgewandelt werden. Das Gleiche gilt für die erlebnispädagogischen Übungen. Das Gruppenmanual wurde mit Großgruppen (8-10 TN) durchgeführt. Im ambulanten Setting bieten sich dagegen eher Kleingruppen (3-4 TN) an, auch aufgrund des großen organisatorischen Aufwands, sodass auch hier die Übungen auf die Gruppengröße angepasst werden müssen.

Wir haben das »Rad nicht neu erfunden«, sondern uns natürlich am Bewährten orientiert. Deshalb beziehen wir uns im ersten Kapitel auf bewährte Methoden der Verhaltenstherapie bei der Behandlung von Jugendlichen mit internalisierenden Störungen.

Der Unterschied der SJT zu anderen VT-Manualen liegt in ihrem ätiologischen Verständnis, das aus dem affektiv-kognitiven Entwicklungsmodell von Sulz (1994, 2017a/b) hervorgegangen ist. Ferner lässt sich die SJT anhand der Verzahnung von Einzel-, Gruppentherapie und Elternberatung charakterisieren (Richter-Benedikt, 2009, 2015a/b, 2016). Die Therapie fußt dabei auf Symptomreduktion, Fertigkeitentraining und Persönlichkeitsentwicklung durch Schemaveränderung. Das zweite Kapitel veranschaulicht die Grundlagen der affektiv-kognitiven Entwicklungstheorie. Eine Fallvignette verhilft zum besseren Verständnis.

Im dritten Kapitel wird die therapeutische Grundhaltung von SJT-Therapeuten beschrieben, der Schwerpunkt liegt auf der therapeutischen Beziehungsgestaltung. Die SJT ist bedürfnis-, emotions- und entwicklungsorientiert. Um diese Prozesse therapeutisch anzustoßen, bedarf es stimmiger Interaktionsabläufe, hierfür greift die SJT nicht nur auf die in der Verhaltenstherapie bekannte »komplementäre Beziehungsgestaltung« (Grawe, 1998, S. 67) zurück, sondern auf einen Pool verschiedener Interventionen (Richter-Benedikt, 2009).

Das vierte Kapitel erläutert primär die einzelnen Einheiten der Gruppentherapie. Der erste Gliederungspunkt im vierten Kapitel setzt sich jedoch kritisch mit der Frage auseinander, wieviel »Manualisierung« man für Gruppentherapie braucht. Darüber hinaus gehen wir auf ein Stufenmodell der Gruppenentwicklung ein.

Im fünften Kapitel werden exemplarisch wichtige Themen der psychotherapeutischen Eltern- und Familienarbeit geschildert. Die theoretischen Überlegungen werden anhand einer weiteren Fallvignette praxisnah dargestellt. Inhaltlich setzt sich das fünfte Kapitel mit den diagnostischen und therapeutischen Schritten zur Erfassung eines familiären Verständnismodells psychischer Störungen auseinander. Darüber hinaus findet man eine Beschreibung der Therapiezielplanung mit den Eltern und der Familie und eine Skizzierung entwicklungsorientierter Eltern- und Familienarbeit aus Sicht der SJT. Die entwicklungsorientierte Elternarbeit wird am Ende des Kapitels durch die Darstellung der sechs psychoedukativen Elterngruppenstunden inhaltlich abgerundet.

Im sechsten Kapitel beschreiben wir die einzelnen erlebnispädagogischen Übungen (EP), die im Gruppenmanual zum Einsatz kommen. Ferner wird dargelegt, welche Möglichkeiten sich durch den Einsatz von erlebnispädagogischen Übungen (EP) in der Gruppentherapie ergeben. Nach unserer Erfahrung werden durch EP-Übungen maladaptive Copingstrategien bei den Jugendlichen einerseits rasch prozessual aktiviert, andererseits können darüber auch korrigierende Erfahrungen in der Gruppe sowie Erfahrungen zur Steigerung der Selbstkontrolle und Selbstsicherheit erzielt werden.

Im Anhang sind die Kopiervorlagen für die jeweiligen Gruppentherapiestunden und für die psychoedukativen Elterngruppenstunden zu finden.

KAPITEL 1

Grundlagen der Verhaltenstherapie bei internalisierenden Störungen

Das erste Kapitel stellt die wichtigsten ätiologischen Modelle und verhaltenstherapeutischen Behandlungstechniken zu Angststörungen, Depression und somatoformen Störungen dar.

Angststörungen, Depression und somatoforme Störungen zählen aufgrund ihrer überlappenden Symptome zu den internalisierenden Störungen (Plück, Döpfner & Lehmkuhl, 2000, S. 134). Der dimensionale Klassifikationsansatz mit der Unterteilung »externalisierende Auffälligkeiten« (wie Delinquenz und aggressive Verhaltensweisen) und »internalisierende Auffälligkeiten« (wie sozialer Rückzug, körperliche Beschwerden und ängstlich-depressives Verhalten) basiert auf Achenbachs Entwicklungspsychopathologie (1991) und wurde durch die Leistungen der Arbeitsgruppe Deutsche Child Behavior Checklist durch Döpfner et al. (1998) im deutschsprachigen Raum publik.

Aufgrund der Verwendung verschiedener Messinstrumente, unterschiedlicher Klassifikationsverfahren, Altersbereiche, Cut-off-Kriterien sowie Erfassungszeiträume (Punkt-, Perioden- oder Lebenszeitprävalenz) unterliegen die Prävalenzdaten zu psychischen Störungen im Kindes- und Jugendalter starken Schwankungen (Hölling, Schlack, Petermann, Ravens-Sieberer & Mauz, 2014, S. 807).

In einer Bestandsaufnahme zur Epidemiologie psychischer Störungen im Kindes- und Jugendalter beziffert Petermann (2005, S. 50) im Mittel die Gesamthäufigkeit psychischer Störungen im Jugendalter auf 16,5 Prozent.

Die repräsentative BELLA-Kohortenstudie (Klasen et al., 2016, S. 16) liefert differenzierte und aussagekräftige Werte für Jugendliche, die an einer Depression oder Angststörung leiden. Demnach zeigen zwischen 18,9 bis 26,2 Prozent der Mädchen im Alter von 14 bis 19 Jahren im Selbsturteil klinisch bedeutsame Anzeichen für eine Depression und 18,3 bis 26,2 Prozent der Mädchen liefern klinisch relevante Hinweise für eine Angststörung. Die prozentuale Verteilung fällt bei den Jungen für das gleiche Altersspektrum niedriger aus: Anzeichen für eine Depression zeigen 9,2 bis 16,0 Prozent und für eine Angststörung 7,4 bis 9,9 Prozent. Die Elternsicht fällt für dieses Altersspektrum milder aus beziehungsweise werden die Anzeichen von den Eltern nach Ansicht der Autoren teilweise auch unterschätzt. Der Anteil der Jugendlichen, die an psychosomatischen Beschwerden beziehungsweise an einer somatoformen Störung leiden, wurde dabei nicht erfasst.

Die Datenlage zur Prävalenz somatoformer Störungen im Kindes- und Jugendalter variiert sehr stark, was unter anderem auch an den Diagnosekriterien liegen kann, die nach Ansicht von Schulte und Petermann (2011, S. 284) für Kinder und Jugendliche nicht geeignet sind. Bei Kindern und Jugendlichen treten vielmehr monosymptomatische körperbezogene Beschwerden wie funktionelle Kopfschmerzen (15,5 Prozent bei 12- bis 16-Jährige) oder Bauchschmerzen (12,4 Prozent bei 12- bis 16-Jährigen) auf und diese korrelieren häufig mit Depressionen und Angststörungen (Noeker & Petermann, 2008, S. 1015f.).

Schulte und Petermann (2011) beziehen sich auf drei Studien zur Prävalenz somatoformer Störungen im Kindes- und Jugendalter. Hierbei lag die Lebenszeitprävalenz bei Jugendlichen (im Alter von 14 bis 21 Jahren) an »irgendeiner somatoformen Störung/eines somatoformen Syndroms« (S. 282) zu leiden bei circa 13 Prozent; die 12-Monats-Prävalenz bei Jugendlichen und jungen Erwachsenen zwischen 14 und 24 Jahren betrug 7,2 Prozent.

1.1 Angststörungen

Angst ist Teil des menschlichen Erlebens und Verhaltens. Angst ist nicht per se pathologisch, vielmehr hat sie in ihrem Signalcharakter eine Schutzfunktion, da sie Vermeidungs- und Fluchtreaktionen einleitet. Angst kann aber auch pathologisch sein. Mattejat, Eimecke und Pauschardt (2011) beziehen sich auf Remschmidt (1992) und benennen folgende Kriterien pathologischer Angst:

- »übermäßige ausgeprägte Angstintensität (quantitativer Aspekt),
- ungewöhnliche Inhalte [beziehungsweise] Objekte der Angst (qualitativer Aspekt),
- Unangemessenheit der Angstreaktion im Verhältnis zur Situation, in der sie auftritt,
- Chronifizierung der Angstreaktionen,
- Fehlen von Möglichkeiten des Individuums zur Reduktion [beziehungsweise] Bewältigung der Angst,
- spürbare Beeinträchtigung der alterstypischen Lebensvollzüge durch den Angstzustand« (S. 242).

In den diagnostischen Klassifikationssystemen wie dem ICD-10 oder DSM-V werden verschiedene Angststörungen gelistet. Zwei zentrale Hauptsymptome bei Angststörungen sind das ausgeprägte *Vermeidungsverhalten* einerseits und ein deutlich erhöhtes *Sicherheits- und Kontrollbedürfnis* andererseits. Nach dem ICD-10 (Remschmidt, Schmidt & Poutska, 2006) werden Ängste »ausschließlich oder überwiegend durch eindeutig definierte, im allgemeinen ungefährliche Situationen oder Objekte – außerhalb des Patienten – hervorgerufen. Diese Situationen oder Objekte werden charakteristischerweise gemieden oder voller Angst ertragen« (S. 180).

Mit der Angst gehen vegetative Symptome (wie Herzklopfen, Schweißausbrüche, Atembeschwerden, abdominelle Missempfindungen etc.) und psychische Symptome (wie Gefühl von Unsicherheit, Unwirklichkeit oder Angst vor Kontrollverlust beziehungsweise Angst zu sterben) einher.

Im ICD-10 werden Angststörungen unter F40 phobische Störungen, F41 sonstige Angststörungen und unter F93 emotionale Störungen des Kindesalters gelistet. Unter den emotionalen Störungen des Kindesalters erweisen sich für das Jugendalter die Trennungsangst (F93.0) und die generalisierte Angststörung des Kindesalters (F93.80) als häufig auftretende Störungsentitäten. Nach unserem klinischen Eindruck finden sich aus makroanalytischer Perspektive betrachtet bei Jugendlichen mit internalisierenden Störungen immer wieder im Kindesalter aufgetretene Trennungsängste, die aufgrund massiver elterlicher Überprotektion nicht überwunden werden konnten, sich damit chronifizierten und folglich bei den Jugendlichen im Hier und Jetzt zu unzureichenden Bewältigungsstrategien im Umgang mit Gleichaltrigen, aber auch beim familiären Ablöseprozess führen. Darüber hinaus erweist sich die generalisierte Angststörung im Kindesalter als oftmals passendere Diagnose als die generalisierte Angststörung unter F41.1 (ICD-10).

1.1.1 Ätiologiemodell zu Angststörungen

Da wir die verschiedenen Angststörungen zusammenfassen, versuchen wir ein allgemeines Ätiologiemodell zu Angststörungen zu erstellen. Wir orientieren uns dabei vor allem an der Agoraphobie (mit/ohne Panikstörung) und an der sozialen Phobie. Wir versuchen die Entstehungsbedingungen der Angststörungen anhand des Drei-Faktoren-Modells (Margraf & Schneider, 2009, S. 676) zu beschreiben. Das Modell stellt keine umfassende

Leitsymptome ausgewählter Angststörungen nach ICD-10

Agoraphobie (F40.0x)
Anhaltende Angst und Vermeidung von mindestens zwei Situationen: Menschenmengen, öffentliche Plätze und Verkehrsmittel, alleine Reisen (mit weiter Entfernung von Zuhause); hohes Sicherheitsbedürfnis; körperbezogene Symptome; deutliche emotionale Belastung, aber Einsicht in die Problematik.

F40.00 ohne Panikstörung F40.01 mit Panikstörung

Soziale Phobie (F40.1)
Deutliche Angst im Zentrum der Aufmerksamkeit zu stehen, sich peinlich oder beschämend zu verhalten; Vermeidung der Situationen; Angst vor negativer Bewertung; mindestens zwei Symptome: Errötung oder Zittern; Angst zu erbrechen; Miktions- oder Defäkationsdrang beziehungsweise die Angst davor; deutliche emotionale Belastung, aber Einsicht in die Problematik.

Spezifische Phobie (F40.2)
Angst bezieht sich auf ein bestimmtes Objekt oder eine spezielle Situation; Vermeidungsverhalten; emotionale Belastung, aber Einsicht in die Problematik. Es gibt verschiedene Typen:

- Tier-Typ (Hund, Spinne, Insekten etc.)
- Naturgewalten-Typ (Sturm, Wasser etc.)
- Blut-Injektion-Verletzungs-Typ
- situativer Typ (Fahrstuhl, Tunnel etc.)

Panikstörung (F41.0)
Wiederkehrende, schwere Angstattacken; nicht auf Objekt oder Situation bezogen; plötzlich auftretend, nicht vorhersehbar, rasch ansteigend und Höhepunkt erreichend, einige Minuten andauernd; körperbezogene Symptome; Erwartungsangst: ständige Furcht vor einer neuen Panikattacke.

Generalisierte Angststörung (F41.1)
Ausgeprägte Ängste/ängstliche Erwartungen, die sich auf mehrere Ereignisse, Situationen und Tätigkeiten beziehen; frei flottierende Angst; mindestens sechs Monate, vorherrschende, durchgängige Anspannung; körperbezogene Symptome; hohe Besorgnisneigung; irrationale Ängste (zum Beispiel Angehörige oder Person selbst könnte sterben, verunglücken).

Generalisierte Angststörung des Kindesalters (F93.80)
Mindestens sechs Monate anhaltend und an mindestens der Hälfte der Tage; zwei Lebensfelder (zum Beispiel Schule und Peers) betreffend; Überängstlichkeit und hohe Besorgnisneigung; mindestens zwei Symptome: Ruhelosigkeit, innere Anspannung, Müdigkeit, Konzentrationsprobleme, Muskelverspannung, Schlafstörung; Beginn in der Kindheit oder Adoleszenz (bis zum 18. Lebensjahr).

Erklärung, sondern eine Heuristik zur Erfassung der Pathogenese dar. Es ist unterteilt in Vulnerabilitätsfaktoren, auslösende und aufrechterhaltende Bedingungen. Die Vulnerabilitätsfaktoren umfassen biologische Prädispositionen und lerngeschichtliche Aspekte, die die Wahrscheinlichkeit der Ausbildung einer psychischen Störung erhöhen. Die Vulnerabilitätsfaktoren können als Einfluss- und Vermittlervariablen gesehen werden. In unserer nachfolgenden Darstellung haben wir die Vulnerabilitätsfaktoren aufgeteilt in biologische Prädispositionen und lerngeschichtliche Bedingungen, um zwischen dem biologisch Gegebenen und dem durch die soziale Umwelt interaktionell Erworbenen zu unterscheiden.

Fallvignette Anna (16 Jahre) zu Agoraphobie mit Panikstörung

Auslösendes Ereignis: Ohnmachtsanfall im häuslichen Badezimmer. In der Folge richtet Anna die Aufmerksamkeit stets auf ihren Körper, in der Sorge, kleinste körperliche Veränderungen könnten einen erneuten Ohnmachtsanfall auslösen. Im weiteren Verlauf erlebt Anna auf dem Weg zur Schule in der U-Bahn ähnliche körperliche Symptome, wie jene, die dem Ohnmachtsanfall vorausgingen, was zum schlagartigen Verlassen der U-Bahn führte und zu einer ersten Panikattacke. *Klassische Konditionierung* auf U-Bahn sowie *katastrophisierende Missinterpretation* körperlicher Symptome (*positiver Rückkopplungsprozess*), was zur Zunahme des Vermeidungsverhaltens führte (*2-Faktoren-Modell*). Das Vermeidungsverhalten dehnte sich auf Schulbesuch, U-Bahnfahren, Kinobesuche, Besuch von Einkaufsläden und öffentlichen Veranstaltungen aus. Anna verbringt mittlerweile die meiste Zeit in ihrem Zimmer, stets in Sorge vor einer erneuten Panikattacke.

Es lassen sich folgende **Vulnerabilitätsfaktoren** erfassen: Die Mutter leidet unter einer rezidivierenden depressiven Störung *(unspezifische Vulnerabilität für psychische Störungen)*. Aufgrund der fehlenden Feinfühligkeit und psychischen Belastung der Mutter sowie der seit Geburt bestehenden Streitbeziehung der Eltern *(anhaltende emotionale Belastung)*, kann bei Anna ein unsicher-ambivalenter Bindungsstil vermutet werden. Im Kleinkindalter fiel Anna durch scheues und zurückhaltendes Verhalten in neuen und unvertrauten Situationen auf *(Behavioral-Inhibition-Attachment-Modell)*.

In der **Lerngeschichte** finden sich Anzeichen für *geringe internale Kontrollüberzeugungen*, die unter anderem auf den *elterlichen Erziehungsstil* zurückzuführen sind. Dieser ist gekennzeichnet durch emotionales Überengagement, was Annas Autonomiestreben unterband und unterbindet, allgemeine Unsicherheit und Angst sowie elterliche Kritik und Bestrafung bei kindlichen Gefühlsäußerungen.

Zur **Aufrechterhaltung** der Problematik tragen Annas *rigide Denkschemata* sowie ihre *verzerrte* auf Gefahr hin ausgerichtete *Informationsverarbeitung* bei. Die veränderte Familiendynamik (Auszug der älteren Schwester) und die damit verbundene Neupositionierung Annas innerhalb der Familie führten und führen zu einer allgemein *erhöhten Stressbelastung*, die Anna als kaum zu bewältigen wahrnimmt. Die Stressbelastung und die damit erlebte Hilflosigkeit können als auslösende und aufrechterhaltende Faktoren gesehen werden.

Biologische Prädispositionen

Genetische Komponenten: Die Studienlage ist nicht eindeutig. Joormann und Unnewehr (2002, S. 18) fassen diesen Umstand passend zusammen und betonen, dass man nicht zwischen genetischem und familiärem Umwelteinfluss trennen kann, auch wenn Studien eine gewisse genetische Prädisposition nahelegen. Lang, Helbig-Lang, Westphal, Gloster und Wittchen (2012) sehen in der genetischen Komponente vielmehr die Vererbung einer *unspezifischen Vulnerabilität für psychische Störungen*. So kann die Mutter oder der Vater depressiv oder ängstlich sein und deswegen dysfunktionales Erziehungsverhalten zeigen, was dann beim Kind beispielsweise eine internalisierende Störung mitbedingt. Nach Blanz und Schneider (2008) ist die »genetische Prädisposition für Angststörungen bei Mädchen ausgeprägter als bei Jungen« (S. 751).

Das *Konzept der Prädisposition* (nach Seligman, 1971), besagt, dass Menschen gewisse spezifische Reize (wie Schlangen, Hunde, Spinnen oder Dunkelheit) evolutionär bedingt mehr fürchten und mehr meiden als andere Reize.

Das *neurophysiologische Modell* nach Gray (1987) bezieht sich auf ein *Verhaltens-Inhibitions-System*, bei dessen Hyperaktivierung subjektive Angst verursacht wird und das »Verhalten bei neuen und unerwarteten Reizen« (Schiepek, 2004, S. 160) hemmt. Es reduziert das motorische Verhalten und erhöht gleichzeitig die allgemeine Vigilanz und das Erregungsniveau (Mattejat, Eimecke & Pauschardt, 2011, S. 255). Das Temperamentsmerkmal *Behavioral Inhibition* (scheues, passiv-vermeidendes und gehemmtes Verhalten in neuen unvertrauten Situationen) nach Kagan, Reznick und Snidman (1988, zitiert nach Schneider & Blatter, 2006, S. 533) kann als prädisponierender Faktor für die Entwicklung einer Angststörung gesehen werden. Nach Joormann und Unnewehr (2002) ist Behavioral Inhibition ein Risikofaktor für alle Angststörungen, mit einer jedoch deutlichen Ausprägung für soziale Phobie.

Blanz und Schneider (2008, S. 752) beziehen sich auf Studien, in denen nachgewiesen werden konnte, dass Kinder mit gehemmtem Temperament in Stresssituationen einen erhöhten Cortisol-Level, ein erhöhtes noradrenerg vermitteltes sympathisches Erregungsniveau aufweisen und leichter auf Konditionierungsprozesse ansprechen. Ferner wird eine erniedrigte Erregungsschwelle im limbisch-hypothalamischen System mit Fehlfunktionen im Stressregulationssystem assoziiert, so die Autoren.

Erhöhte Angstsensitivität zählt zu den prädisponierenden Faktoren und kann unbehandelt zur Aufrechterhaltung einer Angststörung beitragen. Lang et al. (2012) beschreiben Angstsensitivität als »kognitive Verarbeitungstendenz, auf angstbezogene Symptome (körperlich und kognitiv) mit Furcht zu reagieren« (S. 26).

Lerngeschichtliche Bedingungen

Das *Behavioral-Inhibition-Attachment-Modell* (Manassis & Bradley, 1994) verbindet das Temperamentsmerkmal Verhaltenshemmung mit der Bindungstheorie von Bowlby (1973). Das Kind empfindet in neuen Situationen Unbehagen aufgrund eines erhöhten Erregungsniveaus im sympathischen Nervensystem, folglich entzieht sich das Kind der Situation. Durch das Vermeiden neuer, unbekannter Situationen reduziert das Kind zwar seine Angst, aber gleichzeitig auch die Möglichkeit, adaptive Bewältigungsstrategien zu entwickeln.

Im Zusammenhang mit der Bindungstheorie spielen hierfür die inneren Arbeitsmodelle eine Rolle. Diese sind als kognitive Schemata zu verstehen, in denen sich die Erfahrungen des Kindes mit seinen Bezugspersonen niederschlagen. Dies betrifft vor allem Bedürfnisse nach Sicherheit und Exploration, die durch Bezugspersonen vermittelte Verfügbarkeit, Reaktivität und Feinfühligkeit (Seiffge-Krenke, 2009).

Nach Manassis und Bradley (1994, S. 349ff.) hängt die Angststörung mit unsicher gebundenen Bindungsstilen (vermeidend und ambivalent) zusammen, da sich diese wiederum aus dysfunktionalen Interaktionsabläufen mit den primären Bezugspersonen ergeben, die die Bedürfnisse der Kinder nicht adaptiv befriedigen und emotionale Zustände dieser nicht ausreichend gut »containen« können. Daraus entwickelt sich über die Zeit ein Zustand innerer Unsicherheit aufgrund bestehender Vermeidungsreaktionen gegenüber neuen sozialen Situationen, maladaptiver interpersoneller Erfahrungen mit der sozialen Umwelt sowie fehlender funktionaler Bewältigungsstrategien. Dieses dysfunktionale Zusammenspiel aus Verhaltenshemmung und Bindungsunsicherheit kann zu einer Angststörung führen.

Familie und Umweltfaktoren: Wie in dem Modell von Manassis und Bradley bereits angedeutet wurde, können familiäre und Umwelteinflüsse Risikofaktoren für eine Angststörung darstellen. Je nach Zuteilung können diese Faktoren als Teil der Lerngeschichte betrachtetet und somit als Vulnerabilitätsfaktoren gesehen werden, aber auch als auslösende oder aufrechterhaltende Bedingungen. Orientiert an der Unterteilung von Steil, Matulis, Schreiber und Stangier (2011, S. 30), lassen sich folgende Faktoren benennen:

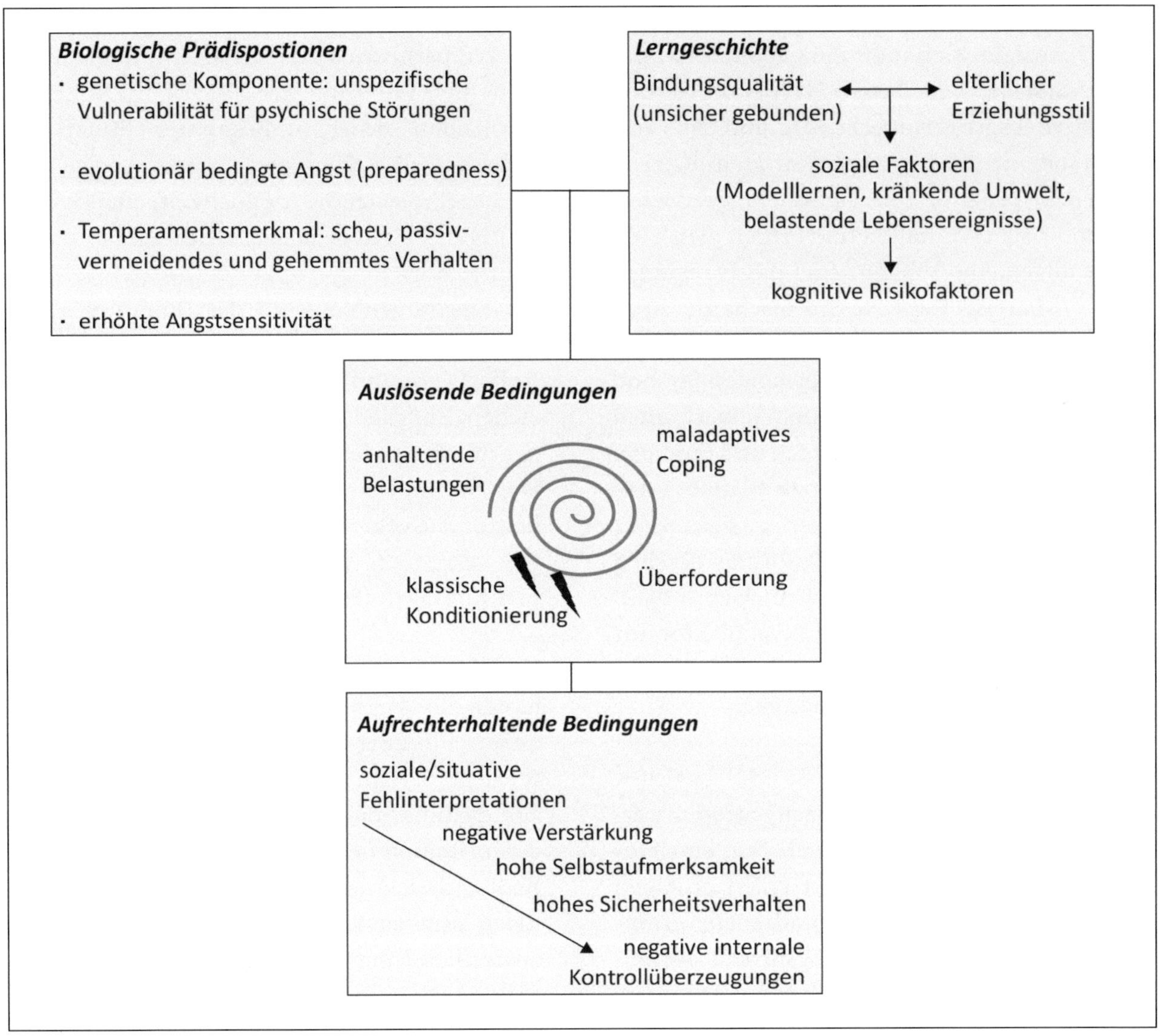

Abbildung 1.1: Aspekte eines allgemeinen Ätiologiemodells zu Angststörungen

- *Erziehungsverhalten:* verstärkte Kontrolle, Überbehütung und verminderte emotionale Zuwendung
- *Modelllernen:* Angstmodelle in der Familie oder im sozialen Umfeld
- *Kränkende soziale Situationen:* Mobbing und sozialer Ausschluss; Jugendlicher wird (wiederholt) in einer sozialen Gruppe oder in der Klasse durch die Lehrkraft bloßgestellt etc.
- *Belastende Lebensereignisse:* Streitbeziehung, Trennung oder Scheidung der Eltern, psychische Störungen/Behinderungen in der Familie, sexueller oder emotionaler Missbrauch, Verlusterlebnisse, Rollenumkehr (d.h. Parentifizierung)

Ruft man sich nochmals das Behavioral-Inhibition-Attachment-Modell von Manassis und Bradley in Erinnerung, so sind *kognitive Risikofaktoren* ebenfalls zu den Vulnerabilitätsfaktoren zu zählen. Zugleich können sie zur Auslösung und Aufrechterhaltung der Angstsymptomatik beitragen.

Kognitive Risikofaktoren: Durch interpersonelle Beziehungserfahrungen bilden sich internale Kontrollüberzeugungen heraus. Sind frühe kindliche Erfahrungen durch Unkontrollierbarkeit und Unvorhersehbarkeit geprägt, führt dies nicht nur zu einer erhöhten neurobiologischen Aktivität, sondern zur *Ausbildung ge-*

ringer internaler Kontrollüberzeugungen und zu *kognitiven Verzerrungen*. Kognitive Verzerrungen (wie negative Selbstverbalisierung, Geringschätzung eigener Coping-Möglichkeiten oder katastrophisierende Gedanken) gehen mit *Interpretationsverzerrungen* (wie tendenziell mehrdeutige, angstrelevante Reize als bedrohlich zu bewerten) und *Aufmerksamkeitsverzerrungen* (selektive Aufmerksamkeitslenkung auf mögliche Gefahrenreize) einher (Blanz & Schneider, 2008, S. 754f.).

Auslösende Bedingungen

Klassisches Konditionieren kann bei spezifischen Phobien, aber auch bei anderen Angststörungen wie der Agoraphobie oder sozialen Phobie eine Rolle spielen, wenn diese Objekte oder Reize eine aversive oder traumatische Komponente aufweisen. Alltagsbeispiele, die makroanalytisch mit einer klassischen Konditionierung zusammenhängen, sind: »vom Hund gebissen werden«, »Ohnmachtsanfall in der U-Bahn«, »sehen wie ein Mitschüler sich in der Klasse erbricht und alle aus der Klasse bekommen es mit, lachen sogar«, »beim Halten eines Referats von den Mitschülern ausgelacht oder vom Lehrer bloßgestellt werden« etc. Mattejat et al. (2011, S. 253) betonen, dass die klassische Konditionierung als lerntheoretisches Modell nicht ausreicht, um Angststörungen ausreichend zu erklären.

Ein *Teufelskreis* aus *erhöhter Alltagsbelastung, dysfunktionalen Bewältigungsstrategien* und *Überforderung* kann zur Symptomentwicklung führen, da sich diese Stressbelastung negativ auf die Selbststeuerung auswirkt. In diesem *Teufelskreis* ist die *kognitiv psychologische Stresstheorie* von Lazarus und Folkman (1984) wichtig: Wie bewertet der Jugendliche die Anforderung (primary appraisal) und wie schätzt er seine persönlichen sowie sozialen Ressourcen (secondary appraisal) und damit seine Handlungsmöglichkeiten ein?

Nach Tice (2009) haben Emotionen im adaptiven Coping eine motivationale Signalwirkung und verhelfen zu adaptiven Veränderungsmöglichkeiten. Auf selbstregulatorische Fähigkeiten wie positive Selbstmotivierung und kognitiv reflektiertes Handeln, Stimmungsmanagement (»Das wird schon!«) oder Selbstberuhigung (Fröhlich & Kuhl, 2003, S. 223f.) kann dann besser zurückgegriffen werden.
Zeigt der Jugendliche dagegen maladaptives Coping (wie Problemverdrängung oder Vermeidung) und werden eigene Bewältigungsmechanismen (aufgrund einer negativen Selbstsicht oder eines zu hohen Selbstideals) als unzureichend angesehen, verwandeln sich Anforderungen rasch in Überforderungssituationen.

Aufrechterhaltende Bedingungen

Das *Zwei-Faktoren-Modell* (Mowrer, 1960) geht davon aus, dass die Angstreaktion auf einen Stimulus zunächst klassisch konditioniert wurde und in der Folge durch Vermeidungsverhalten negativ verstärkt und damit aufrechterhalten wird *(operante Konditionierung)*. Ein Beispiel wäre, wenn der Jugendliche auf dem Weg zur Schule in der U-Bahn einen Ohnmachtsanfall erleidet und daraufhin auf dem Weg zur U-Bahn mit unspezifischen Angstsymptomen reagiert, umdreht und nach Hause geht, um von dort aus in der Schule anzurufen und sich krank zu melden. Das heißt, der neutrale Reiz »U-Bahn« wird durch das aversive Erlebnis (»Ohnmacht«) zum konditionierten Stimulus, der Angst auslöst und vermieden wird *(negative Verstärkung)*.

Das *kognitive Modell der Panikattacke* (Clark, 1986) beziehungsweise das *psychophysiologische Modell/Modell der positiven Rückkoppelung* (Ehlers & Margraf, 1989; beides zitiert nach Lang et al., 2012, S. 21ff.) beschreiben den kognitiv physiologischen Aufschaukelungsprozess von Panikattacken.

Vereinfachter Prozessablauf: Der Jugendliche nimmt eine innere Veränderung (Herzklopfen, kalte Hände) und/oder einen äußeren Stimulus als gefährlich war *(Wahrnehmung)*, interpretiert dies als bedrohlich *(Kognition)*, woraufhin Angst *(Emotion)* erlebt wird. In der

Folge kommt es zu physiologischen und damit zu körperlichen *Veränderungen* (erhöhter Puls, Herz pocht kräftiger, Mundtrockenheit etc.), die wiederum zu *kognitiven Verzerrungen* führen (»Oh, jetzt falle ich gleich um«) und die Panikattacke auslösen. Nach den beiden Modellen neigen Betroffene dazu, körperliche Empfindungen katastrophisierend zu bewerten und diese als hochgefährlich zu erleben.

Das *kognitive Modell* von Clark und Wells (1995) beziehungsweise das *metakognitive Modell* nach Wells (1999) können ebenfalls zur Erklärung aufrechterhaltender Bedingungen verwendet werden. Beide Modelle beziehen sich auf fehlerhafte Prozesse in der Informationsverarbeitung. Hierbei steht ein maladaptiver kognitiver Stil im Fokus: »Sich-Sorgen, Grübeln, Lenkung der Aufmerksamkeit auf innere und äußere Gefahrensignale und dysfunktionale Bewältigungsstrategien wie Gedankenunterdrückung, Vermeidungsverhalten und Substanzmissbrauch« (Weber & Exner, 2013, S. 218). Dieser kognitive Stil trägt zur Entstehung, Aktivierung und Aufrechterhaltung aversiver emotionaler Zustände bei, was wiederum aktives und lösungsorientiertes Bewältigungsverhalten behindert, da die intrapsychischen Ressourcen auf negative und bedrohliche soziale Informationen ausgerichtet sind.

Dieser *Teufelskreis* wird ausführlich bei Steil et al. (2011, S. 34ff.) beschrieben und führt erstens zu *exzessiver Selbstaufmerksamkeit* (sich selbst ständig beobachten und kontrollieren), *verzerrter Informationsverarbeitung* (Gefühle, Vorstellungen und Körperempfindungen) und damit zu *negativen Rückschlüssen* das eigene Selbst betreffend. Zweitens kommt es zu einem *erhöhten Sicherheitsverhalten* (Strategien, um die irrationalen Ängste, beispielsweise sich peinlich zu verhalten, abzuwenden). Beispiele für erhöhtes Sicherheitsverhalten wären auf den Boden schauen, sich Sätze im Vorfeld zurechtlegen etc. Die Angstsymptomatik wird drittens durch *antizipatorische* und *nachträgliche Verarbeitungsprozesse* aufrechterhalten. Die Aufmerksamkeit wird selektiv auf negative Reaktionen anderer gerichtet, negative oder mehrdeutige Reaktionen anderer werden als Hinweise für negative Bewertungen missinterpretiert. Diese negativen Prozesse lösen nach Steil et al. (2011) bereits im Vorfeld Angst aus und führen zu negativen Zuschreibungen sowie zu einem »selektiven Erinnern von zurückliegenden sozialen Misserfolgen« (S. 38).

Das *kognitive Modell* von Kendall und Ronan (1990; zitiert nach Schneider & Blatter, 2006, S. 533) geht in eine ähnliche Richtung. Auch hier stehen kognitiv verzerrte Informationsverarbeitungsprozesse im Mittelpunkt. Jugendliche schätzen dadurch soziale Situationen rascher als gefährlich ein und unterschätzen ihre eigenen Bewältigungs- und Kontrollmöglichkeiten, wodurch wiederum ein Erleben des Ausgeliefertseins entsteht und zur Vermeidung angstbesetzter Situationen führt.

1.1.2 Zentrale Therapiemethoden zur Angstbehandlung

Rückblickend auf die Beschreibung der einzelnen Bedingungsfaktoren zu Angststörungen lassen sich darüber Therapieziele definieren und in einen Behandlungsplan überführen. Dieser sollte personen- sowie familien- und systembezogen sein.

Zu den zentralen Behandlungszielen bei Angststörungen zählen:

- Hilfestellung im Umgang mit subjektivem Leid
- Abbau der spezifischen Angstreaktion
- Veränderung kognitiver Grundannahmen
- Veränderung verzerrter sozialer Informationsverarbeitungsprozesse
- Verbesserung der Emotionsregulation
- Förderung adaptiver Bewältigungsstrategien

An dieser Stelle können wir nur einen kleinen Ausschnitt spezifischer Behandlungstechniken der Verhaltenstherapie wiedergeben. Die Grundzüge, wie Therapieziele in einen Behandlungsplan überführt werden, beschreiben wir im dritten Kapitel zur Einzeltherapie. Wichtig ist dennoch zu betonen, dass beim Umgang mit dem subjektiven Leid vor allem die Bedürfnisebene des jugendlichen Patienten angesprochen werden sollte (Aufbau einer tragenden Beziehung zwischen Patient und Therapeut), bevor man mit verhaltenstherapeutischen Techniken versucht, die spezifische Angstreaktion abzubauen und kognitive Grundannahmen zu verändern.

Angststörungen (vor allem in Verbindung mit Panikstörung) führen oftmals zu einer tiefgreifenden Erschütterung bei den Jugendlichen. In der Folge entsteht in ihnen einerseits ein sozialer sowie ein persönlicher Druck, rasch wieder ein Funktionsniveau zu erreichen, mit dem der Alltag bewältigt werden kann. Andererseits entwickeln sich zudem große Zweifel und Unsicherheit. Diesen beiden Seiten sollte man im Vorgehen gerecht werden. Es ist also wichtig, den Jugendlichen trotz des Drucks nicht zu überfordern.

Die beiden Ziele »Abbau der spezifischen Angstreaktion« und »Veränderung kognitiver Grundannahmen« werden nachfolgend beschrieben.

Angstbewältigungstraining, kognitive Umstrukturierung und Exposition als spezifische Behandlungstechniken der Verhaltenstherapie bei Angststörungen

Reinecker (1986, S. 76) sieht unter dem Begriff Angstbewältigungstraining eine Ansammlung verschiedener Verfahren. Oftmals haben sich diese Verfahren unserer Einschätzung nach als ausreichend bewährt. Besteht seitens des Jugendlichen die Bereitschaft zur Exposition, ist dies ein wirksames Verfahren – am besten graduiert und in vivo.

Angstbewältigungstraining beinhaltet folgende Aspekte:

- Der Jugendliche ist darüber aufgeklärt, dass Angstreaktionen funktional sein können, aber auch hinderlich, wenn Alltagssituationen, Körpersignale oder Verhaltensweisen anderer subjektiv verzerrt und damit als bedrohlich wahrgenommen werden *(Psychoedukation).*
- Der Jugendliche lernt frühzeitig, eigenständig Angstsignale zu erkennen *(Reizdiskriminationslernen)* und sie auf ihre Funktionalität hin zu überprüfen *(Differenzierung).* Zum Beispiel konzentriert sich der Jugendliche auf das eigene Herzklopfen, wodurch die Angst schlimmer wird.
- Der Jugendliche erlernt alternative Verhaltensweisen, um daraus sozial adaptive Bewältigungsstrategien abzuleiten *(Reaktionsdiskrimination).* Zum Beispiel unternimmt der Jugendliche eine Fokusverlagerung auf etwas außerhalb des Körpers und erfährt dadurch, dass das Angsterleben nicht zunimmt, gegebenenfalls abnimmt.
- Hierfür wird mit dem Jugendlichen ein alternativer Umgang mit der Angstreaktion *(adaptive Bewältigungsstrategien)* besprochen *(Kosten-Nutzen-Analyse)* und erprobt *(Rollenspiele, Verhaltensexperimente* etc.).

Die Bandbreite an adaptiven Bewältigungsstrategien ist groß. Der Jugendliche wird am besten mit einbezogen. Manchmal kann das Erlernen eines Entspannungsverfahrens (PMR, Applied Tension) oder von Selbstverbalisierungsstrategien hilfreich sein, manchmal ist es aber auch eine App oder ein Spiel auf dem Handy, das dem Jugendlichen hilft, mit der Situation zurecht zu kommen. Die Angstbewältigung zielt immer auf die Erhöhung der persönlichen Kompetenz des Jugendlichen ab (»Ich kann Einfluss auf meine Angst nehmen«).

Der Jugendliche erreicht damit ein neues Niveau bei seiner Angstbewältigung. Oftmals sind es diese Schritte, die notwendig sind, damit die Bereitschaft für eine Exposition entsteht. Wenn der Jugendliche zum Beispiel gar nicht mehr U-Bahn fährt und sich eine Exposition noch nicht zutraut, kann der erste Schritt darin bestehen, dass der Jugendliche versucht, sich während der U-Bahnfahrt mit einem Handyspiel abzulenken.

Ein Verhaltensexperiment zur Angstbewältigung wird als Beispiel im grauen Kasten (und in Abbildung 1.2) erläutert. Mit dem Verhaltensexperiment können mehrere Techniken verbunden werden (Selbstbeobachtung zu Angstphantasien in Verbindung mit Stressbelastung, Schulung der Differenzierung zwischen hilfreichen und hinderlichen Gedanken, kognitive Umstrukturierung).

Verhaltensexperimente lassen sich mit allen Angstpatienten durchführen, wichtig dabei ist natürlich, dass sie an den individuellen Fall angepasst sind und die Jugendlichen lernen, angstfördernde Gedanken zu erkennen, zu überprüfen und zu verändern.

Verhaltensexperiment mit Selbstbeobachtung im Rahmen des Angstbewältigungstrainings

Sophia (17 Jahre) kam aufgrund einer Agoraphobie mit Panikstörung in Behandlung. Darüber hinaus zeigte sie hypochondrische Züge. Bis zur Erstmanifestation der Panikstörung wurde sie als »lebensfroher Mensch« beschrieben. Sie tanzte im Hip-Hop-Verein, besuchte Volksfeste und war Klassen- und Schulsprecherin.

Zum Zeitpunkt des *Verhaltensexperiments* fuhr Sophia bereits wieder U-Bahn. Das funktionierte jedoch nur, weil sie sich ständig ablenkte. Sie konnte also ihre Angst bewältigen, war sie jedoch noch nicht los. Das Experiment bestand darin, dass wir Sophia ankündigten, sie in sechs Tagen mit einer »großen« Aufgabe zu konfrontieren. Diese Aufgabe würde sie dann in einem Umschlag überreicht bekommen und sie müsse sich dann unmittelbar ans Werk machen. Bis dahin sollte sie Protokoll über ihre Gedanken, Angstphantasien und Anspannung führen (vergleiche Abbildung 1.2).

An dieser Stelle lässt sich nahtlos an das kognitive Umstrukturieren anknüpfen. Diese Technik ist Teil der kognitiven Therapien (Wilken, 2010), die sich in der Behandlung von Angststörungen wie auch bei depressiven und somatoformen Störungen bewährt haben.

Ziel der kognitiven Umstrukturierung ist es, dysfunktionale Kognitionen beziehungsweise kognitive Verzerrungen zu identifizieren und zu verändern. Ein sehr schön ausgearbeitetes Vorgehen zur **kognitiven Umstrukturierung** findet man bei Suhr-Dachs und Döpfner (2015, S. 149-169) in ihrem Manual zur Leistungsangst (THAZ). Die beiden Autoren orientieren sich dabei am *ABC-Modell* von Ellis (1977). Kind- und auch jugendgerecht differenzieren sie zwischen »Angstgedanken« und »Angst-Killer-Gedanken«. Über Situationsanalysen (A) werden die beiden Kognitionsformen differenziert (B) und daran geknüpft, welche Gefühle dabei entstehen (C). Die Jugendlichen können dadurch herausarbeiten, dass mit dysfunktionalen Gedanken in der Regel starke Gefühle einhergehen. Angstgedanken sind »Runterzieher«, sie entsprechen den Grundannahmen (zum Beispiel »Ich bin ein Versager« oder situationsangepasst »Ich werde versagen«). Angst-Killer-Gedanken sind »Aufbauer« und entsprechen der Selbstverbalisierung (»Ich pack das«) nach Meichenbaum (1979; zitiert nach Reinecker, 1986, S. 140).
Wichtig dabei ist, dass die Jugendlichen zu unterscheiden lernen, dass nicht die Situation (A) zum intensiven Gefühl (C) führt, sondern das Bewertungssystem (B). In der fünften Gruppenstunde »Mein Kopf ist mein Gefängnis« gehen wir ebenfalls auf die kognitive Umstrukturierung ein (siehe auch die Arbeitsblätter AB-8, AB-9 und die erlebnispädagogische Übung EP-9).

Bei der **Exposition** wird im Fall von Jugendlichen eine graduierte Konfrontation in vivo als am zielführendsten angesehen. Schneider und Blatter (2006, S. 536) empfehlen folgendes Vorgehen:

1. *Psychoedukation:* Mit Jugendlichen und gegebenenfalls mit den Bezugspersonen die Prinzipien der graduierten Exposition erläutern. Vor allem was Habituation bedeutet und dass ein Verweilen in der gefürchteten Situation, bis die Angst deutlich abgefallen ist, notwendig ist (Erläuterung der Angstkurve, siehe Abbildung 1.3). Genauso wenig darf sich der Jugendliche nicht der angstauslösenden Situation zu entziehen versuchen, indem er sich beispielsweise während der

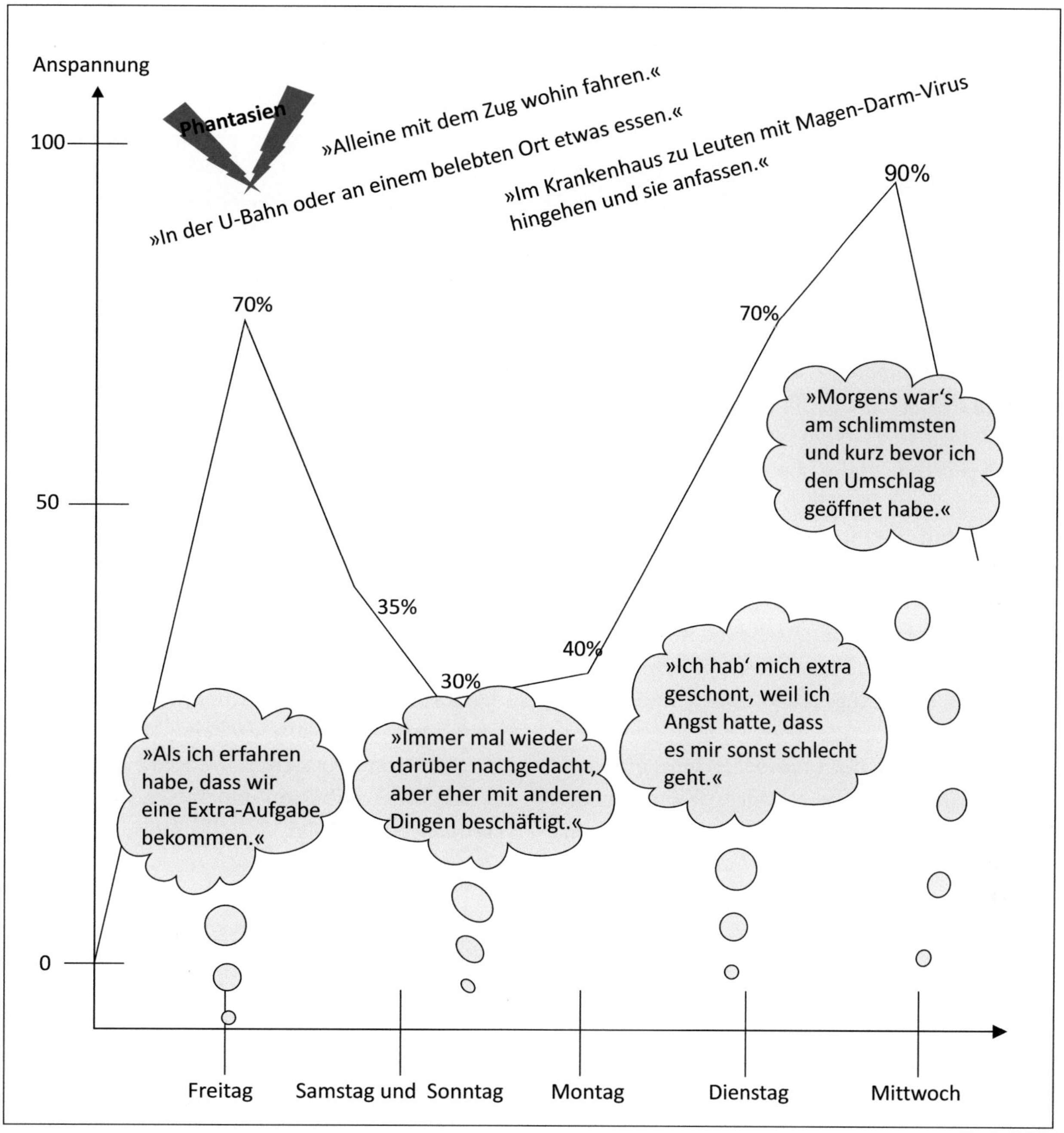

Abbildung 1.2: Sophias Protokoll zum Verhaltensexperiment

Exposition mit dem Handy ablenkt. Der Jugendliche muss also lernen, die beängstigende Situation ohne Ablenkungsstrategien auszuhalten. Nur so kann er den späteren Erfolg auf sein eigenes Verhalten beziehen.

2. *Erstellung einer Angsthierarchie:* Der Jugendliche erstellt auf einer Skala von 0 bis 100 Prozent eine Angsthierarchie mit Situationen, die ihn ängstigen. Zu den einzelnen gelisteten Situationen sollten für ein besseres Verständnis Verhaltensanalysen durchgeführt werden.

3. *Konfrontationsvorbereitung:* Klares Commitment des Jugendlichen und der Eltern muss bestehen. Auswahl einer passenden und den Fertigkeiten des Jugendlichen entsprechenden Situation (meistens im Mittelbereich der Angsthierarchie) – damit für den Jugendlichen in der Situation spürbar Angst entsteht.

4. *Konfrontation:* Als Therapeut muss man sich sicher sein, auch die gegebenenfalls intensiven Gefühle des Jugendlichen halten, also »containen« zu können. Keine Gefühlsansteckung: »Wenn der Jugendliche Angst bekommt, bekomme ich auch Angst!«. Ausschluss realer Gefahren. Ziel: Angstanstieg, Angst aushalten können, Angstabfall. Positive Verstärkung nach Exposition.

5. *Selbstkontrollphase und Generalisierung:* Einmal geschafft heißt nicht, die Angst ist weg. Es bedarf einer wiederholten Übung und gegebenenfalls einer Veränderung von Teilaspekten. Beispielsweise U-Bahnfahren: zuerst mit Therapeut; dann alleine im Wagen sitzen, Therapeut sitzt im angrenzenden Waggon; allein fahren – Therapeut wartet an der nächsten Haltestelle bis hin zu (wiederholt) selbständigem Fahren. Schließlich: »Fahren ohne Angst!«

Wie funktioniert Habituation? »Unter Habituation versteht man das Nachlassen einer Reaktion auf einen Reiz, der wiederholt dargeboten wird« (Winkel, Petermann & Petermann, 2006, S. 69). Habituation zählt zu den nicht-assoziativen Lernformen. Bei Darbietung eines Reizes reagiert der Mensch mit einer sogenannten Orientierungsreaktion. Erfolgt mehrfach die Darbietung dieses Reizes, ohne dass sich für den Menschen dabei bedeutsame Konsequenzen ergeben, wird die Reaktion auf den Reiz immer schwächer (vgl. Winkel et al., 2006). Die Konfrontation folgt diesem Prinzip. Der Jugendliche erfährt, wenn er lange genug in der angstbesetzten Situation verweilt, tritt das befürchtete Ereignis nicht ein. Umgangssprachlich ausgedrückt: Körper und Geist »fahren« runter.

Die Hypothese lautet, dass sich durch die Darbietung von Reiz und Kontextbedingung kognitive Repräsentationen bilden. Diese werden mit neuen Situationen abgeglichen. Kann das Gedächtnis eine Repräsentation abrufen, wird dadurch die Orientierungsreaktion blockiert. Unbekannte Reize lösen demnach eine Orientierungsreaktion aus, da keine kognitiven Repräsentationen bestehen, während gespeicherte Reize diese Reaktion blockieren (ausführlich Winkel et al., 2006, S. 74ff.; Hoyer & Heinig, 2015).

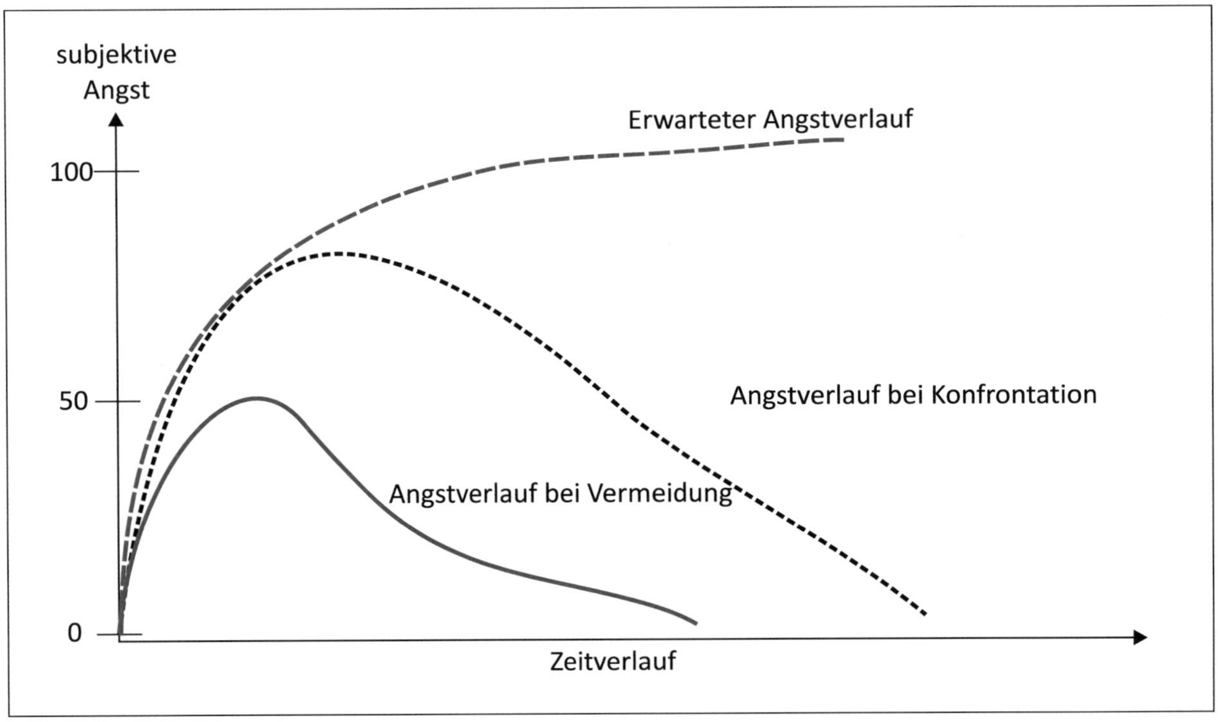

Abbildung 1.3: Angstkurve (nach Mattejat et al., 2008, S. 263)

Beispiele für bewährte Techniken in der Behandlung von Agoraphobie und sozialer Phobie

Moritz (14 Jahre) war wegen seiner **agoraphobischen Symptomatik** mit Panikstörung in Behandlung. Bevor die Angst sein Leben »regierte« war Moritz ein begeisterter Handballspieler. Mit Beginn der Symptomatik hörte er auf, Handball zu spielen und den Verein zu besuchen *(Einnahme einer Schonhaltung zur Vermeidung körperlicher Symptome)*, worunter er sehr litt. Um diese *Schonhaltung abzubauen*, sind wir zunächst gemeinsam im naheliegenden Park joggen gegangen mit dem Ziel, den eigenen Körper wieder beherrschen zu lernen (Förderung der Selbstkontrolle). Nach dem Laufen erlebte Moritz seine typischen Körpersymptome (Zittern in den Beinen, Beklemmungsgefühl, Schwindel), was bei ihm gleich Katastrophenphantasien mit zunehmender Angst auslöste. Mit meinem Verweis, er solle sich an die im Vorfeld geübte Atemtechnik (Bauchatmung) erinnern und dass das Ganze »normal« sei, da er lange keinen Sport gemacht habe, gelang es Moritz, sich selbst zu beruhigen und das kurzzeitige Zittern »ohne umzufallen zu überleben«. Im weiteren Verlauf steigerten wir die Laufeinheiten und integrierten die Wiederaufnahme des Handballspiels in die Angsthierarchie. Moritz lernte damit wieder, schrittweise seinen Körper zu beeinflussen und diesem zu vertrauen *(Förderung des individuellen Kontrollbedürfnisses)*.

Jakob (15 Jahre) kam wegen stark ausgeprägten **sozialen Ängsten** in Therapie. Die Angst vor negativen Bewertungen durch andere sowie die Sorge in extrem peinliche Situationen zu geraten, hatten sein soziales Leben stark eingeschränkt. Durch *Mittelpunkts- und Wahrnehmungsübungen* gelang es Jakob unter anderem, seine Befürchtungen und negativen Grundüberzeugungen abzubauen. Wichtig für ihn war dabei, die gemeinsame Vor- und Nachbesprechung der jeweiligen »Herausforderungen«. Darüber konnten *maladaptive antizipatorische Gedanken* (»Die werden mich alle anschauen und auslachen«) und *Grundannahmen* (»Das schaff' ich eh nicht«) überprüft werden. Im ersten Schritt marschierte Jakob durch eine belebte Einkaufsstraße und versuchte, älteren (!) Leuten in die Augen zu sehen. Dabei stellte er fest, dass kaum jemand Augenkontakt suchte beziehungsweise ihn beachtete. Im weiteren Schritt musste Jakob Gleichaltrige nach dem Weg fragen, sich an ihnen vorbeidrängen, um aus dem Linienbus auszusteigen etc. Für Jakob deutlich schwieriger wurde es dann, im Supermarkt etwas zu kaufen, um dann der Kassiererin mitzuteilen, dass er seinen Geldbeutel vergessen habe.

Durch die zunehmend schwieriger werdenden Aufgaben wurden negative automatische Gedanken immer wieder aktiv und durch Verhaltensexperimente überprüft. Neben den positiven Selbstwirksamkeitserfahrungen gewann Jakob zunehmend an Sicherheit in sozialen Situationen, da er negative Automatismen rascher erkennen und umdeuten konnte.

1.2 Depression

Depressionen beziehungsweise depressive Störungen stellen nur einen Pol der affektiven Störungen dar, der Gegenpol wird durch die Manie markiert. Schulte-Markwort, Richterich und Forouher (2008) definieren affektive Störungen als »anhaltende und/oder krankhafte Veränderung der Stimmungslage« (S. 771).

Die Jugendlichen, die an den Evaluationsstudien für dieses Praxisbuch teilgenommen haben, zeigten nach kategorialen Gesichtspunkten fast ausschließlich Symptome einer mittelgradig depressiven Episode (in manchen Fällen Symptome einer rezidivierenden depressiven Störung), sodass wir uns dazu entschlossen haben, nur einen Pol der affektiven Störungen zu beschreiben, nämlich die Depression.

Für eine ausführlichere Beschreibung des depressiven Störungsbildes sowie der affektiven Störungen sei auf Lehrbücher zur Kinder- und Jugendlichenpsychotherapie verwiesen (zum Beispiel Esser, 2011; Herpertz-Dahlmann, Resch, Schulte-Markwort & Warnke, 2008; Mattejat, 2006).

In der Tat zählt die Depression auch im Jugendalter neben den Angststörungen zu den häufigsten psychischen Störungen. Groen und Petermann (2008) heben hervor, dass im Durchschnitt »jeder zehnte Jugendliche ... bis zum Erreichen seiner Volljährigkeit wenigstens eine depressive Episode (Lebenszeitprävalenz) [erlebt]« (S. 244).

Die beiden Autoren (S. 244) heben ferner hervor, dass Mädchen doppelt so häufig betroffen sind wie Jungen. Die mittlere Dauer einer depressiven Episode beträgt dabei acht Monate und das Erscheinungsbild ist deutlich heterogener als im Erwachsenenalter.
Depressive Störungen weisen eine hohe Komorbidität mit Angststörungen auf (Rossmann, 2011, S. 294). Nach Blanz und Schneider (2008, S. 747) liegt diese zwischen 28 und 69 Prozent.

In einer Studie zur Prävalenz affektiver Störungen im Jugendalter (Petermann et al., 2012, S. 209) zeigten die Ergebnisse, dass Jugendliche am häufigsten an einer einfachen depressiven Episode litten (7,5 Prozent), gefolgt von einer dysthymen Störung (5,4 Prozent). Deutlich seltener zeigten Jugendliche bipolare oder hypomane Störungen (1,5 Prozent).

Leitsymptome der Depression (ICD-10)

Voraussetzung für die Vergabe einer depressiven Episode ist, dass diese seit mindestens zwei Wochen bestehen muss und dass keine Hinweise für eine Hypomanie oder Manie vorliegen beziehungsweise die Symptome durch den Missbrauch psychotroper Substanzen oder organisch bedingt sind. Die Kernsymptome bestehen aus einer depressiven Stimmung, Interessensverlust oder Freudlosigkeit, vermindertem Antrieb beziehungsweise gesteigerter Ermüdbarkeit.
Darüber hinaus zeigen Jugendliche, je nach Schweregrad, eins oder mehrere der nachstehenden Symptome:

- verringertes Selbstvertrauen
- unangemessene Schuldgefühle oder Selbstvorwürfe
- wiederkehrende Suizidgedanken oder suizidales Verhalten
- verminderte Konzentrationsfähigkeit, Unentschlossenheit
- psychomotorische Unruhe oder Verlangsamung
- Schlafstörungen
- verminderter oder gesteigerter Appetit, Gewichtsverlust oder Gewichtszunahme

Je nach Schweregrad wird zwischen einer leichten, mittelgradigen oder schweren depressiven Episode unterschieden. Ein somatisches Syndrom kann zusätzlich angegeben werden.
Kennzeichen des somatischen Syndroms (mindestens vier Symptome müssen vorliegen):

- Interessensverlust oder Freudlosigkeit bei sonst angenehmen Aktivitäten
- mangelnde emotionale Reagibilität
- Früherwachen (mindesten zwei Stunden als normal)
- Morgentief
- psychomotorisch Unruhe oder Verlangsamung
- Appetitverlust
- Gewichtsverlust (mindestens 5 Prozent)
- deutlicher Libidoverlust

Bei einer schweren depressiven Episode können psychotische Symptome wie Wahnideen, Halluzinationen oder Stupor auftreten.

1.2.1 Ätiologiemodell zu Depression

Auch für die Beschreibung der Pathogenese der Depression greifen wir auf das Drei-Faktoren-Modell von Magraf und Schneider (2009, S. 676) zurück.

Zu den Vulnerabilitätsfaktoren zählen natürlich einerseits biologische Prädispositionen. Andererseits kann sich auch durch die Lerngeschichte des Jugendlichen eine erhöhte Vulnerabilität für die Entwicklung einer Depression ergeben. Die sich aus der Biographie des Jugendlichen ergebenden Erfahrungen können auf unterschiedlichste Art die Selbststeuerung des Jugendlichen prägen (Emotions- und Bedürfnisregulation, Handlungssteuerung etc.). Die spezifische Art der Selbststeuerung des Jugendlichen kann zu einer Vermittlervariablen werden, und zwar dahingehend, ob es zu einer depressiven Reaktion kommt. Die Selbststeuerung kann aber auch als Faktor zur Aufrechterhaltung der Depression gesehen werden. Für Letztgenanntes spielen vor allem die kognitiven Dysfunktionen (wie *erlernte Hilflosigkeit*, *Verstärker-Verlust-Modell* oder *kognitive Verzerrungen* und *Misserfolgserwartungen*) eine entscheidende Rolle. Die kognitiven Theorien werden unter den aufrechterhaltenden Bedingungen erläutert, um damit die selbsterhaltende Dynamik der Depression im Kontext sozialer Beziehungen darzustellen. Zu einem besseren makroanalytischen Verständnis verhilft zunächst die Fallvignette.

Fallvignette Tim (17 Jahre) mittelgradig depressive Episode

Als **Auslöser** für die depressive Symptomatik bei Tim kann der Verlust zentraler Verstärker angesehen werden sowie die *Reaktivierung dysfunktionaler*, auf Vermeidung ausgerichteter *Bewältigungsversuche* in sozialen Situationen. Zu den *Verstärkerverlusten* zählen einerseits die Trennung von seiner Freundin, die damit verbundene Kränkung, durch deren Ex-Freund ersetzt worden zu sein, andererseits das Fehlen sozialer Kontakte zu Gleichaltrigen, nachdem Tim Freundschaftsbeziehungen vernachlässigt und seine ganze Aufmerksamkeit auf die Freundin ausgerichtet hatte.

In der Folge kam es zur Reaktivierung maladaptiver Beziehungsschemata, die sich aus Tims **Lerngeschichte** ergeben: Tim fehlten zwei gleichstarke Elternteile, sodass er einer überprotektiven, jedoch auch impulsiven Mutter ausgesetzt war. Seine Handlungen waren stets darauf ausgerichtet, den mütterlichen Erwartungen gerecht zu werden. Mit dem fehlenden Vater verknüpft Tim das Erleben, nicht willkommen gewesen zu sein. Ferner führten in der Kindheit die häufigen Umzüge und Wohnortswechsel zu Beziehungsabbrüchen mit Gleichaltrigen. Erschwerend kommt hinzu, dass Tim in der Schulzeit häufig Erfahrungen des sozialen Ausschlusses durch Gleichaltrige sammeln musste (**Vulnerabilitätsfaktoren**). Ein sich daraus entwickeltes *Selbstbild* (»Ich bin nicht liebenswert«, »Ich bin es nicht wert«) und *Weltbild* (»Die Welt ist böse, feindlich und nicht kontrollierbar«) verschärften die depressive Abwärtsspirale im Hier und Jetzt nach der Trennung von seiner Freundin.

Aufrechterhaltende Bedingungen: Zum Selbstschutz »klammert« sich Tim erneut an seine Mutter (indem er sich hilflos zeigt). Dadurch kann er eine *Bindungs- und Beziehungssicherheit* herstellen (*Funktion der Symptomatik*). Die Symptomatik wird ferner aufrechterhalten durch Tims *maladaptive Bewältigungsversuche:* Vermeidung der Trauer, Passivität im Wiederaufbau alter Freundschaften, sozialer Rückzug und Computerspielen als zentrale Copingstrategie zur Ablenkung. *Positive Selbstwirksamkeitserfahrungen* bleiben damit aus, *kognitive Dysfunktionen* manifestieren sich und führen zur *Hilf- und Hoffnungslosigkeit* bei Tim. Daraus bilden sich weitere Defizite in Bezug auf Verhalten (soziale Fertigkeiten) und Selbstkontrollprozesse, die zu einer reduzierten Wirksamkeit positiver Verstärker führen und somit den *Teufelskreis* von *Stimmungsbeeinträchtigung* und weiterer *Verhaltensreduktion* aufrechterhalten.

Biologische Prädispositionen

Genetische Faktoren: Dem Zusammenspiel von genetischen Faktoren und ungünstigen Umweltbedingungen wird für die Entstehung einer Depression eine große Bedeutung beigemessen. Bosch und Wetter (2012) beziffern die *Erblichkeit einer depressiven Störung* auf circa 15 bis 40 Prozent und heben hervor, dass diese durch eine »Kombination mehrerer prädisponierender Gene« (S. 365) mitbedingt wird.

Nach Schulte-Markwort et al. (2008) haben *Kinder mit einem depressiven Elternteil* eine 20-prozentige und mit zwei depressiven Elternteilen eine 50-prozentige Wahrscheinlichkeit, selbst eine affektive Störung zu entwickeln. Die Autoren stützen sich auf Untersuchungen im Jugendalter (Todd und Heath, 1996; zitiert nach Schulte-Marktwort et al., S. 777), wonach gezeigt werden konnte, dass sich gewisse genetische Faktoren auf die Entstehung von Depression sowie zum Teil auf Angststörungen auswirken.

Unter *neurobiologischen Dysfunktionen* werden in der Literatur eine Vielzahl von Hypothesen zusammengefasst, die als Erklärungsansätze für Depression verwendet werden (ausführlich hierzu Kölch, Fegert & Freyberger, 2009; Schulte-Marktwort et al., 2008; Hautzinger, 2012).

Nach Rossmann (2011) geht man bei depressiven Patienten von »*Dysregulationen* zentraler *adrenerger, cholinerger* und *serotonerger Transmittersysteme* [aus] ... Depressive Kinder und Jugendliche zeigen hauptsächlich *serotonerge Auffälligkeiten*« (S. 295). Rossmann schreibt weiter, dass es schwierig zu beurteilen ist, ob die »neurobiologischen Auffälligkeiten als Ursache oder Folge zu betrachten sind« (S. 295).

Eine *Dysregulation der Hypothalamus-Hypophysen-Nebennieren-Achse* und Veränderungen im Kortikotropin-Releasing Hormon (CRH) werden ebenfalls als Mitverursacher für die Pathogenese depressiver Störungen vermutet (Bosch & Wetter, 2012; S. 353ff.; Heim & Nemeroff, 1999, S. 1513f.). Mahler und Grabe (2015, S. 286f.) heben die Sensitivität der Gehirnentwicklung im Kindesalter gegenüber aversiven Erfahrungen hervor, die wiederum mit hoher Stressbelastung einhergehen und zu neurochemischen und neuroanatomischen Veränderungen führen können. Dadurch kann es wiederum zu erhöhter Reaktivität gegenüber Stress kommen.

Stressreaktivität kann als ungünstige Moderatorvariable für die Pathogenese von psychischen Störungen angesehen werden. Mit Stressreaktivität versucht man den Zusammenhang von Stress und Stressreaktionen zu erfassen. Sie wird durch genetische und frühe Umweltfaktoren beeinflusst. Schulz, Jansen und Schlotz (2005) benennen vier ungünstige Personenausprägungen als Determinanten für Stressreaktivität: »hohe Besorgnisneigung, negatives Selbstkonzept eigener Fähigkeiten, hohe Erregbarkeit des zentralen Nervensystems und eine hohe negative Affektivität« (S. 124).

Die *differentialdiagnostische Abklärung* ist für das Fallverständnis einer Depression enorm wichtig, da eine Depression organisch, aber auch durch Nebenwirkungen von Medikamenten verursacht werden kann. Eine Auflistung möglicher somatischer Erkrankungen, Medikamente oder Drogen als Ursache beziehungsweise Mitverursacher depressiver Störungen finden sich bei Harrington (2001, S. 18) oder Schulte-Markwort et al. (2008, S. 780).

Lerngeschichtliche Bedingungen

Die *Eltern-Kind-Interaktion* und die daraus resultierende *Bindungsqualität* hat für die normale wie auch für die pathologische Entwicklung einen hohen Stellenwert, da dieser Interaktionsprozess einen zentralen Einfluss auf die sozio-emotionale und intellektuelle Reifung des limbischen Systems und höherer kortikaler Strukturen hat. Diese Ebenen spielen wiederum eine wichtige Rolle für die Bindungssicherheit und interpersonale Bezogenheit (vgl. hierzu Strauß, 2012).

Die Fähigkeit zur Empathie und Feinfühligkeit der Bindungspersonen schlägt sich, wie bereits bei der Angststörung dargelegt, im inneren Arbeitsmodell des Heranwachsenden nieder. Eine sichere Bindung ist die Basis für die *Entwicklung reflexiver Funktionen* (Strauß, 2012, S. 170). Ist dagegen der Jugendliche unsicher gebunden, wird er größere Schwierigkeiten haben, Emotionen adäquat und zusammenhängend mental zu repräsentieren, die Aufmerksamkeit gezielt zu verlagern, den Blickwinkel nach innen zu richten (Introspektionsfähigkeit) und die Intentionen und Verhaltensweisen anderer (Mentalisierungsfähigkeit) passend zu interpretieren (ausführlich unter anderem in Brisch, 2011; Fonagy, Gergely, Jurist & Target, 2011).

Sicher gebundene Heranwachsende greifen im Vergleich zu unsicher gebundenen auf konstruktive Copingstrategien zurück und verfügen deshalb über bessere Kompetenzen im Umgang mit Gleichaltrigen (Thompson, 2008, S. 355). Diese Erfahrungen schlagen sich in impliziten, handlungsleitenden Schemata nieder.

Als *psychosoziale Vulnerabilitätsfaktoren* verstehen Ihle, Jahnke und Ahle (2006) einen »Mangel an intimen, emotional positiven und unterstützenden Sozialbeziehungen« (S. 652). In der Wechselwirkung mit kritischen Lebensereignissen oder chronischen Belastungen erhöhen sie das Risiko für die Genese einer Depression.

Die von Ihle et al. (2006) beschriebenen psychosozialen Vulnerabilitätsfaktoren können durch weitere *familiäre* und *soziale Risikofaktoren* ergänzt werden:

- *Maladaptives Erziehungsverhalten:* in Form von *mangelnder Akzeptanz,* fehlender *emotionaler Wärme* und *elterlicher Zurückweisung* korreliert es natürlich mit der Bindungsqualität und erschwert das Erlernen adäquater Strategien zur Emotionsregulation (Horn & Pössel, 2013; S. 220; Rossmann, 2011, S. 297).
- *Modelllernen:* insbesondere in Bezug auf Coping- und Emotionsregulationsstrategien (wie Vermeidung, Rückzug, Bagatellisierung, gedankliche Weiterbeschäftigung, Erlebtes für sich behalten, Gefühle nicht zeigen und kommunizieren, aggressives Ausagieren etc.).
- *Belastende Lebensereignisse:* gehäuft aufgetretene, kränkende soziale Situationen (wie Bloßgestelltwerden, Mobbing), alltägliche Belastungen (wie Schulstress, elterliche Konflikte, Disharmonie in der Familie, Depression oder psychische Störung eines Elternteils) oder kritische Lebensereignisse (wie Sitzenbleiben, Trennung oder Scheidung der Eltern, Tod oder Verlust eines geliebten Menschen, Rollenumkehr) (Hautzinger, 2012, S. 415; Pössel, Horn, Seemann & Hautzinger, 2004, S. 14f.). Auch Entwicklungsanforderungen (wie Rollenanforderungen und Rollenkonflikte, soziale Anpassungsleistungen, Umgang mit Ambiguitäten) und schwierige Übergänge (zum Beispiel Übergang Schule-Beruf, Zukunftsängste, Ablösung von der Familie) können sich bei fehlenden Bewältigungsstrategien zu Risikofaktoren entwickeln (Harrington, 2001, S. 16f.).

Auslösende Bedingungen

Kritische Lebensereignisse und alltägliche Belastung alleine reichen nicht als auslösende Bedingungen aus. Vielmehr sind die Stressoren in Beziehung zu Moderator- und Mediatorvariablen des Jugendlichen und seiner sozialen Umwelt zu setzen (vgl. hierzu das *jugendspezifische Stressmodell* von Grant et al., 2003).

Moderatoren (wie Merkmale des Jugendlichen und seiner sozialen Umwelt) beeinflussen nach Grant und Mitarbeiter (2003, S. 452) die Beziehung zwischen Stressoren und psychischer Störung (Depression) als protektive oder Vulnerabilitätsfaktoren. Moderatorvariablen (wie die aufgezählten Vulnerabilitätsfaktoren oder auch Geschlecht und Alter, auf die wir nicht explizit eingegangen sind) bestehen also bereits vor dem Eintritt der Stressoren.

Mediatoren (wie Bewältigungsstrategien, kognitive Attributions- und Bewertungsmuster, Informationsverarbeitungsprozesse, Fähigkeit zur Affektregulation, aber auch Reaktionsweisen von Bezugspersonen und Freunden) werden mit der Konfrontation der Stressoren aktiviert und beeinflussen damit den weiteren Verlauf und die Wahrscheinlichkeit, ob sich eine Depression manifestiert. Mediatoren sind Vermittlervariablen, wohingegen Moderatoren Einflussvariablen darstellen.

Ganz reduktionistisch könnte man den *auslösenden Prozess* der Depression folgendermaßen skizzieren: Stressoren und kritische Lebensereignisse → maladaptives Coping → ungünstige Moderatoren und Mediatoren → Überforderung → Depression.

Aufrechterhaltende Bedingungen

Die wichtigsten *kognitiven Theorien* zur Erklärung der aufrechterhaltenden Bedingungen sind das *verstärkungstheoretische Modell* von Lewinsohn (1974), die *kognitiven Modelle* von Beck (1967) und Ellis (1977) und das *Modell der erlernten Hilflosigkeit* von Seligman (1975) (alle genannten Modelle zitiert nach Ihle et al., 2006, S. 651f.). Diese Modelle werden nun nacheinander kurz erläutert.

Verstärkungstheoretisches Modell: Der zentrale Aspekt bei diesem Modell ist ein Verstärker-Verlust-Teufelskreis. Der Wegfall oder Mangel an positiver Verstärkung führt zur weiteren Reduktion positiver Handlungen, was wiederum Auswirkungen auf die eigene Motivation hat. Diese nimmt ab und führt zu Passivität, dadurch werden keine neuen positiven und somit selbstwirksamkeitsfördernden Erfahrungen gemacht, die Depression (Antriebslosigkeit, Niedergeschlagenheit etc.) bleibt aufrechterhalten (Kölch et al., 2009, S. 268).

Kognitive Modelle: Für Beck (1967; zitiert nach Wilken, 2011, S. 25ff.) wird die Depression durch eine verzerrt-negative Sichtweise die eigene Person (»Ich bin ein Verlierer«), die soziale Umwelt (»Die anderen mögen mich nicht«) und die eigene Zukunft (»Ich werde nie erfolgreich sein«) betreffend aufrechterhalten. Diese verzerrte Sichtweise wird bereits durch die Lerngeschichte geprägt. Sie führt zu negativen Grundannahmen und »Denkfehlern«. Zu diesen zählen unter anderem willkürliche Schlussfolgerungen, selektives Verallgemeinern, Übergeneralisierung, Personalisierung äußerer Ereignisse, dichotomes Denken, Minimierung positiver und Maximierung negativer Ereignisse, Katastrophisieren.

Auch die *rational-emotive Therapie* nach Ellis (1977; zitiert nach Wilken, 2011, S. 16ff.) nimmt irrationale Bewertungsmuster und Überzeugungen in den Fokus. Ellis benennt vier irrationale Überzeugungen wie absolute Forderung (eigene Wünsche eskalieren zu absoluten Notwendigkeiten), globale negative Selbst- und Fremdbewertung und Katastrophendenken (ähnlich wie die Denkfehler nach Beck) und eine niedrige Frustrationstoleranz. Hierbei werden negative Erlebnisse als »nicht aushaltbar« bewertet.

Modell der erlernten Hilflosigkeit: Im Modell von Seligman (1975, zitiert nach Ihle et al., 2006, S. 652) liegt der Fokus auf den persönlichen Kontrollüberzeugungen. Ist der Heranwachsende Erfahrungen ausgesetzt, die in ihm die Überzeugung wachsen lassen, sozialen Situationen unbeeinflussbar und hilflos gegenüber zu stehen, führt das nicht nur zu geringen internalen Kontrollerwartungen, sondern auch zu einem verringerten Selbstbewusstsein, einer geringen Handlungsmotivation und zu unzureichenden Problemlösefähigkeiten.

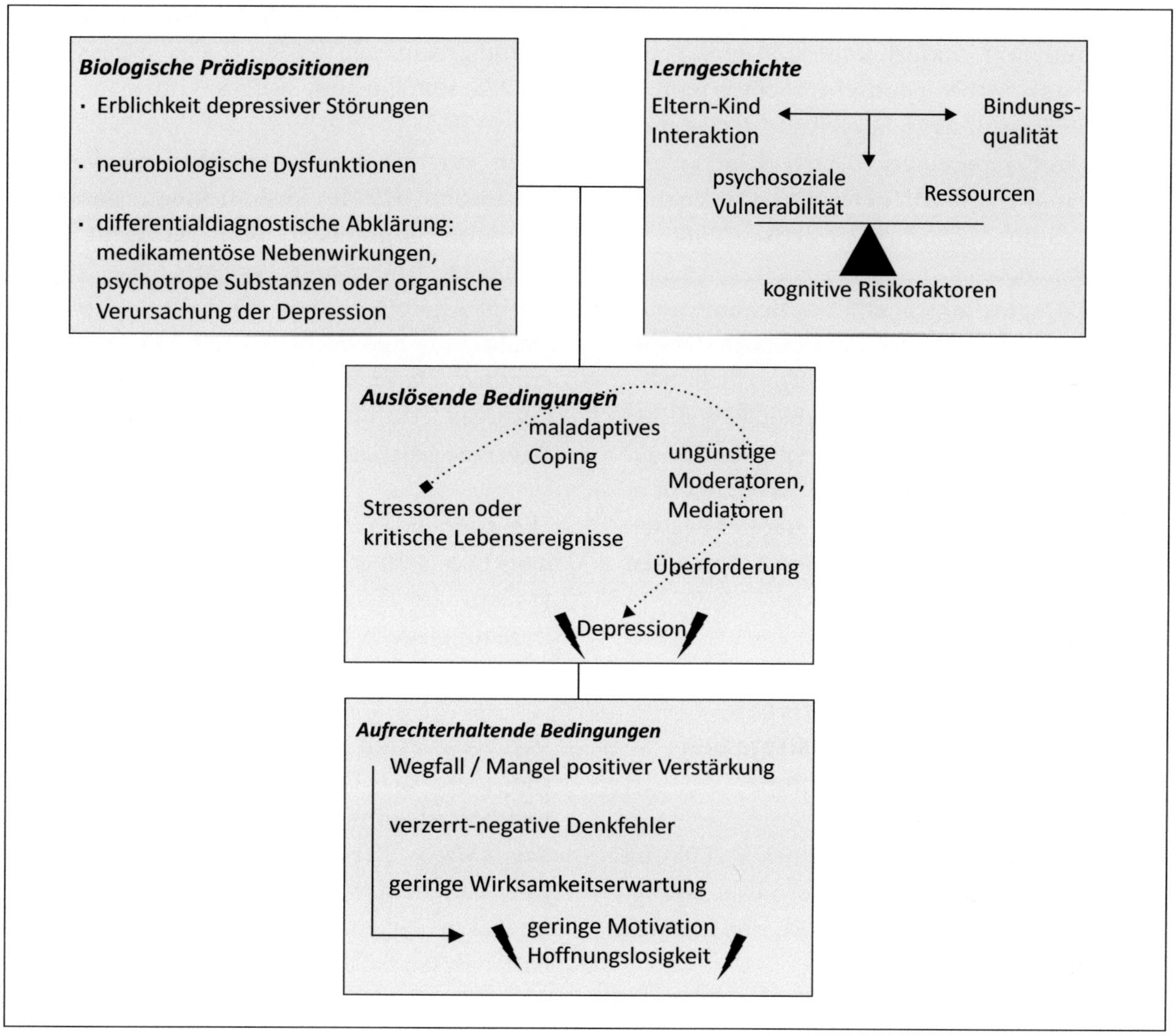

Abbildung 1.4: Ätiologiemodell zu Depression

1.2.2 Zentrale Therapiemethoden zur Depressionsbehandlung

Affektive Störungen im Allgemeinen und damit natürlich auch unipolare Depressionen gelten als »psychische Störungen mit beeinträchtigter Affektregulation« (Backenstrass, Pfeiffer & Marin, 2012, S. 195). Nach Barnow (2012) wird davon ausgegangen, dass Menschen mit Depressionen Schwierigkeiten haben, »negative Emotionen funktional zu regulieren« (S. 118). Folglich nimmt die beeinträchtigte Affektregulation des jugendlichen Patienten in der Depressionsbehandlung einen zentralen Stellenwert ein. Diesen Aspekt heben wir in der Beschreibung zentraler Therapiemethoden in den Vordergrund, indem wir das affektiv-kognitive Modell der sozialen Informationsverarbeitung von Lemerise und Arsenio (2000) darstellen werden. Deren Modell ist als Erweiterung des Modells der sozialen Informationsverarbeitung von Crick und Dodge (1994) zu sehen.

Groen und Petermann (2008, S. 244) unterteilen die Depressionsbehandlung in drei Phasen. In der Akutphase geht es um die Reduktion der depressiven Symptomatik, in der zweiten Phase um die Verfestigung der angestrebten Therapieziele und die dritte Phase dient der Depressionsvorbeugung beziehungsweise der therapeutischen Begleitung chronischer Verläufe.

Eine Psychopharmakotherapie ist in schweren Fällen indiziert. Aufgrund des Platzmangels und des psychotherapeutischen Schwerpunkts wird jedoch an dieser Stelle nicht auf die Psychopharmakotherapie eingegangen (vgl. hierzu unter anderem Esser, 2011; Herpertz-Dahlmann, Resch, Schulte-Markwort & Warnke, 2008).

Bei der Depressionstherapie beziehungsweise bei der Behandlung der emotionalen Dysregulation geht es darum, dass Jugendliche verstehen, wie sich Gedanken, Verhalten, Gefühle und Körperreaktionen gegenseitig beeinflussen. Und im Umkehrschluss, wie man über veränderte Gedanken und Verhaltensweisen Gefühle und Körperreaktionen beeinflussen kann.

Abbau von verzerrten Kognitionen, maladaptiven Bewältigungsstrategien und Aufbau positiver Aktivitäten

So sehen es auch Kölch et al. (2009, S. 270) und benennen drei zentrale Bereiche, die durch Psychotherapie positiv beeinflusst werden können. Diese sind:

- Verzerrte, realitätsferne und den Selbstwert torpedierende Kognitionen
- Verhaltensdefizite und dysfunktionale Bewältigungsstrategien
- Geringe Rate an positiven Aktivitäten

Wie bereits bei den Angststörungen in der Beschreibung des ABC-Modells zu sehen war, beeinflussen negative Bewertungsmuster, Grundannahmen und Denkfehler das Erleben der Jugendlichen und führen dadurch beispielsweise zu einer gedrückten, gereizten, verzagten oder hoffnungslosen Stimmung.

Dysfunktionale Bewältigungsstrategien wie Vermeidung und Rumination (stetige Beschäftigung mit und Wiederaufgreifen von negativen Inhalten) sowie fehlende beziehungsweise nur vermindert gezeigte funktionale Strategien wie Problemlösen, Neubewertung und Akzeptanz erhöhen die Wahrscheinlichkeit einer depressiven Symptomatik, da Wirksamkeits- und positive Kontrollerfahrungen weniger häufig gesammelt werden (Backenstrass et al., 2012, S. 199; Barnow, 2012, S. 118).

Beim verstärkungstheoretischen Modell von Lewinsohn (1974) wird sichtbar, dass diese Bewertungsmuster und geringen Wirksamkeits- und Kontrollerwartungen in eine Abwärtsspirale führen, die Stimmungsbeeinträchtigung und Verhaltensreduktion aufrechterhalten. Damit nimmt aber auch die Rate an positiven Aktivitäten ab, was wiederum die Stimmungsbeeinträchtigung aufrechterhält.

Wie kann dieser Teufelskreis durchbrochen werden? Dies gelingt durch eine multimodale und systemische Herangehensweise, indem soziale Bedingungen und die Familie im Behandlungsplan mitberücksichtigt werden.

Vergegenwärtigt man sich nochmals die Pathogenese der Depression, so sollte zu Behandlungsbeginn neben dem *Aufbau einer tragfähigen Beziehung* zwischen Therapeut und Patient der *Abbau belastender Faktoren* im Fokus stehen. Über Situations- und Problemanalysen können chronische Belastungen und kritische Lebensereignisse erfasst werden. Hierbei ist es wichtig, auf die gegenwärtige Interaktion zwischen Jugendlichen und Eltern sowie auf das elterliche Erziehungsverhalten zu achten, um gegebenenfalls intervenieren zu können. Der Abbau belastender Faktoren kann über *Psychoedukation, Elterntraining, familiäre Bedürfnis- und Problemanalysen* erfolgen (Klärung des Grads an zwischenmenschlicher Bedürfnisbefriedigung wie Verständnis, Wertschätzung, Freiraum etc. innerhalb der Familie; Überprüfung emotionalen Missbrauchs oder Rollenumkehr in der Familie; Klärung von Zuschreibungen, Erwartungen, Aufgabenverteilungen etc.).

Der *Aufbau positiver Aktivitäten* zur Stimmungsaufhellung hängt mit *Alltagsstrukturierung* sowie der *Ressourcenaktivierung* zusammen. Mithilfe von Tages- und Wochenplänen, operanten Methoden (positive Verstärkung, Kontingenzverträgen, Stolztagebuch) oder dem Bewusstmachen patientenspezifischer oder familiärer Ressourcen kann der Aufbau und die Förderung positiver Aktivitäten vorangebracht werden, um darüber selbstwertstärkende Erfahrungen zu generieren.

Mit der *Veränderung des Selbst- und Weltbilds* werden verzerrte Kognitionen und Interpretationsmuster abgebaut. Vereinfacht ausgedrückt: Erfährt der Jugendliche, dass er doch etwas kann (Selbstbild) und dass die Welt gar nicht so feindselig und böse ist, wie gedacht, führt dies zur Modifikation seiner Grundannahmen. Positive Wirksamkeitserfahrungen, die mit dem veränderten Selbst- und Weltbild einhergehen, tragen zur Erhöhung der Selbstsicherheit und des Selbstwerts bei. Die Veränderung des Selbst- und Weltbilds geschieht ebenfalls über verschiedene Wege und Methoden wie soziales Kompetenztraining, Erlernen von Problemlösestrategien, Achtsamkeitsübungen, um dysfunktionale Bewertungsmuster schneller erkennen und maladaptives Coping durchbrechen zu können (vgl. dazu auch Beyer & Lohaus, 2006; Harrington, 2001; Kölch et al., 2009; Pössel et al., 2004).

Hilfestellung für sozial kompetentes und lösungsorientiertes Handeln mithilfe von Situations- und Handlungsanalysen

Die Veränderung des depressiven Selbst- und Weltbildes kann über ein Methodenset erreicht werden. Mit Hilfe der Therapie wird der Jugendliche unterstützt, zunehmend sozial kompetenter und lösungsorientierter zu handeln und sich von seinem depressiven Verarbeitungsstil zu lösen.

In der nachfolgenden Darstellung geht es uns nicht darum, Inhalte für ein solches Training aufzulisten, sondern anhand des affektiv-kognitiven Modells der sozialen Informationsverarbeitung (Lemerise & Arsenio, 2000) ein situationsanalytisches und lösungsorientiertes Vorgehen zu entwerfen.

Lemerise und Arsenio (2000) beschreiben sechs aufeinander aufbauende Verarbeitungsschritte – von der Wahrnehmung und Interpretation der Situation bis zum Handlungsvollzug, die wir an dieser Stelle jedoch nicht ausführlich beschreiben können (vgl. dazu auch Helmsen, 2011; von Salisch, 2008).

Nach Lemerise und Arsenio (2000, S. 112) beeinflussen die sogenannte »Datenbasis« und emotionale Prozesse den sozialen Informationsverarbeitungsprozess. Die Datenbasis umfasst implizite Handlungsschemata, Verhaltensgebote und -verbote, erworbene Regeln, soziales Wissen und Repräsentationen vergangener Emotionen in ähnlichen Situationen (Affekt-Ereignis-Verknüpfung). Die emotionalen Prozesse bestehen aus dem Zusammenspiel zwischen dem Temperament des Jugendlichen, seinen Fähigkeiten zur Emotionsregulation und seiner Stimmung.

Der Jugendliche »betritt« eine soziale Situation (zum Beispiel dem Lehrer sagen, dass man etwas als ungerecht empfunden hat; dem Freund sagen, dass man sich über die Verspätung geärgert hat etc.) stets mit einem gewissen Grad an physiologischer Erregung (erhöhte Anspannung), flankiert von seiner Stimmung (wie zum Beispiel mutlos und niedergeschlagen) und seinem Temperament (wie leichte Irritierbarkeit, Dependenz, langsame Anpassungsfähigkeit). Hinzu kommt die Fähigkeit zur Emotionsregulation. Diese Aspekte stellen bereits die Weichen für den Informationsverarbeitungsprozess und die Frage, ob dieser einen günstigen oder ungünstigen Verlauf nehmen wird.

Mithilfe von Situationsanalysen und Problemlösetraining kann man auf diesen Prozess und damit auf die Handlungssteuerung des Jugendlichen Einfluss nehmen, wie wir nachfolgend skizzieren. Die Analysen können retro- und prospektiv verlaufen.

Situations- und Handlungsanalyse

Erster Ansatzpunkt: Erinnerungen und emotionale Prozesse betreffend, mit Fokus auf Grundannahmen, Beziehungsängsten und Stimmung. Mögliche Fragen zu den Beispielen könnten lauten: »*Wie ging es dir, als du auf den Lehrer/deinen Freund zugegangen bist? Was hast du gedacht, wie er/sie reagieren könnte? Welche Gefühle hattest du?*«

Zweiter Ansatzpunkt: Enkodierung und Interpretation von internalen und externalen Hinweisreizen durch Förderung der Introspektions- und Empathiefähigkeit; Hinterfragen möglicher Denkfehler oder Grundannahmen. Auf die Beispiele bezogene Fragen könnten lauten: »*Was glaubst du, wie ging es deinem Freund als er zu spät zum Treffpunkt kam? Warst du schon mal unpünktlich, macht man das mit Absicht? Wenn man dich in deiner Pause stört, wie geht es dir dann? Was glaubst du, wie geht es deinem Lehrer? Hat er deswegen so geguckt oder weil du gekommen bist?*«

Dritter Ansatzpunkt: Auswahl des Zielverhaltens vor dem Hintergrund der eigenen Fähigkeit zur Emotionsregulation und der emotionalen Beziehung zum Gegenüber. Der Prozess könnte angeregt werden durch eine Interaktionsgestaltung wie: »*Mmh, also da warst du schon sauer, als dein Freund nicht pünktlich kam. Und als er da war, warst du auch froh. Aber auch die Wut war noch da. Wie ging es dann weiter? … Ah, du hast nichts gesagt, bist ganz traurig geworden … Hattest du Angst, du könntest durch deinen Ärger die Freundschaft gefährden? … Was könntest du beim nächsten Mal anders machen? Darf man sich ärgern? …*«

Vierter Ansatzpunkt: Suche, Bewertung und Entscheidung für eine Reaktion durch Klärung der Bandbreite an Handlungsmöglichkeiten, der eigenen Ziele, Antizipation der Konsequenzen; gegebenenfalls Deeskalationsstrategien bei überschwemmenden Gefühlen.
Die Fragen sollten sich auf Grundannahmen, Wirksamkeits- und Kontrollerwartungen, Beziehungsängste und lerngeschichtlich bedingte Verhaltensgebote und -verbote beziehen: »*Was hättest du in dem Moment gebraucht, damit deine Wut verraucht? Kann man seinem Ärger Luft machen und trotzdem die Freundschaft halten? Du machst dir Sorgen, dass dein Freund dann sauer wäre, wenn du ihm sagst, dass dich das geärgert hat. Wie kommst du darauf? Ich bin ja dankbar, wenn mich jemand auf etwas hinweist, was ich nicht so gut mache. Dadurch lerne ich. Wie siehst du das? Was glaubst du, wie sieht das dein Freund?*«

Deeskalationsstrategien sollten darauf abzielen, dass der Jugendliche einerseits »in« der Situation befähigt ist, mit überschwemmenden Gefühlen zurechtzukommen (zum Beispiel durch Skills zur Stressbewältigung aus der DBT®-A); andererseits sollten sie unterstützend wirken, damit ähnliche Situationen in der Zukunft nicht aufgrund unzureichender Wirksamkeits- und Kontrollerwartungen vermieden werden.

Fünfter Ansatzpunkt: Handlungsumsetzung durch Abwägung der zur Verfügung stehenden Handlungsalternativen. Wichtig dabei ist, dass der Jugendliche neue Handlungsweisen erprobt und dadurch lernt, seine verfestigten negativen Grundannahmen aufzubrechen. Selbstverstärkung und soziale Verstärkung sind wichtig.

Psychotherapeutisch lässt sich, wie gezeigt wurde, an verschiedenen Punkten des Informationsverarbeitungsprozesses ansetzen. Dabei ist noch wichtig, die Feedbackfunktion von Emotionen für die Handlungssteuerung hervorzuheben. Aversive Gefühle verändern die Vorrangigkeit von Zielen und Prioritäten (Tice, 2009, S. 208).

Vielleicht ist es dem Jugendlichen wichtig, seinem Freund zu sagen, dass er sich geärgert hat oder sich vom Lehrer ungerecht behandelt fühlt. Wenn die Angst jedoch zu groß wird, schränkt der damit einhergehende emotionale Disstress die Selbstkontrolle des Jugendlichen ein. Er wird sein langfristiges Ziel (Selbstbehauptung und Grenzsetzung) für sein kurzfristiges Ziel (Stressreduktion) durch Vermeidung (als Handlungsstrategie) opfern. In diesem Fall muss der

Anforderungslevel abgesenkt werden, damit die soziale Situation einen Anforderungs- und nicht einen Überforderungscharakter hat.

1.3 Somatoforme Störungen

Die Überschrift für den Gliederungspunkt ist nicht ganz passend gewählt. Wir werden an dieser Stelle nicht die Bandbreite an somatoformen Störungen beschreiben, sondern zwei ausgewählte Störungsentitäten. Das liegt darin begründet, dass das Vollbild einer Somatisierungsstörung, wie bereits einleitend zur Prävalenz der internalisierenden Störung dargelegt wurde, im Kindes- und Jugendalter selten auftritt und Kinder- und Jugendliche überwiegend monosymptomatisch reagieren. Deshalb werden wir nachfolgend auf die undifferenzierte Somatisierungsstörung und auf die anhaltende somatoforme Schmerzstörung eingehen. Für alle weiteren Störungsentitäten sei auf das ICD-10 beziehungsweise DSM-V verwiesen.

Die somatoformen Störungen entspringen wie die dissoziativen Störungen dem ehemals psychiatrischen Krankheitsbild der Hysterie (Brunner & Resch, 2008, S. 942). Remschmidt et al. (2006) leiten im ICD-10 die somatoformen Störungen mit den Worten ein:

> »Das Charakteristikum der somatoformen Störungen ist die wiederholte Darbietung körperlicher Symptome in Verbindung mit hartnäckigen Forderungen nach medizinischen Untersuchungen trotz wiederholter negativer Erfahrungen und Versicherung der Ärzte, dass die Symptome nicht körperlich begründbar sind. (…) Bei diesen Störungen besteht häufig ein gewisses aufmerksamkeitssuchendes (histrionisches) Verhalten…« (S. 211).

Die somatoformen Störungen werden im ICD-10 unter F45 klassifiziert. Dazu zählen die Somatisierungsstörung (F45.0) mit multiplen, wiederholt auftretenden und wechselnden körperlichen Symptomen; die undifferenzierte Somatisierungsstörung (F45.1), die jedoch nicht das Vollbild dieser Störungsentität erfüllt; die hypochondrische Störung (F45.2) mit der anhaltenden Überzeugung, ernsthaft erkrankt zu sein; die somatoforme autonome Funktionsstörung (F45.3), die Störungen des Vegetativums einschließt und die anhaltende somatoforme Schmerzstörung (F45.4), bei der die vorherrschenden Beschwerden mit emotionalen Konflikten und psychosozialen Problemen assoziiert sind.

Leitsymptome der undifferenzierten Somatisierungsstörung nach ICD-10

Die betroffenen Jugendlichen leiden mindestens sechs Monate an zahlreichen, unterschiedlichen und hartnäckigen körperlichen Symptomen, die durch keine diagnostizierbare körperliche Krankheit erklärt werden können. Wenn eine körperliche Krankheit vorliegt, erklärt diese nicht das Ausmaß der Beschwerden.
Die medizinische Feststellung, dass keine ausreichenden körperlichen Ursachen vorliegen, kann vom Jugendlichen, aber vor allem auch von seinen Eltern nicht oder nur schwerlich akzeptiert werden.
Häufig besteht eine ständige Krankheitssorge und es kommt zu häufigen Arztbesuchen.
Häufig gezeigte Symptome im Jugendalter sind Kopfschmerzen, Bauchschmerzen, Übelkeit, Durchfall, Gliederschmerzen sowie Schwindel.

Leitsymptome der anhaltenden somatoformen Schmerzstörung nach ICD-10

Mindestens sechs Monate kontinuierlicher, an den meisten Tagen auftretender, anhaltender und als belastend wahrgenommener Schmerz in einem Körperteil. Die vorherrschenden körperlichen Beschwerden (ohne organische Ursache) stehen im Zusammenhang mit emotionalen Konflikten oder psychosozialen Problemen, die in ihrer Schwere als auslösende und aufrechterhaltende Bedingungen zu sehen sind. Spannungskopfschmerz (G44.2) oder auch Migräne (G43) werden anderenorts klassifiziert.

Brunner und Resch (2008, S. 949) betonen, dass monosymptomatisch Beschwerden wie Bauch- oder Gliederschmerzen und Bewegungseinschränkungen häufig im Anschluss an eine gastrointestinale Infektion beziehungsweise körperliche Verletzung auftreten. Des Weiteren stehen somatoforme Beschwerden, so die Autoren, im Zusammenhang mit familiären Konflikten, Problemen mit Gleichaltrigen, Schulleistungsproblemen oder mit Überforderungen durch elterliche Leistungserwartungen.

Nach Schulte und Petermann (2011, S. 281) wird der klinische Nutzen, die Validität und Reliabilität der Störungseinheiten teilweise in Frage gestellt (vgl. hierzu auch Rief, 2011). Im Jugendalter erscheint die kategoriale Diagnosezuordnung aufgrund der starren Kriterien nicht immer möglich zu sein, somit ist vielmehr die dimensionale Erfassung psychosomatischer Symptome klinisch bedeutsam.

In diesem Zusammenhang ist stets mit zu bedenken, ob somatische Beschwerden Teil einer anderen psychischen Störung (zum Beispiel vegetative Symptome bei Panikstörung) sind oder ob sie einen eigenen funktionellen Charakter haben wie bei den somatoformen Störungen.

Differentialdiagnostisch ist ebenfalls wichtig zu überprüfen, ob die Symptome vom Jugendlichen vorgetäuscht werden, die Schmerzen mit physiologischen Ereignissen (wie Essen, Stuhlgang oder Menstruation) in Beziehung stehen oder ob das Beschwerdebild sogar extra von den Bezugspersonen erzeugt wird (Münchhausen-by-proxy).

Grundsätzlich zeigt sich im Jugendalter bei den somatoformen Beschwerden (oftmals mit einem monosymptomatischen Beschwerdebild) eine hohe Komorbidität mit Depression und Angststörungen. Nach Brunner und Resch (2008) findet man eine hohe Assoziation »bei rekurrierenden abdominellen Beschwerden mit Angststörungen, häufig verbunden mit Trennungsängstlichkeit und depressiven Symptomen« (S. 950).

1.3.1 Ätiologiemodell zu somatoformen Störungen

Wie in der Beschreibung der Pathogenese zu Angststörungen und Depression greifen wir auch in der Darstellung des Ätiologiemodells zu somatoformen Störungen auf das Drei-Faktoren-Modell von Margraf und Schneider (2009, S. 676) zurück. Inhaltlich haben wir uns bei der Darstellung des Ätiologiemodells stark an den Ausführungen von Noeker und Petermann (2002, 2008) orientiert.

Die Fallvignette Clara auf der nächsten Seite liefert ein Beispiel für makroanalytische Zusammenhänge hinsichtlich der Pathogenese einer undifferenzierten Somatisierungsstörung.

Biologische Prädispositionen

Gastroenteriologische Disposition: Unter *Hypersensitivität* versteht man »eine exzessive Wahrnehmung von gastrointestinalen Stimuli, die über physiologische Rezeptoren vermittelt werden (zum Beispiel Druck, Dehnung, Temperatur)« (Noeker & Petermann, 2002, S. 158). Durch Entzündungsprozesse (Infektion, Allergie oder Trauma) kann es zu einer Sensitivierung der viszeralen Schmerz- und Beschwerdewahrnehmung kommen.

Nach Noeker und Petermann (2002) können Entzündungsreaktionen »einen strukturellen Umbau im neuromuskulären Gewebe [bewirken], der mit einer langfristigen Steigerung der Empfindsamkeit einhergeht« (S. 157). Das heißt, die sensibilisierte Wahrnehmung des Bauchraums beispielsweise bleibt bestehen, auch wenn die akute Erkrankungsphase abgeklungen ist. Durch *Allodynie* (gesteigerte Schmerzempfindlichkeit) und *viszerale Hyperalgesie* (reduzierte Schwelle der Schmerzwahrnehmung) induziert dann bereits die normale Darmmotilität (Bewegungsfähigkeit des Darms) Schmerzempfinden (Noeker & Petermann, 2008, S. 1017).

Das *psychobiologische Persönlichkeitsmodell* (Cloninger, 1986 zitiert nach Brunner & Resch, 2008) umfasst folgende spezifische Vulnerabilitäten:

- »erniedrigte Schwelle der Schmerzwahrnehmung [Hyperalgesie]
- eingeschränkte verbale Kommunikationsfähigkeit
- Informationsverarbeitungsstörungen mit Störungen der Aufmerksamkeit und Impulsivität
- eingeschränkte Fähigkeit zur Stimulusdiskriminierung und Habituation auf repetitive Reize« (S. 955f.)

Auch in Studien zu Somatisierungsstörungen finden sich in den betroffenen Familien eine *erhöhte Vulnerabilität für psychische Störungen und körperliche Erkrankungen* (vgl. hierzu Brunner & Frisch, 2008; Noeker & Petermann, 2002).

Neurobiologischer Zusammenhang von Schmerz- und Stressverarbeitung: Egle (2010) sieht für die Schmerzverarbeitung die gleichen neuronalen Bereiche aktiviert wie für die Stressverarbeitung, sodass der »Schmerz für das Gehirn nur eine besondere Variante

Fallvignette Clara (14 Jahre) mit undifferenzierter Somatisierungsstörung

Als **Auslöser** für die undifferenzierte Somatisierungsstörung kann die zeitliche Überschneidung der Trennung der Eltern mit der Borreliose-Erkrankung von Clara vor eineinhalb Jahren gesehen werden sowie die seit Längerem bestehenden psychosozialen Belastungsfaktoren. Zu Letzteren zählen Claras *Rollenumkehr* (emotionale Versorgung der Mutter und des Vaters), der Umzug und der damit einhergehende Wegbruch der älteren Schwester als »Schutzschild« vor dem *emotional einvernehmenden Verhalten* der Eltern sowie die *Anfeindungen* durch die Klassenkameradinnen in einer entwicklungspsychologischen Phase, in der der zwischenmenschliche Zusammenhalt unter Gleichaltrigen für den Selbstwert äußerst wichtig und identitätsstiftend ist (**Vulnerabilitätsfaktoren**). Die dysfunktionale Schmerzverarbeitung (Bauch- und Kopfschmerz, Übelkeit und Gliederschmerzen) führte bei Clara zu einem *primären* (emotionale und schulische Entlastung) und *sekundären* (Zuwendung und emotionale Versorgung von der Mutter) *Krankheitsgewinn*. Mit der Borreliose-Erkrankung entwickelte sich bei Clara darüber hinaus ein *Teufelskreis intensiver Gesundheitssorgen* mit einer *erhöhten psychophysiologischen Reagibilität und Sensitivität* hinsichtlich der *Körper- und Beschwerdewahrnehmung*. Bauch-, Kopf- und Gelenkschmerzen führen bei Clara und ihrer Mutter seitdem zu hohem Stresserleben. Stress wiederum mündet bei Clara rasch in Überforderung.

Aspekte, die zur Aufrechterhaltung beitragen: Aufgrund *maladaptiver Bewältigungsstrategien* reagiert Clara mit Vermeidung oder anklammerndem Verhalten an die Mutter. Dabei werden intrapsychische sowie soziale Konflikte auf die körperliche Ebene verschoben. Erschwerend kommt hinzu, dass Clara bei körperlichen Vorgängen zu einer *katastrophisierenden Missinterpretation* neigt. Erhöhtes psychophysiologisches Arousal, das mit Stress einhergeht, wird bei Clara als Bedrohung der eigenen körperlichen Unversehrtheit missinterpretiert und führt zu weiterem Vermeidungs- und Schonverhalten. Folglich bleibt Clara in ihrem Teufelskreis aus Körperschmerzen, Stress und Vermeidung »gefangen«. Claras Problematik wird aufrechterhalten durch *soziale Risikofaktoren* (Mutter als Angstmodell, Clara als emotionale Versorgerin der Eltern), durch die *eigene Vulnerabilität* (wie hohe Krankheitssorgen, geringe Ambiguitätstoleranz, hohes Harmoniebedürfnis), durch *operante Verstärkung* (positive Verstärkung durch Zuwendung und Bindungssicherung durch die Mutter, negative Verstärkung durch Wegfall aversiv erlebter Situationen), durch einen verwöhnenden und gewährenden *Erziehungsstil* der Mutter sowie durch erfolgreiches *Diskriminationslernen* (bei Mutter schwach und hilflos sein, bei Freunden nicht).

von Stress darstellt« (S. 253). Schmerz entsteht damit nicht nur durch Gewebe- und Nervenschädigungen, sondern kann, so der Autor, auch durch psychosoziale Belastungssituationen entstehen. Nach Egle (2010) bewirken anhaltende Stresssituationen bei den betroffenen Kindern und Jugendlichen eine »Senkung der Schmerzschwelle ... und damit eine erhöhte Schmerzempfindlichkeit« (S. 254).

Anhaltende und unkontrollierbare Stresssituationen in der frühen Kindheit können nach Egle (2010) zu bleibenden Schädigungen im Bereich von Hippocampus und Präfrontalkortex und in der Folge zu einer verstärkten Aktivierung des Sympathikus führen, was mit der »Entwicklung multipler psychovegetativer Beschwerden (›Somatisierung‹) [einhergeht]« (S. 255).

Lerngeschichtliche Bedingungen

Nach Schneider und Heuft (2002, S. 256) findet man retrospektiv bei Patienten mit somatoformen Störungen gehäuft biographische Belastungen. Zu den *belastenden Lebensereignissen* zählen die Autoren emotionale Ablehnung, körperliche Misshandlungen seitens der Eltern, Ehestreitigkeiten, Trennung, Scheidung der Eltern oder Tod eines Elternteils, Parentifizierung, Sündenbockzuweisung und ausgeprägte Leistungsorientierung.

Verwöhnender, inkonsistenter oder gleichgültiger Erziehungsstil: Wenn Eltern die erzieherischen Kompetenzen fehlen, altersangemessene Verhaltenserwartungen ihrem Kind gegenüber durchzusetzen, kann dies beim Kind die Tendenz zur Anstrengungsvermeidung fördern. Des Weiteren erweist es sich als äußerst ungünstig, wenn es Eltern nicht gelingt, auf adaptivem Wege die Bedürfnisse ihres Kindes zu erkennen und zu befriedigen. Erfährt das Kind im Umkehrschluss viel Zuwendung, wenn es krank ist oder sich krank zeigt, wird es diese Verhaltensstrategie in sein Bewältigungsrepertoire aufnehmen. Noeker und Petermann (2002, S. 156) sprechen hierbei von *dysfunktionaler familiärer Schmerzkommunikation.*

Ein *ungünstiges Krankheitskonzept* beinhaltet nach den Autoren eine starke Fokussierung auf die körperliche Gesundheit und eine ausgeprägte Besorgnisneigung. Dies kann wiederum in eine (hypochondrische) Gesundheitsangst münden. Einfache Beschwerden führen dann zu erhöhter Erregung und Konsultierung von Ärzten (Ärztehopping).

Lernen am Modell ist ein weiterer Aspekt, der für die Pathogenese somatoformer Störungen eine Rolle spielt. Die Heranwachsenden beobachten ihre Eltern in deren dysfunktionalem Krankheitsverhalten und lernen, wie durch Beschwerdekommunikation primärer und sekundärer Krankheitsgewinn erreicht werden kann.

Das Zusammenspiel dieser Vulnerabilitätsfaktoren kann an zwei Beispielen illustriert werden: Erstens der Heranwachsende erlebt die chronischen Streitigkeiten der Eltern als sehr belastend, reagiert mit Verantwortungsübernahme. Dies führt wiederum zu einer erhöhten Stressbelastung. Die Stressbelastung geht mit Bauchschmerzen beim Jugendlichen einher. Die Eltern lenken ihre Aufmerksamkeit auf das Kind und die Streitigkeiten »verstummen«.
Zweitens der Heranwachsende erlebt schulische Überforderung und »verwendet« dabei die Beschwerdekommunikation (Kopfschmerzen) als maladaptiven Bewältigungsmechanismus, um der Schule fern zu bleiben. Das gelingt, da körperliche Erkrankungen in der Familie als sehr bedrohlich wahrgenommen werden.

Auslösende Bedingungen

Zur Beschreibung auslösender Bedingungen greifen wir auf zwei Erklärungsmodelle zurück: Erstens auf das bereits erwähnte *entwicklungspsychopathologische Phasenmodell* von Noeker und Petermann (2002). Das Modell der beiden Autoren beschreibt den Störungsverlauf in vier Etappen. Zweitens auf das *Regelkreismodell somatoformer Störungen* von Rief und Hiller (1998). Rief und Hiller legen den Fokus auf das dysfunktionale Zusammenspiel aus Trigger-Reizen, Fehlbewertungen und somatosensorischen Aufschaukelungsprozessen.

Die erste Etappe des *entwicklungspsychopathologischen Phasenmodells* beschreibt die prädisponierenden Faktoren (wie bereits dargestellt). Als auslösende Bedingungen in dem Modell werden medizinisch unklare Symptome gesehen (zweite Etappe), die je nach Verarbeitung der Schmerzsymptomatik zur Remission oder zur somatoformen Störung führen (dritte Etappe). Die vierte Etappe beschreibt dann die Chronifizierung und Manifestation möglicher komorbider psychischer Störungen (zum Beispiel Angststörungen oder Depression).

Der Beginn eines somatoformen Krankheitsverhaltens kann mit *klassischer Konditionierung* erklärt werden. Noeker und Petermann (2002, Übersicht siehe S. 159) beschreiben dies anhand rekurrierender Bauchschmerzen: Die wiederkehrenden Bauchschmerzen führen zu einer erhöhten Unruhe, Angst, Anspannung und Vigilanz. Die Konditionierung erfolgt dann auf körperinnere (abdominelle) oder äußere Reize (zum Beispiel anstehender Schulbesuch), die den Bauchschmerzen vorausgehen. Diese zunächst unkonditionierten Reize lösen im Verlauf dann das Schmerz- und Stresserleben aus. Durch Hypersensitivität und Hyperalgesie wird die Schmerzwahrnehmung intensiviert. Schmerzkommunikation, kognitive Risikofaktoren (wie pessimistischer Attributionsstil hinsichtlich Ursachen der Symptome und Kontrollmöglichkeiten dieser) und elterliche Gesundheitsängste bilden dann die Grundlage für die Ausbildung einer somatoformen Störung.

Im *Regelkreismodell somatoformer Störungen* von Rief und Hiller (1998) führen Wahrnehmung und Fehlbewertung körperlicher Missempfindungen (beispielsweise ausgelöst durch Erkrankungen, die auf einen Magen-Darm-Infekt zurückzuführen sind, oder durch emotionale Erregung aufgrund chronischer Belastungen) in einen pathologischen »Teufelskreis« (erster Regelkreis). Dabei werden die körperlichen Empfindungen als intensiv und bedrohlich erlebt, es kommt zu erhöhter Aufmerksamkeit gegenüber dem eigenen Körper sowie zur Steigerung des physiologischen Erregungsniveaus, was wiederum körperliche Veränderungen hervorruft. In der Folge werden harmlose Körperreaktionen als bedrohliche Krankheitszeichen missinterpretiert (somatosensorische Verstärkung) (Thomas, Grama & Hiller, 2008, S. 224f.). Der zweite Regelkreis fokussiert bereits die aufrechterhaltenden Bedingungen der somatoformen Störung und bezieht sich überwiegend auf inadäquates Krankheitsverhalten.

Aufrechterhaltende Bedingungen

Zu den aufrechterhaltenden Bedingungen zählen: *operante Verstärkung, kognitive Verzerrungen* und *inadäquates Krankheitsverhalten.*

Ein primärer Krankheitsgewinn kann entstehen, indem der Jugendliche beispielsweise nicht mehr die als belastend erlebte Schule besuchen muss (*negative Verstärkung*) oder andere Vergünstigungen erfährt, wie zum Beispiel zu Hause bleiben und Computer spielen dürfen (*positive Verstärkung*). Ein sekundärer Krankheitsgewinn kann sich durch die vermehrte Zuwendung, Aufmerksamkeit und das Mitgefühl der Eltern ergeben. Darüber hinaus kann sich ein *tertiärer Krankheitsgewinn* für die Eltern ergeben, die sich beispielsweise nicht mehr um ihre Eheprobleme kümmern müssen, sondern um ihr krankes Kind.

Typische kognitive Verzerrungen (wie wir sie als Muster bereits bei den Angststörungen und bei der Depression dargestellt haben) können sich auf verschiedene Bereiche bei Jugendlichen mit somatoformen Störungen und deren Familien beziehen. Zum Beispiel auf die Psychotherapie oder die Ursachen (»Wie sollen mir Gespräche helfen? Ich brauche Tabletten gegen meine Kopfschmerzen!«), auf den Verlauf und die Folgen der Beschwerden (»Ich werde nie wieder Fußballspielen können.«; »Es wird nie besser werden.«) oder auch auf das eigene Selbstbild

(»Ich muss stets 100 Prozent geben!«; »Ich kann nichts gegen meine Beschwerden tun, ich habe schon alles ausprobiert, nichts hilft.«).

Als *inadäquates Krankheitsverhalten*, das zur Aufrechterhaltung der Symptomatik beiträgt, benennen Thomas et al. (2008, S. 225) folgende Verhaltensweisen:

- Body-Checking: übermäßiges Beobachten und Kontrollieren des eigenen Körpers und seiner Funktionen.
- Übermäßige Gesundheitssorgen: gedankliche Einengung auf Gesundheitsthemen.
- »Doctor-Hopping«: Häufige Arztkontakte trotz negativer Befunde.
- Rückversicherung, dass körperlich alles in Ordnung ist und dass das körperlich Erlebte harmlos ist.
- Medikamentenkonsum, auch nicht indizierter Medikamente.
- Schonverhalten und Vermeidung körperlicher Anstrengungen.

Psychotherapeutisch kann man, wie wir im nächsten Gliederungspunkt darlegen, an verschiedenen Bedingungsvariablen ansetzen.

1.3.2 Zentrale Therapiemethoden zur Behandlung somatoformer Störungen

Eins der zentralsten Therapieziele in der Behandlung von Jugendlichen mit somatoformen Störungen und deren Familien liegt im Aufbau eines psychosomatischen Krankheitsverständnisses. Das heißt, die Eltern und die Jugendlichen müssen lernen, von einem rein somatischen Krankheitsverständnis »loslassen« zu können. Dies verlangt ein dialektisches und behutsames Vorgehen.

Baumeister und Härter (2007) empfehlen folgende Praxistipps:

- »Beschwerden des Patienten ernst nehmen und akzeptieren
- Nicht zu früh mit ›psychosomatischem‹ Modell konfrontieren
- Motivationsaufbau [als] wesentlicher Bestandteil der Behandlung
- Therapieziele präzise und in mehreren Zwischenzielen formulieren
- Enge Kooperation, [vor allem] mit Hausarzt, anstreben
- Unnötige diagnostische Maßnahmen vermeiden
- Funktionalität der Störung beachten« (S. 16)

Bedürfnisorientiertes und störungsspezifisches Vorgehen bei der Behandlung somatoformer Störungen

Aus den zitierten Praxistipps wird erkennbar, wie wichtig es ist, den Jugendlichen und die Familie nicht zu schnell mit einem psychosomatischen Krankheitsverständnis zu überfordern. Der Aufbau einer Behandlungscompliance gestaltet sich oftmals als sehr schwierig. Sobald nach Erreichen einer Veränderungsbereitschaft konkrete Schritte notwendig wären, gewinnt der Rückgriff auf ein somatisches Erklärungsmodell rasch wieder an Reiz – beim Jugendlichen wie bei den Eltern!
Somit ist es wichtig, die Funktion der Symptomatik stets im Blick zu behalten (Wozu »braucht« der Jugendliche die Schmerzsymptomatik, wozu die Eltern?). Egle (2010, S. 260) empfiehlt daher die Behandlung stets nach zwei Aspekten auszurichten: Einerseits sollte der Fokus auf dysfunktionale Prozesse des Jugendlichen gerichtet sein, die sich in seiner Beziehungsgestaltung und den damit einhergehenden »Annäherungs-Vermeidungskonflikten« hinsichtlich der Umsetzung zentraler Grundbedürfnisse (Grawe, 1998) widerspiegeln; andererseits auf der Bearbeitung der aufrechterhaltenden Faktoren und insbesondere dem inadäquaten Krankheitsverhalten.

Nach Egle (2010, S, 261) lösen die Annäherungs-Vermeidungskonflikte im Kontext der eigenen Bedürfnisbefriedigung aufgrund fehlender adaptiver Bewältigungsmechanismen und Handlungsfertigkeiten innere Spannungszustände aus. Diese wiederum aktivieren das Stress- und somit das Schmerzverarbeitungssystem. Das heißt, wenn es dem Jugendlichen nicht gelingt, sich an Bedürfnissen das zu holen, was er braucht, entsteht Inkonsistenz. Dies

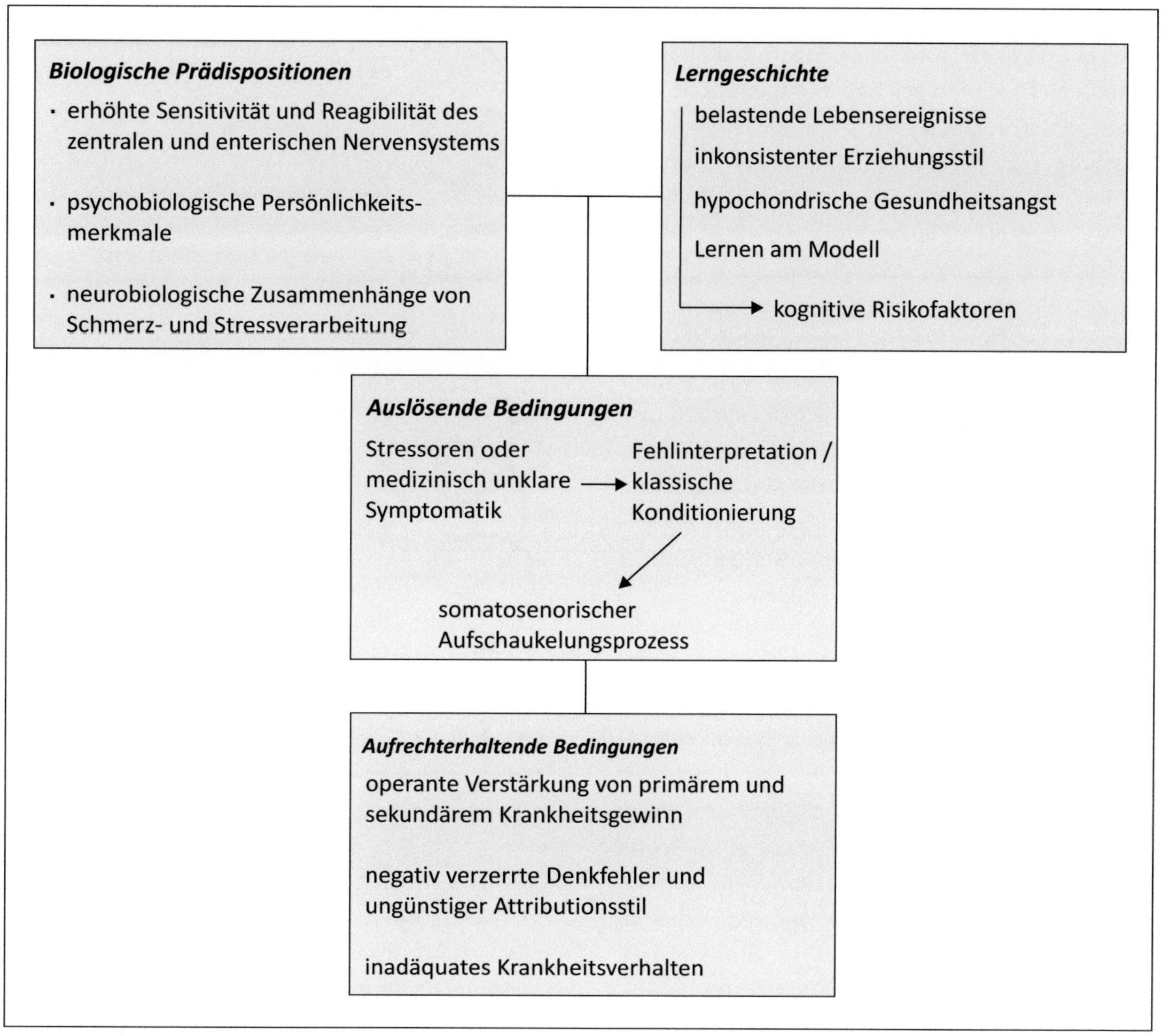

Abbildung 1.5: Ätiologiemodell somatoformer Störungen

führt zu Stress und folglich zu Schmerzerleben. Konsistenz dagegen entsteht nach Grawe (1998, S. 383ff.), wenn das Ist-Soll-Verhältnis der Grundbedürfnisse (Orientierung und Kontrolle, Bindung, Selbstwert sowie Lustgewinn und Unlustvermeidung) ausgeglichen ist und motivationale Ziele erreicht sind.

Die Psychotherapie setzt demnach an den Bewältigungsmechanismen an, sodass es dem Jugendlichen schrittweise besser gelingt, maladaptive Reaktionsweisen und Beziehungsmuster zu erkennen und alternative Verhaltensweisen zu zeigen. Wie das gelingen kann, ist Gegenstand dieses Praxisbuchs. Zunächst so viel: Es gilt, mit dem Jugendlichen eine adäquate Antwort auf die Frage »Was brauche ich, damit es mir gut geht?« herauszuarbeiten. Die Antwort sollte nicht geprägt sein von Bagatellisierungen (»Ich habe doch alles, was ich brauche!«). Vielmehr geht es darum, den Jugendlichen zur Selbstreflexion anzuregen, damit sich eine zunehmend bessere Introspektionsfähigkeit herausbilden kann.

Auswahl störungsspezifischer Techniken: Veränderung dysfunktionaler Kommunikation zwischen Familie und Behandler und inadäquater Verhaltensweisen

Die Therapiemotivation und die Bereitschaft, sich auf Psychotherapie einzulassen, ist auch abhängig davon, wie gut es gelingt, den Kontakt zur Familie und zum Jugendlichen herzustellen. In der Regel haben Jugendliche mit einer somatoformen Störung eine Odyssee an Arztbesuchen hinter sich. Zugleich kommen die Patienten und die Eltern auch mit einer gewissen Skepsis in die Behandlung.

An diesem Punkt sind Kommunikation und Haltung des Therapeuten entscheidend: die (hypochondrischen) Gesundheitsängste der Eltern und des Jugendlichen sind ernst zu nehmen und die Versuche, die medizinisch unklaren Symptome in den Griff zu bekommen, zu validieren. Wichtig ist auch, das Kontrollbedürfnis der Eltern und des Jugendlichen zu erkennen und in ausreichendem Maße zu befriedigen.

Wie Abbildung 1.6 zeigt, verlaufen Familie-Arzt-Interaktionen oftmals sehr ungünstig. Anknüpfend an diesen ungünstigen Verlauf könnte man fragen: »*Wie ich sehe, haben Sie schon viel versucht, um die Schmerzen in den Griff zu bekommen. ... Es muss ganz schön frustrierend gewesen sein, immer wieder zu hören ›Bei ihrer Tochter ist organisch alles in Ordnung. Wir finden nichts‹. ... Ihnen wurde nahegelegt, sich wegen der Schmerzproblematik an einen Psychotherapeuten zu wenden, was geht Ihnen dabei durch den Kopf? ... Ich kann mir vorstellen, man wird ganz ärgerlich, wenn man von Arzt zu Arzt rennt und keiner kann einem helfen. Was müsste hier anders laufen, damit Sie das Gefühl haben, hier kommen Sie weiter?*«

Um das familiäre Kontrollbedürfnis zu »sättigen« und eine Behandlungsmotivation aufzubauen, empfehlen Thomas et al. (2008, S. 226), die *subjektive Krankheitstheorie* zu erfragen. Gemeinsam kann von dort aus »die Brücke geschlagen werden« zu einem *bio-psycho-sozialen Erklärungsmodell*, um dann wiederum gemeinsame Strategien zum besseren Umgang mit der Schmerzsymptomatik zu erarbeiten.

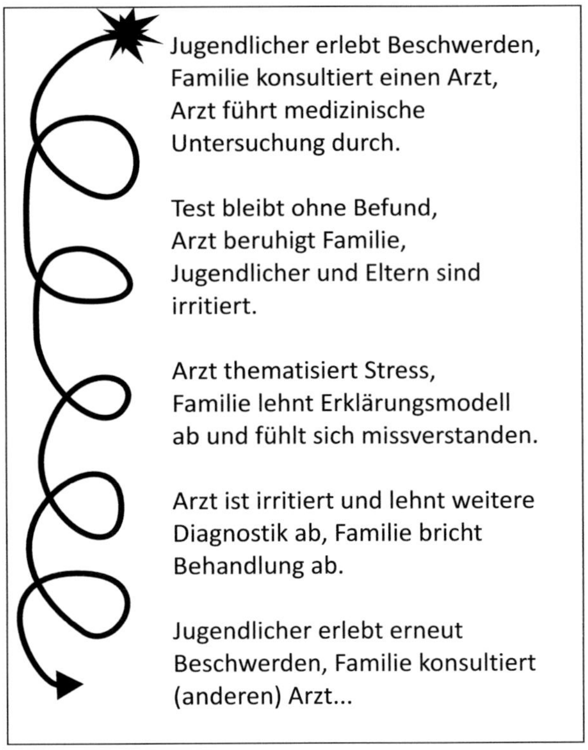

Abbildung 1.6: Gestörte Interaktion zwischen Familie und Arzt (angelehnt an Noeker & Petermann, 2002, S. 165)

Der *Abbau der aufrechterhaltenden Bedingungen* verläuft über mehrere Etappen. Durch den *bedürfnisorientierten Ansatz* können lerngeschichtlich bedingte Vulnerabilitätsfaktoren und aufrechterhaltende Bedingungen verändert werden, wie beispielsweise der verwöhnende, inkonsistente und gleichgültige Erziehungsstil und die dysfunktionale Symptomkommunikation.

Über den bedürfnisorientierten Ansatz kann auch der *primäre und sekundäre Krankheitsgewinn* abgebaut werden. Ersteres kann erreicht werden, indem der Jugendliche wieder motivationale Ziele in seine Handlungsplanung aufnimmt (»Was möchtest du erreichen? Was sind deine Ziele?« → Kurz- und langfristige Kosten-Nutzen-Analyse) und der Attributionsstil hinsichtlich Symptom-Ursachen und eigener Kontrollmöglichkeiten verändert wird. Für letzteres müssen die Eltern in die Behandlung miteinbezogen werden (Elternberatung, Schulung elterlicher Feinfühligkeit, Psychoedukation zum Entwicklungsabschnitt Jugend).

Die *Veränderung des inadäquaten Krankheitsverhaltens* bezieht sich auf Body-Checking, übermäßige Gesundheitssorgen, Doctor-Hopping, ständige Rückversicherung, dass körperlich alles in Ordnung ist, Medikamentenkonsum und Schonverhalten.

Thomas et al. (2008, S. 226) haben hierfür eine hilfreiche Gegenüberstellung angelegt, die kurz- und langfristige Konsequenzen dieser Verhaltensweisen aufzeigt. Kurzfristig verhelfen diese dysfunktionalen Verhaltensweisen der Angstreduktion und der Linderung der Beschwerden, langfristig stabilisieren sie jedoch Angst, führen zu Symptomprovokation, Fixierung auf körperliche Beschwerden, sozialem Rückzug oder Verlust sozialer Beziehungen, wenn das soziale Umfeld gereizt auf die wiederkehrende Schmerzsymptomatik reagiert.

Darüber hinaus werden im Jugendalter wichtige Entwicklungsschritte wie die Ablösung vom Elternhaus, Übernahme von Eigenverantwortung und Selbständigkeit nur unzureichend erfahren und erprobt, da mit der Symptomatik oftmals eine erneute starke Anbindung an die Eltern erfolgt.

Welche therapeutischen Interventionen stehen zur Verfügung? Abbau dysfunktionalen Verhaltens fängt in der Regel mit *Psychoedukation* an. Der Jugendliche und die Eltern werden über den Ablauf körperlicher Stress- und Entspannungsreaktionen, die Stresshormone Cortisol und Adrenalin und deren Auswirkungen auf das Immunsystem aufgeklärt. Auch auf die dargestellten Vulnerabilitätsfaktoren kann zurückgegriffen werden.

Leidet der Jugendliche unter Muskelverspannungen oder gerät er rasch in erhöhte Anspannung, kann er, um die Erfahrung der eigenen Kontrollmöglichkeiten zu erhöhen, in *einem Entspannungsverfahren* (wie Progressive Muskelrelaxation oder Autogenes Training) angeleitet werden.

Als einen weiteren wichtigen Baustein nennen Thomas et al. (2008, S. 228) die *Aufmerksamkeitslenkung*, um den Abbau von Body-Checking und verstärkter Selbstbeobachtung zu erreichen. Aufmerksamkeitslenkung hängt mit Achtsamkeit zusammen: die Aufmerksamkeit bewusst und gezielt auf positive Umweltreize und einzelne Sinnesmodalitäten richten.

Die *Korrektur dysfunktionaler Kognitionen* kann über verschiedene Techniken erfolgen. Wir haben bereits einige davon bei der Behandlung der Angststörungen geschildert (man denke hier an die beiden Fallbeispiele zurück: das Verhaltensexperiment von Sophia oder die Belastungserprobung durch Sport bei Moritz). Ebenfalls von Bedeutung sind Reiz- und Reaktionsdiskriminationslernen, wie es bei der Depressionsbehandlung dargestellt wurde.

Eine wichtige Technik zur Korrektur dysfunktionaler Kognition beschreiben Thomas et al. (2008, S. 228) in ihrem Artikel, nämlich die *Provokation körperlicher Missempfindungen:* Es geht darum, dem Jugendlichen aufzuzeigen, dass beispielsweise durch aktive körperliche Betätigung, wie etwa auf der Stelle springen, schnelle Kniebeugen, Liegestütze etc., körperliche Reaktionen wie Herzklopfen, Schwitzen, schnelle Atmung oder auch Schwindel (letzteres durch den Kopf vor und zurück schütteln – also »Moshen« oder »Headbangen«) erzeugt werden und diese »Körpersymptome« unabhängig von Krankheit entstehen können.

In der Behandlung von Jugendlichen mit somatoformen Störungen bedarf es eines *dialektischen Vorgehens.* Einerseits wird das subjektiv Erlebte authentisch validiert, andererseits zielt der Therapeut mit den Maßnahmen auf Veränderung ab.

Ähnlich wie im Sport muss der Jugendliche wieder lernen, dass er doch stabiler, kräftiger, ausdauernder, zäher ist als gedacht. Hier kann man natürlich mit der Metapher des Hochspringers arbeiten: Stück für Stück wird die »Belastungsmesslatte« höher gelegt. Das, was vorher noch undenkbar war, wird gelingen – mit Zuversicht und Cheerleading!

KAPITEL 2

Grundlagen der Strategischen Jugendlichentherapie (SJT)

Das zweite Kapitel setzt sich mit den Grundlagen der Strategischen Jugendlichentherapie (SJT) (Richter-Benedikt, 2009) auseinander. Dabei steht vor allem die Genese psychischer Störungen aus Sicht der SJT im Fokus. Grundprinzipien der affektiv-kognitiven Entwicklungstheorie werden hierfür erläutert, ebenso die zentralen Konstrukte Überlebensregel und Reaktionskette.

Die strategische Fallplanung wird anhand des SORKC-Modells dargestellt, basierend auf dem Konzept der affektiv-kognitiven Entwicklungstheorie (Sulz, 1994, 2005, 2011). Eine ausführliche Darstellung der SJT ist an dieser Stelle nicht möglich. Hier verweisen wir gerne auf Sekundärliteratur (Richter-Benedikt, 2009, 2015a/b, 2016; Sedlacek, 2015).

Ähnlich, wie wir bereits im ersten Kapitel verfahren sind, gehen wir auch hier mit der Darstellung eines Ätiologiemodells vor. Der wesentliche Unterschied liegt jedoch darin, dass das Ätiologiemodell der SJT kein störungsspezifisches, sondern ein allgemeines und Störungsbild übergreifendes Ätiologiemodell ist.

2.1 Genese psychischer Störungen aus Sicht der SJT

Das Ätiologiemodell der SJT (Richter-Benedikt, 2009) basiert auf der affektiv-kognitiven Entwicklungstheorie nach Sulz (Sulz, 1994, 2005, 2011, 2017a/b). Diese stützt sich auf drei konzeptionelle Grundannahmen, nämlich einer Homöostase-, Entwicklungs- und Konstruktionsannahme (vgl. hierzu Sulz, 2009a, S. 23-30).

Erstere bezieht sich auf die implizite homöostatische Regulation von psychosozialen Grundbedürfnissen, die sich grob in Zugehörigkeits- und Unabhängigkeitsbedürfnisse einteilen lassen (*Homöostaseannahme*). Homöostase besteht, vereinfacht gesagt, bei einem ausgewogenen Verhältnis zwischen einem situativen Ist- und einem entwicklungsgemäß benötigten beziehungsweise angestrebten Sollwert eines zentralen Bedürfnisses (zum Beispiel nach Geborgenheit).
Wie diese Homöostase zu erreichen ist, wird durch die Entwicklungsperspektive als zweite Grundannahme beschrieben.

Der Mensch ist stets eingebettet in eine soziale Umwelt mit der er wechselseitig interagiert. Je nach Entwicklungsstand gestaltet sich dieser Interaktionsprozess komplexer. Entwicklung heißt Anpassung, basierend auf Selbsterhaltung (Assimilation) und Selbstveränderung (Akkommodation). Durch Annäherungs- und Vermeidungsstrategien wird Erfahrungswissen generiert, wie Bedürfnisbefriedigung bestmöglich erreicht werden kann. Dieses Erfahrungswissen, verstanden als eine Art implizites Regelwerk der Beziehungsgestaltung, schlägt sich in motivationale Schemata nieder, die sich um die Grundbedürfnisse herum bilden. Schemata sind neuronale Erregungsmuster (Grawe, 1998, S. 339) – mentale Strukturen, mit denen Wissen kategorisiert wird (Aronson, Wilson & Akert, 2008, S. 58). Die noch darzustellenden Grundbedürfnisse sind angeboren und zählen zu den impliziten Motiven (Hauke, 2013, S. 36).

Die *Entwicklungsannahme* verdeutlicht, welche Konsequenzen sich für den Heranwachsenden aus einer entwicklungsfördernden beziehungsweise entwicklungshemmenden psychosozialen Umwelt ergeben. Auch auf diese werden wir im Verlauf noch näher eingehen.

Die *Konstruktionsannahme* fokussiert die Entstehung und Funktion des Symptoms. Nach Sulz (2011, 2017b) gestaltet das Individuum sein Leben und seine Beziehungen nach einem »inneren Konstruktionsplan«, der wiederum ist das Produkt der individuellen Lerngeschichte. Aus der individuellen Lerngeschichte bilden sich implizit-motivationale Schemata heraus. Diese münden in generalisierte und als selbstverständlich angenommene Grundannahmen über das eigene Selbst und das Funktionieren der Welt.

Wie kommt es zur Symptombildung? Nach Sulz (1994, S. 177ff.) ist die Symptombildung stets eingebettet in eine pathogene Lebens- und Beziehungsgestaltung und mit einer spezifischen auslösenden Situation verbunden. Diese auslösende Situation bezieht sich auf eine Konfliktsituation: Neu aufgetretene (sozial-interaktionelle) Anforderungen können mit dem bestehenden Regelwerk und dem damit verbundenen Selbstverständnis und Weltbild nicht bewältigt werden. Die aufkommende Inkongruenz und der damit verbundene innere Spannungszustand bedrohen die bestehende psychische Homöostase.

Die Symptombildung stellt dann einen »kreativen Ausweg« des betreffenden Jugendlichen dar, um das bisherige homöostatische Gleichgewicht aufrechtzuerhalten. Zur Meisterung der symptomauslösenden Situation müsste der Jugendliche gegen seine Grundannahmen und sein implizites Regelwerk der Beziehungsgestaltung (Überlebensregel und Reaktionskette) verstoßen (Sulz, 1994, S. 168f.).

Im Verlauf dieses Gliederungspunktes werden wir das Zusammenspiel der Homöostase-, Entwicklungs- und Konstruktionsannahme näher erläutern sowie die Konstrukte Überlebensregel und Reaktionskette.

Die Pathogenese aus Sicht der SJT

Richter-Benedikt (2009) hat in ihrer ersten Darstellung der Strategischen Jugendlichentherapie (SJT) die affektiv-kognitive Entwicklungstheorie von Sulz (1994, 2011, 2017a) als Ausgangspunkt ihres Störungsverständnisses genommen: Die Wechselwirkung zwischen dem heranwachsenden Kind mit seinen angeborenen Dispositionen und den Eltern mit ihrem Erziehungs-, Kommunikations- und Bindungsstil. Dieser Interaktionsprozess führt je nach Passung zur Befriedigung von zentralen Bedürfnissen, kann aber auch durch Frustration bestimmte Bedürfnisse (beispielsweise nach Anerkennung, Verständnis oder Schutz) unerfüllt und bleibend in den Vordergrund rücken.

In dieser Wechselseitigkeit rücken nicht nur psychosoziale Bedürfnisse nach Zugehörigkeit und Unabhängigkeit in den Mittelpunkt, sondern auch Bedürfnisse nach Angst- und Aggressionsfreiheit, die Sulz (2005, S. 67ff.) als Homöostasebedürfnisse bezeichnet. Diese verschiedenen zentralen zwischenmenschlichen Bedürfnisse werden wir weiter unten im Text ausführlich beschreiben.

Zu den »treibenden« Kräften der Entwicklung zählt Sulz neben den zentralen Bedürfnissen aber auch Wutimpulse und Beziehungsängste, die sich ebenfalls um die Bedürfnisse herum als implizit-motivationale Schemata mit ausbilden.

Diese drei Komponenten – Umgang mit Bedürfnissen, Wut- und Angsttendenzen – sind wesentliche Zahnräder im Uhrwerk der Entwicklung. Wie sie ineinandergreifen, hängt wiederum von den Dispositionen des Kindes und den Fähigkeiten der sozialen Umwelt ab. Diese Zahnräder im Uhrwerk werden eingerahmt durch ein Stufenmodell der Entwicklung (Kegan, 1986). Mit diesem Stufenmodell der Entwicklung werden Formen der Beziehungsgestaltung erläutert (ausführlich in Sulz, 1994, 2005, 2010).

Daraus leitet Sulz die konstituierenden Merkmale der Persönlichkeit ab, die je nach individuellem Entwicklungsverlauf in einem impliziten Regelwerk über sich selbst und das Funktionieren der Welt münden. Dieses Regelwerk dient der Selbststeuerung und somit der Handlungsregulation.

Das Kind lernt über gewisse Gebote (»sei stets brav, nachgiebig und bescheiden gegenüber Mama und Papa«) und Verbote (»sei nicht trotzig und unternehmungslustig«) seine psychosozialen Bedürfnisse (»dadurch bewahre ich mir Geborgenheit und Liebe«) innerhalb des familiären Systems zu befriedigen und seine Ängste (»sonst sind sie gekränkt und wenden sich von mir ab«) zu vermeiden.

Dieses für das Kind zunächst nützliche Regelwerk an Verhaltensweisen wird dysfunktional, wenn es über die Entwicklung hinweg nicht modifiziert wird. So kann ein in der frühen Kindheit gebildetes Regelwerk das emotionale Überleben in der Familie gesichert haben, müsste aber im Jugendalter aufgrund neuer Entwicklungsaufgaben und zunehmender Eigenständigkeit modifiziert werden. Das heißt, das mittlerweile zum Jugendlichen gereifte Kind müsste seine Gebote und Verbote aufbrechen, seine Beziehungsängste realitätsnah überprüfen, um seine psychosozialen Bedürfnisse ausreichend befriedigen zu können (Stichwort Homöostase).

Falls nun die Beziehungs- und Lebensgestaltung des Jugendlichen bereits unbefriedigend verläuft, würde diese Modifikation zu viel psychische Energie kosten, da mit dem Verlust des bisherigen Selbst- und Weltverständnisses auch Unsicherheiten und Limitationen einhergehen. Nun drängen jedoch psychische Inkongruenzsignale in Form von primären Emotionen auf Veränderung. Eine Inkongruenz ergibt sich aus der Diskrepanz zwischen dem individuell benötigten Soll- und dem in der sozialen Beziehung vorgefundenen Istwert.

Diese Konfliktphase ist eine Art Entscheidungsphase. Sulz (1994, S. 182) benennt drei Entscheidungsmöglichkeiten: Erstens Verstoß gegen die bisherige »Überlebensregel«, Modifikation des Selbst- und Weltbildes und Akzeptanz der damit einhergehenden Instabilität, um damit Selbstinteressen/Intentionen (siehe Homöostaseannahme) durchsetzen zu können. Zweitens Resignation und damit Verzicht und Unterdrückung eigener Intentionen. Der notwendige Entwicklungsschritt würde damit jedoch nicht erfolgen. Wenn nun aber vom Heranwachsenden problembewältigendes Handeln zur Absicherung des emotionalen Überlebens verlangt wird, gerät er in eine Art Zwickmühle: Resignation geht nicht mehr, Verstoß gegen das bisherige implizite Regelwerk (»Überlebensregel«) geht noch nicht. Als dritte Entscheidungsmöglichkeit, um aus diesem Dilemma herauszukommen, sieht Sulz (1994, S. 168) die Symptombildung. Sie stellt eine Art »kreative Lösung« dar, um den inneren Spannungszustand vor dem Hintergrund der Inkongruenz aufzulösen und gleichzeitig das alte implizite Regelwerk der Beziehungsgestaltung nicht verändern zu müssen.

Die Symptombildung ist eine Art »Notfallmaßnahme«. Der aversiv erlebte Zustand wird beendet, an dem kindlichen Regelwerk (mittlerweile als dysfunktionale Überlebensregel) kann festgehalten werden, ein Entwicklungsschritt ist nicht notwendig. Jedoch um den Preis, dass das »wahre« Problem bestehen bleibt und von der Symptomatik »überschattet« wird.

Das klingt noch recht theoretisch, wird aber anhand eines Fallbeispiels weiter unten im Text verständlicher.

Bevor wir uns diesem Fallbeispiel zuwenden, erläutern wir zunächst die psychosozialen Bedürfnisse, Wuttendenzen und Beziehungsängste sowie die Überlebensregel und Reaktionskette.

Wechselwirkung zwischen Kind und Eltern

Zunächst betrachten wir die Zugehörigkeits-, Autonomie- und Homöostasebedürfnisse. Je nach Verlauf des Interaktionsprozesses zwischen Kind und Eltern führt dieser zur Befriedigung, aber auch zu deren Frustration. Die frühkindlichen Erfahrungen hinsichtlich der Art der Bedürfnisbefriedigung oder Frustration werden im impliziten Gedächtnis abgespeichert. Hierbei wird »Passung« als stimmige Interaktion der Befriedigung psychosozialer Grundbedürfnisse zwischen Heranwachsendem und unmittelbarer sozialer Umwelt verstanden (Schrenker, 2008, S. 37ff.).

Wann laufen Interaktionsformen nicht passend ab? Sulz (2009, S. 25) sieht eine Hauptschädigung kindlicher Homöostase darin, wenn Kinder primär das Wohlbefinden und die Zufriedenheit ihrer unmittelbaren sozialen Umwelt regulieren. Es entsteht Überforderung und das eigene Verhalten wird mit Angst, Scham, Schuld oder Ekel reguliert.

Der Heranwachsende entwickelt somit nicht nur Strategien zur Bedürfnisbefriedigung, sondern auch Strategien, um Bedrohungen und Ängste zu vermeiden, die sich wiederum aus den Beziehungserfahrungen mit den jeweiligen Familienmitgliedern ergeben. Dieses »individuelle Profil« stellt eine aus der jeweiligen Lerngeschichte heraus betrachtete optimale Anpassung an die vorgefundene soziale Umwelt dar.

Aus dem kindlichen Selbst- und Weltbild entsteht ein Regelwerk, das die psychische Homöostase aufrechterhält und das emotionale Überleben sichert. Sulz (2011, 2017a) spricht von der Überlebensregel als generalisiertes, verhaltenssteuerndes Schema mit Verhaltensgeboten und -verboten, um zentrale und handlungsleitende Bedürfnisse zu bewahren und Beziehungsängste zu vermeiden. Welche Auswirkungen dabei das frustrierende Elternverhalten haben kann, wird aus der Tabelle 2.1 ersichtlich.

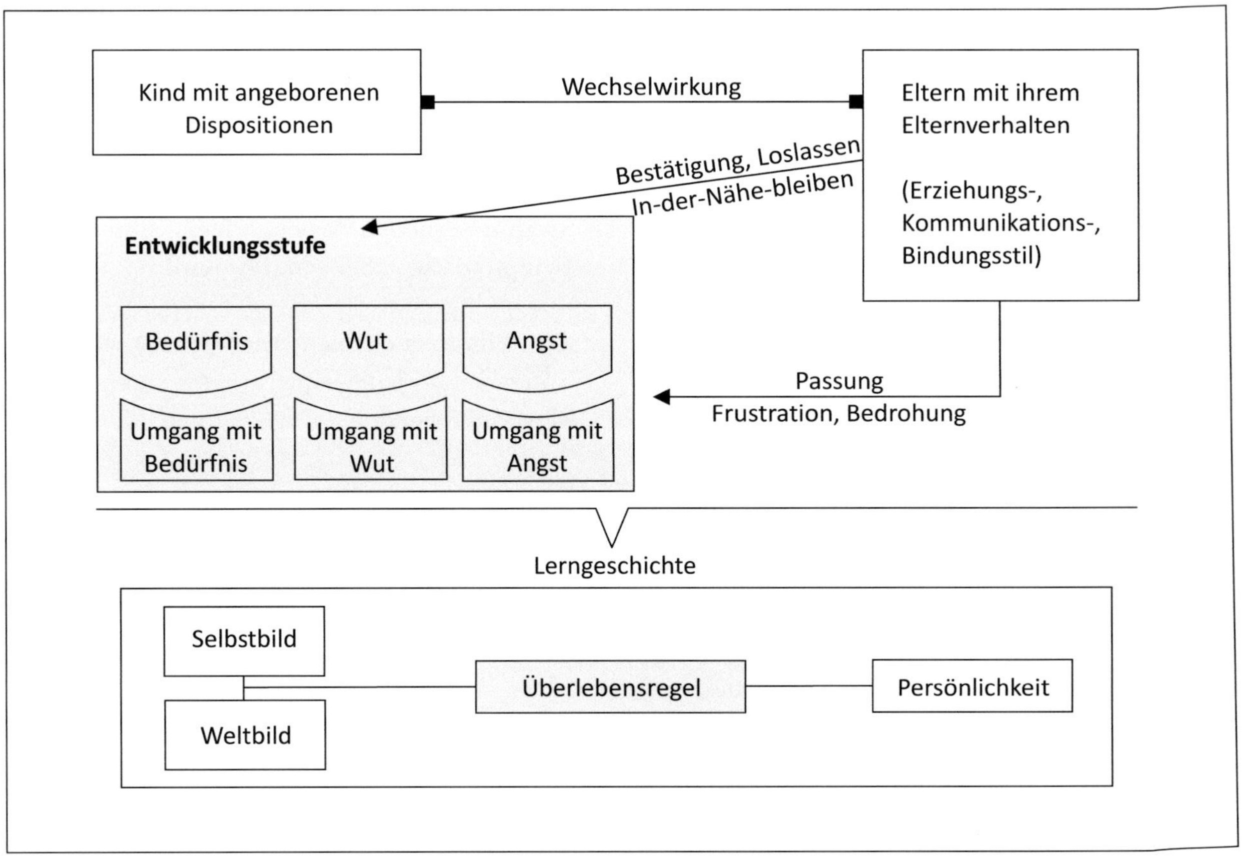

Abbildung 2.1: Zentrale Aspekte der affektiv-kognitiven Entwicklungstheorie

Tabelle 2.1 Frustration kindlicher Bedürfnisse durch die Eltern (verkürzt nach Sulz, 2005, S. 32f. und 69)

Zugehörigkeits-bedürfnisse	**Frustrierendes Elternverhalten**	**Emotionale Reaktion des Kindes**
Willkommensein, Dazugehören	Das Kind zwar wahrnehmen, aber keine positive Reaktion auf sein Kommen oder Dasein zeigen.	Angst vor Ablehnung, sich ausgeschlossen fühlen; im Verlauf tendenziell misstrauisch und beziehungsmeidend.
Geborgenheit, Wärme	Eltern schenken dem Kind keine warmherzige Nähe und emotionale Wärme.	Angst vor Alleinsein und Verlust; im Verlauf tendenziell dependent und sich unterordnend.
Schutz, Sicherheit, Zuverlässigkeit	Nicht da sein, wenn das Kind Schutz, Sicherheit und Zuverlässigkeit braucht, im Umkehrschluss, dem Kind aber auch keinen Explorationsraum gewähren.	Angst vor Unzuverlässigkeit; im Verlauf tendenziell fehlende Selbstsicherheit, nicht allein sein können, stets jemanden brauchen.
Liebe erhalten, geliebt werden	Dem Kind kein Gefühl von Liebe geben; mit dem Kind nicht in einem liebevollen und innigen Kontakt treten können.	Angst vor Liebesverlust, sich ungeliebt fühlen; im Verlauf geringes Selbstwertgefühl.
Aufmerksamkeit, Beachtung	Sich in Gegenwart des Kindes überwiegend anderen Dingen zuwenden, innerlich nicht anwesend sein.	Sich nicht beachtet fühlen; im späteren Verlauf fehlende Selbstachtung.
Empathie, Verständnis	Völlig aus Erwachsenenperspektive, ohne Einfühlungsvermögen dem Kind Anpassung und Verzicht abverlangen.	Gefühl, nicht verstanden zu werden; im Verlauf tendenziell in sich verschlossen.
Wertschätzung, Bewunderung	Kindliche Leistungen nicht lobend würdigen, stattdessen Mängel rügen.	Angst vor Abwertung, Gefühl der Minderwertigkeit; im Verlauf tendenziell fehlendes Gefühl der Selbsteffizienz oder extremer Ehrgeiz.
Unabhängigkeits-bedürfnisse	**Frustrierendes Elternverhalten**	**Emotionale Reaktion des Kindes**
Selbst machen, selbst können	Dem Kind die Möglichkeiten verwehren, sich selbstwirksam zu erleben, indem die Eltern dem Kind etwas, das es noch nicht so gut kann, aus der Hand nehmen und selbst machen.	Insuffizienzgefühl; im Verlauf tendenziell Unselbständigkeit.
Selbstbestimmung, Freiraum	Das Kind keine eigenen Entscheidungen treffen lassen.	Gefühl der Unfreiheit und Fremdbestimmung, Angst vor Kontrollverlust; im Verlauf eventuell passiv-aggressiv oder zwanghaft.
Grenzen gesetzt und Normen vermittelt bekommen	Dem Kind alles durchgehen lassen, keine Pflichten auferlegen, ihm diese nicht begründen.	Tyrannische Einsamkeit; im Verlauf tendenziell in Beziehungen unglücklich einsam.
Gefordert und gefördert werden	Eltern ermutigen ihr Kind nicht, etwas zu probieren, das bisher noch nicht gelang oder gewagt wurde; das Kind erfährt keine Hilfestellung, damit etwas Schwieriges gelingt und gelernt werden kann.	Überforderungsgefühle; im Verlauf tendenziell passiv.

Idealisierung, ein Vorbild haben	Eltern stehen nicht als erstrebenswertes Vorbild hinsichtlich Lebens- und Beziehungsgestaltung zur Verfügung, stattdessen sind sie selbst unsicher, unterwürfig, überemotional etc.	Etwas hervorbringen müssen, ohne jemals vorgemacht bekommen zu haben, wie es geht, Selbstunsicherheit; im Verlauf tendenziell Identitätsprobleme.
Intimität, Hingabe, Erotik	Eltern durchbrechen die Intimgrenzen des Kindes, sexueller Missbrauch, körperfeindliche Distanz.	Scham und Hingabeangst; im Verlauf Nähe-Distanz-Probleme.
Ein Gegenüber haben	Eltern weisen den Beziehungswunsch nach Nähe ab; Kind hat niemanden mit dem es sich auseinandersetzen kann.	Kind fühlt sich abgewiesen; im Verlauf tendenziell vorwurfsvoll in Beziehungen.
Homöostase-bedürfnisse	**Frustrierendes Elternverhalten**	**Emotionale Reaktion des Kindes**
Angstfreiheit 1: ein nicht ängstliches Modell haben	Elternteil oder beide Eltern haben selbst große Angst und vermitteln die Gefährlichkeit der Welt als ängstliches Modell.	Allgemeine Ängstlichkeit oder Selbstunsicherheit; im Verlauf tendenziell Entwicklung von Phobien.
Angstfreiheit 2: keine beängstigenden Familienmitglieder haben	Eltern reagieren bedrohlich oder gewalttätig dem Kind oder anderen Familienmitgliedern gegenüber.	Angst vor Menschen; im Verlauf Entwicklung von Selbstunsicherheit.
Angstfreiheit 3: keine bedrohliche Außenwelt vermittelt bekommen	Elternteil oder beide Eltern weisen ständig darauf hin, wie gefährlich und bedrohlich die Umwelt ist und was dem Kind bei der Exploration alles passieren kann.	Angst vor der Welt, dem Leben; im Verlauf Typ »Nesthocker«, tendenziell Entwicklung einer Agoraphobie.
Aggressionsfreiheit 1: keine extrem feindseligen Familienmitglieder haben	Ein Elternteil verhält sich extrem frustrierend oder feindselig dem Kind gegenüber, das Kind entwickelt daraufhin eine sehr große Wut auf diesen Elternteil.	Angst vor dem Schaden, den die eigene Aggression anrichten kann; im Verlauf Neigung zur Zwanghaftigkeit.
Aggressionsfreiheit 2: Zwei gleich starke Elternteile haben	Ein Elternteil ist dem anderen völlig überlegen; das Kind ist dem mächtigeren Elternteil völlig ausgeliefert und kann keinen Schutz vom anderen Elternteil erwarten.	Kind fühlt sich im Stich gelassen, dem starken Elternteil ausgeliefert; im Verlauf tendenziell Selbstunsicherheit, Dependenz.
Aggressionsfreiheit 3: Schuldfreiheit	Eltern induzieren ständig Schuldgefühle beim Kind.	Kind entwickelt stake Schuldgefühle, Angst, etwas falsch zu machen, schlechtes Gewissen; im Verlauf Neigung zur Zwanghaftigkeit, Selbstunsicherheit.
Aggressionsfreiheit 4: Missbrauchsfreiheit	Eltern nützen das Kind für die eigenen Bedürfnisse aus.	Angst vor Missbrauch, Misstrauen; im Verlauf Beziehungsängste.

Für Sulz (1994, 2005, 2017a) ist die Frage nach einer gesunden emotionalen Entwicklung des Heranwachsenden stark an die Befriedigung beziehungsweise das Ausmaß an Frustration hinsichtlich zentraler Bedürfnisse im Säuglings- und Vorschulalter gekoppelt. Welche Entwicklungsgefahren sich durch frustrierendes Elternverhalten ergeben können, wurde durch Tabelle 2.1 verdeutlicht.

Die Entwicklung schließt nicht im Säuglings- oder im Vorschulalter ab. Ganz im Gegenteil, mit zunehmendem Alter rücken wechselnde psychosoziale Bedürfnisse in den Vordergrund, während wiederum andere mehr in den Hintergrund geraten. Sulz (1994, S. 135) bringt diese Dialektik mit der Unterteilung Zugehörigkeitsbedürfnisse (Bindung) und Unabhängigkeitsbedürfnisse (Autonomie) zum Ausdruck. Die Bedürfnisse nach Angst- und Aggressionsfreiheit haben aufgrund ihres entwicklungshemmenden Potentials eine überdauernde Bedeutung (Sulz, 2005, S. 67).

Bevor wir uns den zentralen Beziehungsängsten und Wuttendenzen zuwenden, bleiben wir noch kurz bei den psychosozialen Bedürfnissen und überlegen, welche entwicklungsfördernde Kraft diese haben können.

Die Zugehörigkeits- und Unabhängigkeitsbedürfnisse können auch dimensional (kursiv hervorgehoben) eingeteilt werden (Sulz & Müller, 2000, S. 31). Erfährt das Kind Willkommensein, Geborgenheit, Schutz, Sicherheit und Zuverlässigkeit sowie Liebe, stärkt das eine sichere *Bindung*. Das Kind erfährt, dass es Teil einer Gemeinschaft ist, *Selbstvertrauen* kann sich entwickeln, da es motiviert wird, die Umwelt zu explorieren und gleichzeitig sicherheitsspendende und zuverlässige Eltern hat, die dem Kind bei erlebter Angst Sicherheit, Schutz und Trost spenden. Ein gesundes *Selbstwertgefühl* entwickelt der Heranwachsende, wenn ihm Aufmerksamkeit, Beachtung, Empathie und Wertschätzung zuteilwird. Das Kind lernt, Emotionalität zu spüren und offen zu zeigen und es erlebt, dass die soziale Umwelt ihm mit Achtung und validierend entgegentritt. Selbständigkeit und Durchsetzungsfähigkeit (*Autonomie*) erwirbt das Kind, wenn die Bezugspersonen ihm den Entwicklungs- und Freiraum zum selber Ausprobieren geben. Wenn das Kind zeigen darf, was es kann und dort Unterstützung erfährt, wo die Hürde fürs Selbermachen noch zu hoch ist, stärkt dies die Eigenständigkeit des Kindes. Für die *Orientierung* an einer inneren Ethik und an sozialen Normen sowie der Fähigkeit kulturell und familiär vorgegebene Rollen zu übernehmen, braucht der Heranwachsende einerseits Grenzsetzung und Eltern, die an ihn altersadäquate Erwartungen stellen. Andererseits sollte das Kind durch die Eltern gefordert und gefördert werden, Vorbilder haben, zu denen es hochblicken kann. Aufgaben werden zu Herausforderungen, wenn sie von den Eltern unterstützend und solidarisch begleitet werden. *Identität* etabliert und stabilisiert sich durch Begegnung und Austausch. Auf Grenzen und Intimität muss hierfür auf Seiten der sozialen Umwelt sensibel geachtet werden. Damit wird auch Hingabe möglich, ohne dass dabei die Gefahr droht, das eigene Selbst zu verlieren.

Tabelle 2.2: Gegenüberstellung der Angst- und Wuttendenzen (in Anlehnung an Sulz, 2005, S. 78ff.)

Angstformen	**Wutformen**
Erste Angstform: Die *Existenzangst* bezieht sich auf das psychosoziale Bedürfnis nach Willkommensein und Dazugehören. Findet die Mutter nicht die Passform für den körperlichen Ausdruck des Säuglings nach Willkommensein, Zugehörigkeit, Geborgenheit und Wärme, resultiert daraus die Angst vor dem Verlust des Daseins.	Vernichtungswut
Zweite Angstform: Die *Trennungsangst* entsteht, wenn es den Eltern nicht gelingt, Passung für das kindliche Sicherheitsbedürfnis herzustellen oder wenn durch elterliche Überprotektion der kindliche Explorationsdrang verhindert wird.	Trennungswut
Dritte Angstform: *Angst vor Kontrollverlust* entsteht, wenn das Kind einer permanenten Unvorhersehbarkeit und Ohnmacht ausgeliefert ist, zum Beispiel durch die Willkür und Laune der Eltern, sowie einer andauernden Fremdbestimmung in Verbindung mit einer ständigen Frustration kindlicher Bedürfnisse.	Vor Wut gezielt weh tun, unterwerfen, quälen
Vierte Angstform: *Angst vor Liebesverlust* führt zu der Grundhaltung, stets zu versuchen, die größtmögliche Harmonie herzustellen. Sie entsteht, wenn der elterliche Unmut für das Kind Liebesentzug bedeutet oder wenn sich das Kind die Liebe der Eltern durch Leistung erarbeiten muss.	Vor Wut Liebe entziehen
Fünfte Angstform: *Angst vor Gegenaggression* entsteht, wenn sich die Eltern durch den kindlichen Zorn zu einer Gegenaggression in Form von Ausschimpfen oder Schlagen verleiten lassen, anstatt den kindlichen Wutimpuls zu »containen«.	Gegenaggression (mit aller Kraft zurückschlagen)
Sechste Angstform: *Angst vor Hingabe* entsteht, wenn das Vertrauen in das Gegenüber durch Grenzverletzungen, durch ein Gefühl des Ausgeliefertseins oder durch Missbrauch erschüttert wird.	Vor Wut den anderen hörig und abhängig machen, unterwerfen

Beziehungsängste und Wuttendenzen

Sulz (2005, 2017a) benennt sechs Beziehungsängste, die als Persönlichkeitsmerkmale anzusehen sind, sobald eine bestimmte Angstform situationsübergreifend vorherrscht und damit nicht nur die zwischenmenschliche Beziehungsgestaltung beeinflusst, sondern auch die individuelle Regulation des Erlebens und Verhaltens.

Neben der Angst und den Umgangsformen mit Angst zählt Sulz auch die Wut und den Umgang mit den eigenen Wuttendenzen zu den konstituierenden Merkmalen der Persönlichkeit. Die sechs wichtigsten Wutimpulse entsprechen den sechs Angsttendenzen. Sulz (2005, S. 95) betont das Naheliegendste, nämlich, dass man das, vor dem man sich am meisten ängstigt, in Augenblicken großer Wut seinem Gegenüber antun möchte (vgl. Tabelle 2.2).

Sulz (2009b, S. 135) sieht die Art und Weise, wie sich die Emotionsregulation des Kindes im Vorschulalter entwickelt, als Weichenstellung dafür, ob der Heranwachsende später Wut funktional nutzbar machen kann. Die Hauptadressaten für die eigene Wut sind zunächst nahe Bezugspersonen.

Welche Funktion hat Wut? Wut hat – wie alle Emotionen – zunächst einmal einen Signal- und Motivationscharakter (Werth & Mayer, 2008, S. 85). Darüber hinaus hat Wut eine evaluativ-regulative Funktion: »Die biologische Funktion von Wut und Ärger ist das Signalisieren, dass jemand meine Grenzen nicht beachtet hat, mir etwas vorenthält, worauf ich ein Recht habe, eine mich schädigende oder verletzende Handlung ausübt« (Sulz, 2009b, S. 135).

Im Vorschulalter befindet sich das Kind auf der sogenannten impulsiven Entwicklungsstufe (Kegan, 1986, S. 124ff.). Das Kind nimmt dabei eine egozentrische Perspektive ein, in der es die Interessen anderer gar nicht berücksichtigen kann (präoperative Stufe, Piaget, 1976 vgl. hierzu Kegan, 1986, S. 124ff./179ff.). Fühlen sich die Eltern nun durch die kindlichen Wutanfälle selbst bedroht und reagieren mit Drohungen und Gegenaggression, so erzeugt dies beim Kind große Angst. Gefühle von Wut und Ärger dürfen nicht im aktiven Gefühlsrepertoire belassen werden. Nach Sulz (2009b, S. 136) wird diesen Kindern dadurch die Möglichkeit genommen, einen reifen Umgang mit Wut und Ärger zu entwickeln (beispielsweise die Fähigkeit zum Abgleich eigener und fremder Interessen).

Sulz (2009b, S. 136) findet sechs Ursachen für die kindliche Wuthemmung. Dazu zählen erstens ängstliche Eltern, die selbst keinen Zugang zur eigenen Wut haben; zweitens Eltern, die sich extrem an innere und äußere Gebote und Verbote orientieren und Wut permanent unterdrücken; drittens stark impulsive Eltern, die Wut ungebremst herauslassen und dadurch ihre Kinder extrem einschüchtern; viertens gewalttätige Eltern; fünftens Eltern, die ihre Kinder nicht vor äußerer Gewalt schützen (können), und sechstens invalidierende Eltern.

Aggressives beziehungsweise frustrierendes Elternverhalten kann beim Heranwachsenden zu Wuthemmung und zur Verschärfung von Beziehungsängsten führen (Sulz, 2009b). Folglich wird es für den Heranwachsenden deutlich schwieriger, reife Emotionsregulationsstrategien zu entwickeln. Dadurch erhöht sich die Wahrscheinlichkeit, dass sich maladaptive Persönlichkeitszüge und dysfunktionale Verhaltensstereotypien ausbilden (Sulz & Müller, 2000).

Überlebensregel und Reaktionskette

Das Zusammenspiel dieser drei motivationalen Aspekte (zentrale Bedürfnisse, Ängste und Wuttendenzen) und die damit einhergehenden interaktionellen Erfahrungen des Kindes mit seinen Eltern führen beim Kind zu einem *impliziten Selbst- und Weltbild*. Aus diesem können verzerrte Grundannahmen (Beck, 1976) in Form einer Wenn-dann-Logik resultieren. Das kindliche Selbstbild ergibt sich aus den zentralen kindlichen Bedürfnissen (»Was brauche ich?«) und Fähigkeiten (»Was kann ich?«). Das kindliche Weltbild hält die Antwort dafür parat, was man tun muss, um emotional in der Familie zu überleben (Sulz, 2011, S. 22).

Die Grundannahmen aus dem Selbst- und Weltbild sind das implizite Regelwerk für den Umgang mit Bedürfnissen, Ängsten und Wuttendenzen. Demzufolge stellt die Überlebensregel (Sulz, 1994) eine »destillierte« Form der Reaktivierung kindlich motivationaler Schemata dar.

Sulz (1994) verwendet hierfür die Syntax:

> »Nur wenn ich immer … [*Verhaltensgebot*] und niemals … [*Verhaltensverbot*], bewahre ich mir … [*zentrales Bedürfnis*] und verhindere … [*Gefahr*]« (S. 329).

Mit der Überlebensregel wird also herausgearbeitet, wie frühe Beziehungserfahrungen in der Kindheit das aktuelle Beziehungsverhalten und die zugehörigen Emotionen und Kognitionen des Jugendlichen beeinflussen und inwieweit affektiv-kognitive Schemata in Form von rigiden Verhaltensgeboten und -verboten zu einer maladaptiven Beziehungsgestaltung im Hier und Jetzt führen.

Die sich aus der individuellen Überlebensregel ergebende Emotionsregulation spiegelt sich in der *Reaktionskette* (Sulz, 1995) wider und spielt ebenfalls im Behandlungsplan eine zentrale Rolle. Sie ist Teil der Funktionsanalyse und verhilft auf mikroanalytischer Ebene zu einem differenzierten Verständnis der individuellen Emotionsregulation des Jugendlichen.

Ausgangspunkt der Reaktionskette ist eine frustrierende Situation, auf die eine *primäre Emotion* (meist Ärger oder Wut) und ein *primärer Handlungsimpuls* (zum Beispiel der »Wut Luft machen«) folgen. Die primäre Reaktion wäre als wahrgenommener und konstruktiv umgesetzter Handlungsimpuls dabei adaptiv zu werten, ist jedoch vor dem Hintergrund biographischer Erfahrungen oftmals mit negativen Folgen, nämlich Bedürfnisfrustration und Angstinduktion durch zentrale Bezugspersonen (beispielsweise Ablehnung), assoziiert.

Um diese Assoziation abzuwenden, »greift« die Psyche zu einer gegensteuernden Maßnahme in Form eines *sekundären Gefühlszustands* (wie Angst, Schuld oder Scham) als erlernte Reaktion. Diese erlernte Reaktion hat zum Ziel, die primäre Reaktion und damit letztlich die vorbewusst antizipierte Bedürfnisfrustration beziehungsweise Angstinduktion zu verhindern. Auf der Handlungsebene lenkt sie das individuelle Verhalten in eine weniger bedrohliche, aber zugleich für die Entwicklung des Jugendlichen häufig hemmende Richtung, die die Symptombildung zur Folge haben kann (siehe auch Richter-Benedikt, 2009).

Um die psychosoziale Krise beziehungsweise die Frustrationen adaptiv bewältigen zu können, müsste der Jugendliche gegen seine Überlebensregel verstoßen. *Der »Reiz« der gezeigten Symptomatik liegt nun in ihren Konsequenzen.* Die Symptomatik »schützt« nicht nur den Jugendlichen, sondern auch das Bezugssystem vor unliebsamen Veränderungen und bewahrt den Jugendlichen vor der Konfrontation mit seinen (irrationalen) Beziehungsängsten. »Gefangen« in seiner Überlebensregel und vor dem Hintergrund der pathogenen Beziehungsgestaltung erfährt der Jugendliche interaktionell die Bestätigung seines alten Selbst- und Weltbildes. Getreu dem Motto: »Nur wenn ich mich so verhalte, habe ich eine Chance emotional zu überleben.« Natürlich wirkt auch in diesem Ätiologiemodell ein primärer und sekundärer Krankheitsgewinn.

2.2 Fallverständnis nach den Prinzipien der SJT

Dieser Gliederungspunkt zeigt anhand einer Fallvignette auf, wie ein therapeutisches Verständnis und eine damit einhergehende strategische Therapieplanung nach den Prinzipien der SJT (Richter-Benedikt, 2009) erfolgen kann. Als Beispiel dient die Fallvignette von Murat, einem 16-jährigen Deutschtürken, der bei Vorstellungsanlass an einer undifferenzierten Somatisierungsstörung und mittelgradigen depressiven Episode litt. Für das Fallverständnis greifen wir jetzt nicht auf das gewohnte Drei-Faktoren-Modell von Margraf und Schneider (2009) als Heuristik zurück.

Fallvignette Murat (Teil 1)

Ein äußerst sportlicher, attraktiver Junge betrat mit hängenden Schultern und schlürfendem Gang das Sprechzimmer – im Schlepptau seine stark geschminkte und modisch gekleidete Mutter.

Sich seiner charismatischen Ausstrahlung bewusst, lächelte er mich freundlich verstohlen an, schlug die Augen jedoch sofort nieder als seine Mutter zu reden begann.

Sie seien auf Empfehlung des Professors der sportmedizinischen Abteilung hierhergekommen. Murat sei auf dem Sprung zum Profifußballer, könne aber gegenwärtig infolge seiner körperlichen Beschwerden nicht trainieren und drohe seinen Platz in der Mannschaft endgültig zu verlieren. Mittlerweile sei er auch sehr traurig und motivationslos, habe eine Depression. Körperlich hätte man nichts gefunden, es sei wohl was mit der Psyche.

Die zentrale Frage, die uns bei der Erfassung des Falles beschäftigt, ist natürlich die Person, die uns gegenübersitzt. Wer ist Murat? In welcher Familie ist er aufgewachsen? Wie sieht seine Lerngeschichte aus? Auf welchem Selbst- und Weltbild fußt sein implizites Regelwerk – seine Überlebensregel? Welche Funktion hat die Symptomatik? Welches psychosoziale Bedürfnis versucht sich Murat durch die Symptomatik zu bewahren? Und welchen Gewinn hat möglicherweise Murats soziales Umfeld von seiner Symptomatik?

Auf diese Frage werden wir im Verlauf eingehen und dabei das diagnostische Störungsmodell zur Erfassung psychischer und/oder psychosomatischer Symptome und Syndrome von Sulz (2011, 2017a/b) verwenden. Für ein Fallverständnis im Sinne der SJT verhilft zur groben Orientierung die Abbildung 2.2. Sulz spannt sein Störungsmodell anhand des SORKC-Schemas auf.

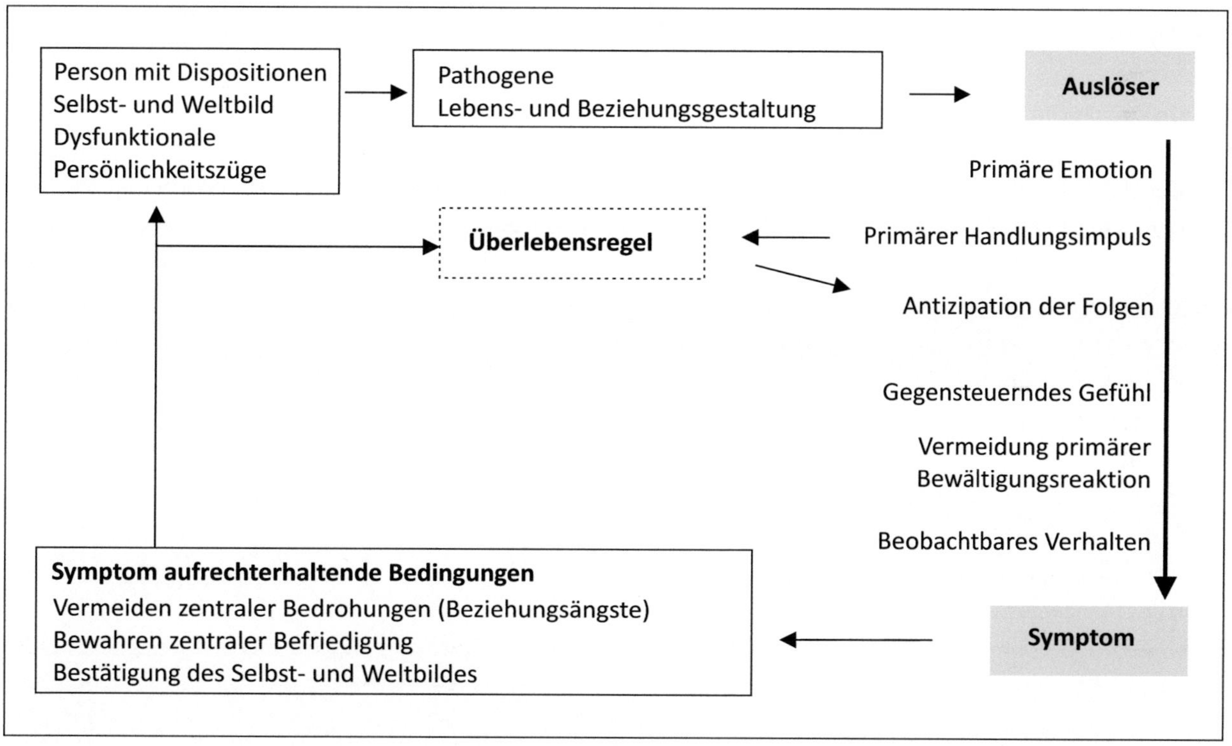

Abbildung 2.2: Reaktionskette der Symptomentstehung nach SJT

Fallvignette Murat (Teil 2)

Murat war in der Tat ein talentierter Fußballspieler, der in der Jugendmannschaft eines großen Vereins spielte, mit durchaus guten Aussichten auf eine spätere Karriere als Fußballprofi.
Was war also geschehen? In Murats Augen fingen die ganzen Probleme mit der Trennung seiner Eltern an. Diese lag zum Zeitpunkt unseres ersten Kontakts circa zwei Jahre zurück, als Murat 14 Jahre alt war. Danach überschlugen sich die Ereignisse. Die damals 19-jährige Halbschwester litt an einer Depression, wurde ungewollt schwanger, hatte eine Fehlgeburt und trennte sich von ihrem Freund.
Murat selbst lebte in dieser Zeit im Fußballinternat. »An mir zog das alles irgendwie nur vorbei«, so Murat. Murat war mit Fußballspielen und mit sich selbst beschäftigt, träumte von einer Fußballkarriere, spürte aber zugleich eine Bürde durch die Familie, insbesondere durch den Vater (Murat: »Ich bin der, der glänzen muss, der erfolgreich sein muss.«). Zeitgleich mit der depressiven Erkrankung der Schwester nahm der schulische Leistungsdruck bei Murat deutlich zu. Murat musste zu dieser Zeit mit zwei Herausforderungen kämpfen: Dem schuldhaften Erleben gegenüber der Schwester (»Mir ging es so gut, ich hatte alles. Meiner Schwester ging es so schlecht, sie hatte alles verloren.«) und einer drohenden schulischen Überforderung im Sportgymnasium.
Die Depression der Schwester veränderte zudem viel in der Familiendynamik, da sich die Mutter nun mehr der Tochter zuwandte. Der Vater der Halbschwester war eine »Urlaubsbegegnung« und hatte keinen Kontakt zur Familie. Murats Vater verhielt sich der Mutter und deren Tochter gegenüber sehr zurückhaltend und wenig unterstützend. Ohne den mütterlichen Beistand war Murat indessen den väterlichen Leistungs- und Erfolgserwartungen schutzlos ausgeliefert. Mit der veränderten Familiendynamik verband Murat das Erleben, einerseits hinten runterzufallen, andererseits den Druck, für den »Familienerfolg« voll und ganz verantwortlich zu sein.
Was Murat sehr schwer getroffen hatte, war der Umstand, dass zeitgleich zur familiären Problematik und dem erhöhten schulischen Leistungsdruck sein Fußballtrainer den Verein verließ. Murat erlebte den Weggang des Trainers als massiven Verlust einer sehr wichtigen Bezugsperson. In der Zwischenzeit hatten sich bei Murat, das war circa ein Jahr vor unserem ersten Gespräch, schulische Fehlzeiten, körperliche Beschwerden in Form von wiederkehrenden Bauch-, Kopf- und Gliederschmerzen sowie eine Antriebslosigkeit, Freudlosigkeit und eine gewisse Verzagtheit offenbart.
Murat hatte also schweren Schiffbruch erlitten. Und es schien so, als ob sich die See nicht beruhigen würde. Er war gefangen in der Leistungsfalle. Der Besuch des Fußballinternats war gekoppelt an den regelmäßigen Schulbesuch. Wertschätzung und Anerkennung erhielt Murat wiederum überwiegend durch sportliche Leistungen. Würde er aus dem Fußballinternat entlassen werden, wäre auch der Besuch des Fußballvereins logistisch, wegen der langen Anfahrt, kaum zu bewältigen gewesen. Während der Druck bei allen Beteiligten stieg, sich medizinische Untersuchungen häuften, nahmen bei Murat die körperlichen Beschwerden »unaufhaltsam« zu: Übelkeit und Erbrechen, Kreislaufstörungen, Spannungskopfschmerz.
Der Schulbesuch kam komplett zum Erliegen, die Teilnahme am Fußballtraining gelang nur noch unregelmäßig, Murats Stimmung verschlechterte sich drastisch. Seine Mutter zeigte daraufhin ein deutlich anklammerndes und beschützendes Verhalten, sein Vater wandte sich von ihm ab. Während sich der Vater bei der körperlichen Symptomatik noch deutlich »entgegenkommender« verhielt, Murat von »einem zum nächsten Facharzt schleppte«, hatte er für »Gefühlsduseleien« nichts übrig. Er selbst habe sich, so eine seiner Aussagen, »ja auch vom Hilfsarbeiter zum geachteten Manager hochgearbeitet.« So kam es dann auch, dass das »Schlimmste« eintrat: Murat verlor bis auf weiteres seinen Platz in der Fußballmannschaft. In Murats Augen brach eine Welt zusammen. Das führte ihn soweit in die Verzweiflung, dass er versuchte, sich mit einer Überdosis an Tabletten zu suizidieren. Nach überstandener Tablettenintoxikation samt medizinischer Überwachung erschien er mehrere Wochen danach zum Erstgespräch.

Bevor wir uns näher mit dem Fallbeispiel beschäftigen, gehen wir noch kurz auf das Sulz'sche Modell der Fallanalyse ein, welches sich, wie bereits erwähnt, am SORKC-Modell orientiert (K ist die Aussage, dass R und C kontingent verbunden sind).

Situationsanalyse (S): Hierzu zählen die pathogene Lebens- und Beziehungsgestaltung sowie natürlich die auslösende Situation, die zur Symptombildung führt.

Organismus (O): Die Organismusvariable umfasst bei Sulz (2011, 2017a/b) die bisher dargestellten Vulnerabilitätsfaktoren (nämlich biologische Dispositionen und Lerngeschichte), das sich daraus ableitende Selbstbild (»Wie kann ich einigermaßen gut in meiner Familie emotional überleben?«) und Weltbild (Frustrierendes Elternverhalten und die sich daraus ableitenden Konsequenzen), die Überlebensregel, dysfunktionale Verhaltensstereotypien (in der Regel maladaptives Coping) sowie das Dauerdilemma, welches dann die Symptombildung einleiten kann.

Reaktion (R): Mit der Reaktionskette (Sulz, 1995) können mikroanalytische Zusammenhänge beleuchtet werden. Dabei werden folgende Fragen erfasst: Welche Situationen laufen für den Jugendlichen gehäuft und wiederkehrend frustrierend ab? Was wäre die primäre Emotion und wie sähe der primäre Handlungsimpuls aus, der ihn aus seinem Dilemma manövrieren würde? Welche Konsequenzen antizipiert der Jugendliche damit? Was sind gegensteuernde Gefühle, die dazu führen, dass der Heranwachsende sinnvolle Handlungsweisen, nämlich dem primären Handlungsimpuls folgen, vermeidet?

Konsequenzen (C): Die Konsequenzen zeigen auf, warum an dem maladaptive Verhalten weiterhin festgehalten wird. Sie beschreiben den primären, sekundären und tertiären Krankheitsgewinn, sowie die Bestätigung der irrationalen Annahmen aus dem Selbst- und Weltbild.

Anhand der Fallvignette Murat werden wir die einzelnen Bausteine des Sulz'schen Ätiologiemodells näher erläutern. Die Darstellung der Informationen zu Murat verläuft chronologisch und nicht wie in den bisherigen Fallvignetten bereits nach der Heuristik des Drei-Faktoren-Modells (Magraf & Schneider, 2009) geordnet. Das gibt uns die Möglichkeit, die gewonnenen Informationen im späteren Verlauf nach dem Sulz'schen Modell zu ordnen.

Auch wenn die Sulz'sche Heuristik nach dem SORKC-Schema aufgebaut ist, ist es nicht zwingend notwendig, mit der Situationsanalyse anzufangen. Es erscheint viel sinnvoller, dort die Fallanalyse zu beginnen, wo man für sich den Fall am besten erfassen kann beziehungsweise für sich stichhaltige Hypothesen gefunden hat (vgl. auch hierzu Abbildung 2.2).

Da es sich jedoch hierbei um eine beispielhafte Fallanalyse handelt, beginnen wir mit der Situationsanalyse. Die Fragen sind also: Was läuft in der Beziehungs- und Lebensgestaltung von Murat pathogen? Und welche Probleme konnten nicht anders als durch die Symptombildung gelöst werden?

Situationsanalyse

Lebens- und Beziehungsgestaltung: Murats Leben war bis zum Zeitpunkt der Erstvorstellung sehr stark auf Fußball und den damit einhergehenden und erhofften Erfolg begrenzt. Wertschätzung, Anerkennung und Zuneigung waren stets an Leistung und Erfolg gekoppelt. Murats Selbstwert speiste sich weniger aus Lieben und Geliebtwerden, sondern aus Leistungserfüllung. Seinen Eltern, Trainern oder Lehrern gegenüber gab er sich pflichtbewusst und kontrolliert. Murat wollte stets gefallen. Beziehungen zu Gleichaltrigen wählte er danach aus, ob sie ihn idealisierten und »anhimmelten«. Sie dienten ihm als »Selbstwertspender« und waren vorübergehend und oberflächlich. In diesen Beziehungen fand keine Reibung, Kritik, Streit und Versöhnung statt. Vielmehr herrschte ein narzisstisches Machtgefälle: »Gib mir, was ich brauche – Bewunderung – und du darfst dich an meiner Seite sonnen!«

Ganz anderes verlief die Beziehungsgestaltung zu seinen Eltern. Diese Beziehungen waren seitens Murat geprägt von der mangelnden Fähigkeit sich durchsetzen und zu behaupten, aber auch von gewissen Ängsten, nämlich nicht ausreichend von der Mutter gesehen zu werden beziehungsweise dem Vater nicht zu genügen. Das heißt, er war in mehrerlei Hinsicht seinen Eltern »ausgeliefert« – entweder der alles verschlingenden Überfürsorglichkeit und Aufdringlichkeit der Mutter oder der Angst vor Ausschluss, wenn Murat versuchte, sich dieser »überfürsorglichen« Dominanz der Mutter zu entziehen. Ähnlich erging es ihm mit seinem Vater. Entweder ordnete sich Murat der alles bestimmenden Kontrolle des Vaters unter oder er lief Gefahr, wenn er Schritte in Richtung mehr Selbstbestimmung unternahm, mit dessen vorwurfsvoller Entwertung konfrontiert zu werden. Das wiederum hinterließ bei Murat Gefühle von Schuld, Unzulänglichkeit und Undankbarkeit.

Murats Beziehungsgestaltung zu seinen Eltern war geprägt von einem »Entweder-oder«. Er war gefangen in einem Dilemma. Ein »Und« konnte er in der Beziehung zu ihnen noch nicht herstellen. Das »Und« hätte bedeutet, Bindung zulassen zu können *und* zugleich altersadäquat auf Selbstbestimmung zu pochen.

Murats Lebens- und Beziehungsgestaltung war somit geprägt von Fußball als überwiegende »Selbstwertquelle«, einem hohen Bedürfnis nach Fremdbestärkung (stets durch Trainer, Lehrer, Gleichaltrige Bestätigung einholen) und der Erfahrung geringer Selbsteffizienz gegenüber seinen Eltern (hinsichtlich Ablösung und Selbstbestimmung).

Auslösende Situation: Bereits Murats pathogene Lebens- und Beziehungsgestaltung zeigt auf, welche Funktion die Symptomatik hatte. Sie schaffte Nähe und Distanz zu gleich. Natürlich nicht in einem funktionalen und folglich befriedigenden Ausmaß. Die Symptomatik schützte Murat ferner vor der Auseinandersetzung mit der Frage, »wer bin ich eigentlich, wenn ich kein Fußballprofi werde?«.

Aber alles zu seiner Zeit. Gehen wir zunächst der klassischen, verhaltenstherapeutischen Frage nach, welche konkreten Ereignisse und Veränderungen in Murats Leben möglicherweise zur Symptombildung führten.

Als Auslöser für die Symptomatik lassen sich mehrere Verlustereignisse finden. Von entscheidender Bedeutung sind natürlich der Verlust des Trainers als wichtige Bezugsperson sowie die schulische Überforderung und die daran geknüpfte Zukunftsangst: »Was wird dann mit Fußball?«

Als weitere Einflussfaktoren, die zur Symptombildung führten, zählen in Murats Fall natürlich *chronische Belastungen* (psychische Störung der Schwester, hoher Leistungsdruck und hohe familiäre Erfolgserwartungen) und *kritische Lebensereignisse* (Trennung der Eltern, Fehlgeburt bei der Schwester).

Dieses Zusammenspiel lässt sich ebenfalls gut mit einem *Diathese-Stress-Modell* erfassen. Das Zusammenwirken verschiedener Stressoren inklusive der aufgezählten chronischen Belastungen und kritischen Lebensereignisse brachte auf dem Boden der pathogenen Lebens- und Beziehungsgestaltung das Fass zum Überlaufen. Der Wegbruch des Fußballs als zentrales Selbstwertregulativ führte Murat letztendlich in die suizidale Krise.

Die Vulnerabilitätsfaktoren müssen natürlich noch weiter differenziert werden. Das geschieht über die Organismusvariable, die einerseits die biologischen Dispositionen erfasst, andererseits die Lerngeschichte und die sich daraus ableitende Überlebensregel.

Organismusvariable

Zu den *biologischen Dispositionen* zählen im Fall Murat eine Vulnerabilität für psychische Störungen (nicht nur die Schwester litt an einer Depression, auch bei der Mutter gab es Hinweise für mindestens eine depressive Episode und eine Angststörung; der Vater war diesbezüglich nicht auskunftsbereit) sowie eine gute durchschnittliche kognitive Leistungsfähigkeit.

Die *lerngeschichtlichen Bedingungen* werden komprimiert dargestellt. Die Erfassung der Lerngeschichte hat zum Ziel, sich der Frage anzunähern, was der Heranwachsende tun musste, um emotional zu überleben und welche impliziten Handlungsgebote und -verbote sich daraus ergeben haben.

Anamnestisch ist hierfür das *emotionale Erleben wichtiger Bezugspersonen* von Bedeutung (Sulz, 2011, S. 255). Dies kann assoziativ durch eine Imaginationsübung erfasst werden. Für die Übung stellt sich der Jugendliche entweder hin oder nimmt eine bequeme Sitzposition ein, schließt die Augen und stellt sich vor dem inneren Auge die jeweiligen Personen vor. In Murats Fall waren das, in der genannten Reihenfolge, seine Schwester, seine Mutter und sein Vater.

Die *Satzergänzungen in der Imagination* lauten:

- »Wenn ich an dich denke, fühle ich …«
- »Ich brauche von dir …«
- »Ich fürchte von dir …«
- »Ich will von dir nicht …«
- »Ich mag an dir nicht …«
- »Ich mag an dir …«
- »Du bist für mich …«

Murat erlebte seine Schwester als Orientierungshilfe, aber auch als jemanden, der für ihn Verantwortung übernahm beziehungsweise an den er Verantwortung übertragen konnte. Somit hatte er auch große Angst, dass seine Schwester erneut in ihrer Funktion als Stütze und Regulativ für die Familie wegbrechen könnte (Murat: »Ich fürchte von dir, dass du wieder depressiv wirst.«).

In der Imaginationsübung offenbarte sich ebenfalls Murats Dilemma in der Beziehungsgestaltung zu seinen Eltern: Er wollte von seiner Mutter versorgt werden, hatte aber zugleich große Angst, sich von ihr nicht genügend abgrenzen zu können. Beim Vater wünschte er sich dessen »starke Hand«, fürchtete sich aber auch vor dessen »Starrköpfigkeit und Verständnislosigkeit«.

Als *zentrale und handlungsleitende Bedürfnisse* benannte Murat »Wertschätzung, Bewunderung und Lob« (Zugehörigkeitsbedürfnisse), »Selbstbestimmung, Freiraum« sowie »Intimität und Hingabe« (beide letztgenannten sind Autonomiebedürfnisse). Als wichtige *Homöostasebedürfnisse* nannte er: »Bezugspersonen, die mich nicht extrem wütend machen« und »Bezugspersonen, die keine Angst haben«. Letzteres bezog sich vor allem auf die Mutter, während erstgenanntes für beide Elternteile galt. *Frustrierendes Elternverhalten* ergab sich vor allem bei dem Autonomiebedürfnis »Selbstbestimmung« sowie für die Zugehörigkeitsbedürfnisse »Anerkennung und Wertschätzung«.

Murats *zentrale Beziehungsängste* umfassten die »Angst vor Kontrollverlust« und die »Angst vor Existenzverlust«. Mit erstgenannter Angst verband Murat einen möglichen Kontrollverlust über sich selbst, seine Handlungen und über die soziale Umwelt (»Dann bin ich nicht mehr der, der bestimmt.«). Mit letztgenannter Angst verknüpfte er die Angst, aus der Familie ausgeschlossen zu werden und die Sorge, der Wut und der Enttäuschung des Vaters nicht gewachsen zu sein, sollte er den vorgezeichneten Weg nicht gehen können (»Dann müsste ich mich ändern. Auch die Beziehung zu meinem Vater würde sich ändern.«).

Murats *implizite Wutformen* bezogen sich auf seine Angst vor Kontrollverlust, nämlich »die eigene Wut unkontrolliert und ohne Rücksicht herauszulassen« und auf seine lerngeschichtliche Prägung, dass auf das Zeigen eigener Wut stets mit Gegenaggression geantwortet wurde: »Wenn ich angegriffen werde, würde ich am liebsten mit aller Kraft zurückschlagen, vernichten!« Der Umgang mit der eigenen Wut war bei Murat jedoch sehr stark gehemmt, vor allem gegenüber seinen Eltern. Wut durfte nicht gezeigt werden. Sie war stark sanktioniert. Zeigte Murat Wut gegenüber seiner Mutter, reagierte diese zunächst stark gekränkt und in der Folge mit erhöhter Überfürsorglichkeit. Die Mutter handelte implizit nach dem Motto: »Wut zeigen darf man nicht. Wut trennt uns, wir sind dann nicht mehr eins.« Der Vater reagierte auf Wut ebenfalls mit Enttäuschung und mit sofortiger Gegenaggression, denn Murats Wut erlebte er als Bedrohung seiner eigenen Position (»Niemand fordert mich heraus!«).

Murats *Weltbild* lässt sich folgendermaßen zusammenfassen: »Vom Vater bekomme ich Anerkennung, wenn ich Leistung erbringe. Auf Schwäche reagiert er mit Druck und Abneigung. Wenn ich erfolgreich bin, ist er glücklich und stolz auf mich. Meine Mutter gewährt mir Freiraum, wenn ich ihre ›Befehle‹ befolge. Sie reagiert auf meine Schwäche mit übermäßiger Fürsorge. Zeige ich mich ihr angepasst, ist sie glücklich.«

Murats *Selbstbild* spiegelte diese Ambivalenz, die aus den Beziehungserfahrungen zu seinen Eltern resultierte, wider. In Murats Selbstbild nahm das Bedürfnis nach Anerkennung einen hohen Stellenwert ein, genauso das Bedürfnis nach Intimität. Er neigte dazu, gerne Verantwortung nach außen abzugeben, erlebte sich abhängig von anderen und hatte gleichzeitig einen starken Wunsch nach Unabhängigkeit und Kontrolle.

Murats Überlebensregel lautet wie folgt: »Nur wenn ich immer *volle Leistung erbringe* (Gebot) und wenn ich niemals *Schwäche zeige* (Verbot), bewahre ich mir *›mein perfektes Leben‹, Anerkennung und Wertschätzung* (Bedürfnis) und verhindere *meine Angst vor Kontroll- und Existenzverlust* (Beziehungsangst).«

Dysfunktionale Verhaltensstereotypien können differenziert über den Fragebogen zur Persönlichkeitsakzentuierung (Sulz & Richter-Benedikt, 2010) erfasst werden, aber auch explorativ, indem man vor allem das *Bewältigungsverhalten* des Jugendlichen genauer betrachtet. Bei Murat zeigten sich deutliche narzisstische Anteile. Auf Kritik und Niederlagen reagierte er durchaus mit intensiven Gefühlen der Wut, aber auch der Scham, Demütigung und Neid. Diese Gefühle zeigte er nicht offen, sondern verdeckt. Sie wühlten ihn auf, »ließen« ihn nicht los. Er ging Beziehungen zu Gleichaltrigen vordergründig für die eigene Selbstwerterhöhung ein, nämlich mit dem Ziel, bewundert zu werden. Murat neigte zum Perfektionismus und musste auch bei alltäglichen Dingen stets Erster und Bester sein. Seine hohe Selbstbezogenheit machte es ihm schwer, die Perspektive zu wechseln und aufrichtig mitfühlend zu sein. Die Maske des empathisch-lieben Jungen diente stets dem Selbstzweck gemocht zu werden. Murats fragiler Selbstwert führte ihn im interaktionellen Austausch mit anderen immer wieder in eine »emotionale Achterbahnfahrt« mit Selbstzweifeln und starken körperlichen Beschwerden. Murats Bewältigungsstil war geprägt von einer Alles-oder-nichts-Haltung oder von Vermeidung. Unlust und unangenehme, fremdbestimmte Aufgaben manifestierten sich auf körperlicher Ebene wie Bauch- und Kopfschmerzen oder führten zu Vermeidungsverhalten, bei jedoch oftmaliger gedanklicher Weiterbeschäftigung. Murat »ging« seine Probleme nicht an, sondern beschäftigte sich nur gedanklich damit, ohne einen Lösungsversuch aktiv zu unternehmen.

Das *Dauerdilemma* hängt mit verschiedenen theoretischen Modellen zusammen. Sulz (1994, S. 173ff.; 2011, S. 237ff.) legt die Aufmerksamkeit auf Konflikte, die aus der jeweiligen Entwicklungsstufe oder aus Übergängen in die nächsthöhere Entwicklungsstufe resultieren (Kegan, 1986). Ebenfalls von Bedeutung ist hierfür das Modell der Einkapselung von Noam (1988a/b). Sulz (2011, 2017a) subsumiert beide Modelle in sein Konstrukt der »Entwicklungslöcher«: Lerngeschichtlich konnten gewisse Erfahrungen nicht gesammelt werden, dadurch bilden sich gewisse Defizite beziehungsweise Vermeidungsschemata aus. Auch Grawe (1998, S. 363.) hebt dieses Dauerdilemma durch den Begriff des Konfliktschemas hervor, bestehend aus einer Annäherungs- und Vermeidungskomponente.

Mit dem Dauerdilemma geht bei Sulz (1994, S. 173ff.) eine »Entweder-oder-Entscheidung« einher. Eine adaptive Bewältigung gelingt aber nur durch die Herauslösung aus der Dichotomie in ein »Sowohl-als-auch-Prinzip«. Während Grawes Konfliktmodell sehr gut in der Überlebensregel aufgeht, liegt mit dem Konzept des »Entwicklungskonflikts« (Kegan, 1986) beziehungsweise mit dem Modell der »Einkapselung« (Noam, 1988a) der Fokus auf dem System menschlicher Bedeutungsbildung und Bedeutungsorganisation wie es von Piaget (1976) beschrieben wurde. Dieses System hat ebenfalls Einfluss auf die Selbststeuerung. Auf diese Aspekte gehen wir jedoch nicht näher ein. An dieser Stelle verweisen wir gerne auf die beiden oben im Text genannten Autoren – Kegan und Noam (gute Einführung bei Röper & Schardt, 2010).

Nichtsdestotrotz möchten wir die Dilemmata, in denen Murat gefangen war, an dieser Stelle darstellen. Gewisse motivationale Konflikte und damit einhergehende Dilemmata wurden bereits durch die Überlebensregel ersichtlich. Eine weitere makroanalytische Frage, die es in diesem Zusammenhang zu klären gilt, ist, wie Murat für sich zu jener Zeit Bedeutung bildete und organisierte. Für Kegan (1986, 107ff.) ist – angelehnt an Piaget (1976) – das System der Bedeutungsbildung eine Art »psychische Struktur«, mit der jeder Mensch, je nach Entwicklungsstufe, Erfahrungen qualitativ unterschiedlich verarbeitet. Die Art der Bedeutungsbildung entwickelt sich stets weiter. Sie schafft eine entwicklungsstufengemäße Logik, mit der jeder von uns versucht, die Welt für sich zu »begreifen«. Dieser Prozess verläuft nicht explizit, sondern implizit, also unbewusst.

Gewisse Sichtweisen Murats auf sich und die Welt sind durch die Beschreibung der dysfunktionalen Verhaltensstereotypien ersichtlich geworden. Diese liefern Hinweise für seine Dauerdilemmata aus entwicklungsstufentheoretischer Sicht. Entwicklungspsychologisch stand Murat natürlich vor der Aufgabe der Verselbständigung und Loslösung von der Familie. Des Weiteren war aber auch die Frage nach der Beziehungsgestaltung zu Gleichaltrigen ein wichtiges Thema. Hierbei zeigte sich jedoch, dass Murat überwiegend Beziehungen zu anderen für den eigenen Selbstzweck einging (»bewundert mich!«). Beziehungen dienten somit stets dem persönlichen Vorteil: »Ich hole mir, was ich brauche, nämlich Anerkennung und Bewunderung.« Murat war in einer gewissen Art und Weise in der Beziehungsgestaltung zu Gleichaltrigen »gefangen«, und zwar in dem Sinne, dass diese Beziehungen überwiegend dem eigenen Selbstzweck und somit der eigenen Bedürfnisbefriedigung dienten. Beziehungen waren eine Einbahnstraße, eine zufriedenstellende Wechselseitigkeit für beide Seiten fand kaum statt. Murat fiel es äußerst schwer, die Perspektive zu wechseln: »Was braucht der andere? Was möchte der andere?« Zu einer zwischenmenschlichen »Verschmelzung« mit Gleichaltrigen, getreu dem Motto »Deins ist meins und meins ist deins«, kam es nicht.

Diese »Verschmelzung« mit Gleichaltrigen, aus der Perspektive der affektiv-kognitiven Entwicklungstheorie heraus betrachtet, löste bei Murat, so die Hypothese, vielmehr Angst aus. Man erinnere sich an dieser Stelle an eine von Murats zentralen Beziehungsängsten, nämlich die Angst vor Kontrollverlust: »Wenn ich mich in Beziehungen fallenlasse, mich hingebe, verliere ich Kontrolle über mich und meine Umwelt.« Dieses Dilemma führte dazu, dass Murat keine befriedigenden Beziehungen zu Gleichaltrigen eingehen konnte, da diese oftmals nur kurz und oberflächlich waren. Entwicklungstypisch, und für den Selbstwert so wichtig, wäre dieses Verschmelzen in der Beziehung mit Gleichaltrigen gewesen. So blieb Murat nur der Fußball als zentrale Quelle zur Stärkung des Selbstwerts.

Gehen wir noch einen Schritt weiter. Während Kegan (1986) die Entwicklung des Menschen in einer Stufenabfolge von einem Entwicklungsplateau zum nächsthöheren beschreibt, betonen die Ansätze von Sulz, Gräff-Rudolph, Hoenes, Richter-Benedikt und Sichort-Hebing (2013) sowie Noam (1988a/b), dass das Individuum zur gleichen Zeit auf verschiedenen Entwicklungsniveaus funktionieren kann. Der Komplexität des Selbst als ein bedeutungsbildender Akteur wird damit besser Rechnung getragen.

Entwicklung ist Wachstum und entsteht durch Transformationsprozesse auf der Grundlage von Assimilation und Akkommodation. Jedoch kann es lerngeschichtlich bedingt nach Noam (1993, S. 192) zu einer Art Schieflage kommen. Nicht alle Selbstanteile werden transformiert. Teilaspekte des Selbst werden »eingekapselt«. Es entsteht eine »Entwicklungsasynchronie«. Das klingt jetzt sehr technisch abstrakt, wird aber durch das Fallbeispiel verständlicher.

Anders als seine Beziehung zu Gleichaltrigen, konnte man Murats Beziehung zu seinen Eltern durchaus als sehr eng beschreiben. Als »Prinz« und »Star« der Familie wurde er willkommen geheißen, genoss Geborgenheit, Verständnis, Aufmerksamkeit und Wertschätzung. Murat erhielt diese zwischenmenschlichen Bedürfnisse, solange er sich an die elterlichen Spielregeln hielt: »Sei immer Mamas Liebling und mache Papa stolz!« Jedoch hatte diese Art der Beziehungsgestaltung ihren Preis. Denn Murat diente den Eltern lange Zeit als Regulativ zur eigenen Bedürfnisbefriedigung. Er war eine Art »Tankstelle«, die die Eltern zur eigenen Bedürfnisbefriedigung »anzapfen« konnten. Auf Murats beginnende Autonomie reagierte die Mutter mit Angst (»Oh Hilfe, ich brauche dich. Ohne dich bin ich verloren.«), der Vater mit Wut (»Der Chef bin ich. Du tanzt nach meinen Spielregeln.«). Nicht umsonst waren Murats zentrale Homöostasebedürfnisse »Bezugspersonen, die mich nicht extrem aggressiv machen« und »eine Bezugsperson, die nicht ängstlich ist«. Damit waren seine Eltern gemeint. Das Ausleben impulsiver Tendenzen, das Nein, die Abgrenzung zwischen Ich und Du konnte somit nicht in einem funktionalen Sinne gelingen.

Folglich war bei Murat die Trennung von den Eltern mit Existenzverlust assoziiert. Es ergab sich folgendes Dilemma: »Entweder ich nehme meine Rolle als ›Mutterversorger‹ und ›Papa-stolz-Macher‹ an oder ich verliere meinen Platz in der Familiengemeinschaft.« Wohin also mit der eigenen Wut, mit den eigenen Autonomietendenzen? Murat konnte sich zwar unter Gleichaltrigen teilweise emotional das holen, was er brauchte, jedoch nicht im familiären Verbund. Hier war er den beiden Elternteilen »ausgeliefert«, was sich auch in seinen Wuttendenzen »Wut unkontrolliert herauslassen« sowie »Mit aller Kraft zurückschlagen« widerspiegelte. Wer aber nicht gelernt hat, Wut funktional zu kanalisieren, der kann sie nur schwerlich funktional einsetzen.

Murat entwickelte also in der Familie eine massive Impuls- beziehungsweise Wuthemmung. Er durfte Bedürfnisse und Wünsche nicht aktiv einfordern, wenn sie sich von denen der Mutter oder des Vaters unterschieden. Die Unterscheidung wäre die Eigenständigkeit gewesen, die beide Elternteile auf unterschiedliche Weise verhinderten, nämlich durch Angst und anklammerndes Verhalten auf Seiten der Mutter und durch Sich-angegriffen-Fühlen und Gegenaggression auf Seiten des Vaters. Um emotional zu überleben, lernte Murat, den expliziten Erwartungen der Eltern zu genügen, jedoch auf Kosten der eigenen Autonomietendenzen.

Was hätte Murat somit anders machen müssen, um den Weg in die Symptombildung zu »verhindern«?

Bezogen auf die Familie: Impulse und damit die eigenen Autonomiebedürfnisse ausleben und den möglichen »Beziehungsbruch« aushalten lernen. »Na und, dann enttäusche ich halt meinen Vater«, »Liebe Mama, such‘ dir eine Freundin«, um nur zwei von Murat später getätigten Aussagen vorwegzunehmen.

Bezogen auf die Gleichaltrigen: Lernen, sich selbst zurückzunehmen und dass Beziehungen aus einer gleichberechtigten Wechselseitigkeit bestehen. Murat musste also schrittweise lernen, dass erst diese vertrauensvolle Gegenseitigkeit in Beziehungen zu echter Kameradschaft und später zu Intimität führt.

Dieser kurze Was-wäre-wenn-Ausblick verweist bereits auf die Behandlungsziele. Murat konnte jedoch, bevor er zu uns in Behandlung kam, diese Dauerdilemmata nicht auflösen, sodass der Rückgriff auf die Symptomatik zum damaligen Zeitpunkt als der bestmögliche Lösungsweg erschien. Denn nur so konnte er sein altes Selbst- und Weltbild und das sich daraus ableitende implizite Regelwerk aufrechterhalten, wie wir in der Darstellung der Reaktionskette erneut sehen werden.

Reaktionskette

Die *Reaktionskette* ist eine Art Mikroanalyse und Teil der Funktionsanalyse (Sulz, 1995 sowie 2011, S. 136). Sie setzt an einer konkret beobachtbaren Situation an, die in der Regel frustrierend für den Jugendlichen abläuft. Auf diese Situation reagiert der Jugendliche mit einer primären Emotion und mit einem primären Handlungsimpuls. Darauf setzt die Antizipation der Folgen ein und löst möglicherweise ein gegensteuerndes Gefühl aus, um die intendierte Handlung zu unterbinden. Dies führt dazu, dass der Jugendliche ein Verhalten gemäß seiner Überlebensregel zeigt, um damit das alte Selbst- und Weltbild aufrechtzuerhalten.

Die für den Jugendlichen frustrierenden Situationen wiederholen sich und »verlangen« nach einer Entscheidung. Jedoch passt das Runde nicht ins Eckige. Die primäre Intention würde mit dem Verstoß der Überlebensregel einhergehen. Auch wenn mit dem Verstoß gegen die Überlebensregel die Wahrscheinlichkeit der eigenen Bedürfnisbefriedigung erhöht werden würde, so sind mit dem Verstoß auch gewisse Beziehungsängste verknüpft. Um diese Dissonanz wieder in einen harmonischen Klang zu verwandeln, greifen gegensteuernde Gefühle und Gedanken. Sie »bringen« den Jugendlichen jedoch »weg« von seiner ursprünglichen Handlungsintention und in Einklang mit seiner Überlebensregel. Die Dissonanz ist aufgelöst, auf Kosten der Entwicklung. Der Jugendliche zeigt ein beobachtbares Verhalten, das im Einklang mit der Überlebensregel steht, aber nicht zur ausreichenden Befriedigung seines Bedürfnisses beiträgt. Daraufhin setzten zunächst neue verhaltenssteuernde Gefühle (wie Hoffnungslosigkeit, Niedergeschlagenheit, Angst) ein, die später zur Symptombildung führen können. Die Symptombildung stellt wiederum den Ausweg aus dem Dauerdilemma bei Beibehaltung der Überlebensregel dar. Mit einem Beispiel wird die Reaktionskette verständlicher.

Reaktionskette Murat

Situation: Vater redet auf Murat ein, er müsse sich in der Schule mehr anstrengen und solle sich nicht so haben mit seinen Schmerzen, jeder habe das.

Primäre Emotion und Impuls: Wut, dem Vater die Meinung sagen und weggehen.

Antizipation der Folgen: »Das wird er sich nicht gefallen lassen, wird aggressiv reagieren und mich noch mehr unter Druck setzen.«

Gegensteuerendes Gefühl und Gedanke: Angst, Gedanke »Ich verliere seine Unterstützung!«

Beobachtbares Verhalten: Murat nickt zustimmend und hört sich die »Standpauke« seines Vaters an.

Neues verhaltenssteuerndes Gefühl: unterdrückte Wut und innere Anspannung

Symptombildung: wiederkehrende Kopf-, Bauch- und Gliederschmerzen

Das gewählte Beispiel fand zeitlich vor dem Ausschluss aus dem Fußballinternat und der Mannschaft statt. Murat befand sich zu dieser Zeit in der sogenannten Konfliktphase, welche wir bereits weiter oben im Text erläutert haben. Die Symptome setzen natürlich dann ein, wenn sich diese frustrierenden Situationen häufen und der betreffende Jugendliche nicht mit funktionalen Bewältigungsstrategien antworten kann (in Murats Fall: sich zur Wehr setzen).

Murats Entwicklung verlangte nach Loslösung von der Mutter und Widerstand gegen den Vater. Die auslösende Situation, der Wegbruch des Fußballs, kann als eine »Als-ob«-Bühne betrachtet werden. Fußball fungierte bis dahin als eine Art Bindeglied. Hier schaffte Murat Distanz zur Mutter und bekam Akzeptanz vom Vater. Das Wegbrechen des vertrauten Trainers, die schulische Überforderung und die veränderten familiären Verhältnisse taten ihr Übriges. Des Weiteren hätte bei Murat auch Trauerarbeit stattfinden müssen, da der zunächst geplante Lebensentwurf mit dem Fußballinternat aufgrund der schulischen Überforderung so nicht mehr klappte. Wie wir gesehen haben, »entschied« sich Murats Psyche für einen anderen Weg. Welche Konsequenzen sind damit verbunden?

Konsequenzen

Mit Symptombildung gehen bestimmte Konsequenzen einher (Sulz, 2011, S. 500). Dazu zählt die Vermeidung aversiver Konsequenzen auf der Grundlage einer »gesunden« Bewältigungsreaktion. In Murats Fall ist es die Loslösung von der Mutter und ein wehrhaftes Auftreten gegenüber dem Vater. Dieses Copingverhalten wäre jedoch mit dem Risiko der Ablehnung und des Unmutes verbunden gewesen, was bei Murat zur Existenzangst führte.

Zu den weiteren Konsequenzen zählt in einem gewissen Maß das Bewahren von Verstärkern. Durch die Symptombildung erfuhr Murat erneut Zuwendung von der Mutter und konnte Verantwortung für das eigene Leben an sie abgeben. Kurz- und mittelfristig konnte sich Murat auch der überfordernden Schule entziehen und erfuhr über die Symptomatik Schonung.

Drittens »fand« Murat mit Hilfe seiner Symptomatik eine »Pausentaste in seiner Entwicklung« (Peukert, voraussichtlich 2018). Er konnte damit auf dem Entwicklungsniveau verharren und musste sein System der Bedeutungsbildung (Piaget, 1976) und die Art und Weise der Beziehungsgestaltung zu seinen Eltern und zu Gleichaltrigen nicht verändern und neu anpassen. Ein Entwicklungsschritt wurde damit nicht erforderlich. Die drängenden Entwicklungsanforderungen blieben unbeantwortet. Damit zusammenhängend brauchte Murat auch keine Antwort auf die Frage zu finden, was aus ihm werden würde, wenn er kein Fußballprofi werden kann. Vielmehr hatte nun die Familie etwas, gegen das sie kämpfen konnte: unklare Diagnosen, unfähige Fachärzte, völlig falsch liegende Psychotherapeuten, das Fußballinternat, das die Karriere des Sohnes zerstörte, etc. Sie selbst mussten sich zunächst nicht »bewegen«.

2.3 Therapieziele und Behandlungsplan in der SJT

Sulz (2011, 2017b) leitet aus seiner Fallanalyse die Zielanalyse ab. Das heißt, anhand des Störungsmodells mit den SORKC-Variablen »Situation, Organismus, Reaktionskette und Konsequenzen« können detailliert Ziele abgeleitet werden. Sulz (2011, 2017b) benennt fünf Hauptziele, anhand derer dann der Behandlungsplan ausgerichtet werden kann und die das therapeutische Vorgehen bestimmen.

Die fünf Hauptziele der SJT (vgl. Richter-Benedikt, 2009) können dem grauen Kasten entnommen werden, die Beschreibung erfolgt im Text.

Fünf zentrale Ziele der SJT

1. Veränderung der pathogenen Lebens- und Beziehungsgestaltung
2. Modifikation der Überlebensregel und Überleitung zu einer Lebensregel
3. Adaptiver Umgang mit primärer Emotion und primärem Handlungsimpuls
4. Funktion der Symptomatik erkennen und Alternativen entwickeln
5. Abbau aufrechterhaltender Bedingungen und Konsequenzen (vor allem primärer, sekundärer und tertiärer Krankheitsgewinn)

1. *Die Veränderung der pathogenen Lebens- und Beziehungsgestaltung.* Auf Murats Fall bezogen bestand ein Ziel darin, dass sich sein Selbstwert aus verschiedenen Quellen speisen sollte und nicht nur aus dem Fußballspiel. Weitere Ziele beinhalten die Förderung der eigenen Durchsetzungsfähigkeit und den Abbau der narzisstischen Beziehungsausbeutung (»Bewundert mich!«) durch Förderung sozio-emotionaler Kompetenzen (Perspektivenwechsel, lernen mitzufühlen und sich für andere einzusetzen etc.).

2. *Die Modifikation der Überlebensregel und Überleitung zu einer Lebensregel.* Im Murats Fall lautete die *Lebensregel:* »Ich kann Pausen machen, muss nichts erzwingen und bleibe gelassen *(Verstoß gegen das Verbot)*; ich muss nicht immer überall der Beste sein *(Lockerung des Gebots)*, dennoch bewahre ich mir Wertschätzung und Gesundheit *(Bedürfnis)*, und dabei besteht keine große Gefahr, dass es nur diesen einen Weg für mich gibt und sich alle von mir enttäuscht abwenden *(Hinterfragung der Beziehungsangst)*.«

3. Reaktionskette betreffend: *primäre Emotion und primären Handlungsimpuls wahrnehmen, zulassen und sozial adäquat kanalisieren lernen* (zum Beispiel in Hinblick auf Wut). In Murats Fall bezog sich das vor allem auf den Abbau der Impuls- und Wuthemmung gegenüber seinen Eltern. Des Weiteren musste Murat lernen, die Signalfunktion von Wut zu erkennen, zuzulassen und sozial-adäquat zu kanalisieren.

4. Für Letztgenanntes spielte auch das vierte Hauptziel eine wichtige Rolle, nämlich *die Funktion der Symptomatik erkennen* und *Alternativen entwickeln.* Wie bereits im Fall Murat dargestellt, dient die Symptomatik als eine Art »Pausentaste« in der Entwicklung des Heranwachsenden. Somit besteht das Ziel darin, die anstehenden Entwicklungsaufgaben zu benennen und gemeinsam mit dem Heranwachsenden und seinen Eltern daran zu arbeiten, dass diese bewältigt werden können (im Falle Murat: Autonomie zulassen, Förderung der Eigenverantwortung, Förderung einer adäquaten Beziehungsgestaltung zu Gleichaltrigen).

5. *Abbau der symptomaufrechterhaltenden Bedingungen.* Zunächst muss erkannt werden, welchen *primären* Krankheitsgewinn der Jugendliche durch die Symptomatik erfährt (beispielsweise Vermeidung von Konflikten oder Auseinandersetzung mit anstehenden unangenehmen Entscheidungen) und welchen *sekundären* Krankheitsgewinn (beispielsweise Aufmerksamkeit und Mitgefühl durch das soziale Umfeld). Des Weiteren gilt es auch zu prüfen, ob ein *tertiärer* Krankheitsgewinn vorliegt. Das heißt, es ist zu prüfen, welchen Vorteil das soziale Umfeld aus der Erkrankung des betroffenen Jugendlichen ziehen kann (beispielsweise Eltern werden gebraucht, müssen sich nicht mit eigenen Problemen beschäftigen etc.).

Was war der primäre Krankheitsgewinn bei Murat? Durch die Symptomatik erfuhr er Schonung, konnte sich der überfordernden Schulsituation und natürlich auch den Entwicklungskonflikten mit seinen Eltern entziehen. Der sekundäre Krankheitsgewinn bestand zunächst auch darin, dass Murat vom Vater Verständnis und Zuwendung bekam, was sich im Verlauf jedoch änderte. Von Seiten der Mutter erfuhr Murat Versorgung. Ein tertiärer Krankheitsgewinn kann durchaus darin gesehen werden, dass sich die Familie im Zuge der Krankheit zusammenschloss und gegen die »Unfähigkeit« des Gesundheitssystems agierte, eigene familiäre Probleme (wie die Beziehungsgestaltung der getrennt lebenden Eltern zueinander, eventuelle psychische Erkrankungen auf Elternseite) mussten nicht thematisiert werden. Auch eine familiäre Trauerarbeit über den möglicherweise geplatzten Traum »Wir haben einen zukünftigen Fußballprofi in unserer Familie« war somit nicht erforderlich.

Ferner zählen zum Abbau der aufrechterhaltenden Bedingungen die *Auflösung des alten Bedeutungsbildungssystems in sensu Piaget (1976), das damit einhergehende Selbst- und Weltbild sowie die Dauerdilemmata*. Man kann diesen Therapieschritt auch als *Entwicklungstherapie durch Veränderung dysfunktionaler Schemata* beschreiben. Auf diesen Aspekt werden wir in der Einzeltherapie im dritten Kapitel näher eingehen.

Wie lassen sich nun diese Therapieziele in einen Behandlungsplan überführen? Die SJT baut ihren Behandlungsplan auf drei Säulen auf. Dazu zählen a) Symptomtherapie (wie wir sie beispielsweise im ersten Kapitel dargestellt haben), b) Fertigkeitentraining und c) Persönlichkeitsentwicklung durch Veränderung dysfunktionaler Schemata.

Der Behandlungsplan orientiert sich an Symptomtherapie, Fertigkeitentraining und Veränderung dysfunktionaler Schemata

Eine ausführliche Darstellung der Behandlungsplanung bei Jugendlichen mit unterschiedlichen psychischen Störungen findet sich bei Richter-Benedikt (2009, 2016). Bereits die Dreiteilung Symptomtherapie, Fertigkeitentraining und Entwicklungstherapie durch Veränderung dysfunktionaler Schemata gliedert den Behandlungsplan.

Damit Symptome bewältigt werden können, sind nach Grawe (1998, vgl. hierzu auch Grawe & Caspar, 2012, S. 34ff.) klärungs- und bewältigungsorientierte Interventionen notwendig, was Psychoedukation und damit die Vermittlung eines Erklärungsansatzes zur Entstehung, Aufrechterhaltung und Funktion von Symptomen stets voraussetzt.

Im Falle der SJT ist bei der Vermittlung der affektiv-kognitiven Entwicklungstheorie die Überlebensregel und Reaktionskette Teil der Psychoedukation sowohl für den Patienten als auch für seine Eltern. Die Erarbeitung der Überlebensregel und das Bearbeiten von Reaktionsketten erfolgt in der Symptomtherapie, da beide neben der pathogenen Lebens- und Beziehungsgestaltung ausschlaggebend für die aktuell vorgefundene Problematik sind.

Die *Symptomtherapie* besteht in grober Einteilung aus zwei Strängen. Einerseits ist die Symptomtherapie in der SJT stets ausgerichtet an *symptom- und störungsspezifischen Interventionen* der Verhaltenstherapie (siehe Kapitel 1). Andererseits bezieht die Symptomtherapie das Arbeiten mit der Überlebensregel und der Reaktionskette mit ein. Die im frühkindlichen Alter ausgebildeten, dysfunktionalen, motivationalen Schemata nehmen somit im Therapieprozess einen hohen Stellenwert ein und ihre Korrektur ist für das Therapieergebnis von entscheidender Bedeutung.

Ziel ist es, zunächst dem Patienten und später in der Familienarbeit auch den Eltern aufzuzeigen, wie die Überlebensregel und gegensteuernde Gefühle (zum Beispiel Angst) das Leben und die Beziehungsgestaltung des Jugendlichen beeinträchtigen und zur Symptombildung geführt haben beziehungsweise zur Aufrechterhaltung der Symptomatik beitragen.

Im Verlauf der Therapie lernt der jugendliche Patient, Schritt für Schritt gegen die Überlebensregel zu verstoßen. Er sammelt korrigierende emotionale Beziehungserfahrungen, die dysfunktionale Verhaltensstereotypien aufbrechen und einen Erfahrungsraum schaffen, der Lernerfahrungen für adaptive Anpassungs- und Bewältigungsreaktionen hinsichtlich intrapsychischer Entwicklungsanforderungen und sozialer Herausforderungen bereithält.

Zu Beginn schulen spezifische Interventionen wie Achtsamkeit, Selbstbeobachtung und Situationsanalysen den Jugendlichen darin, zu erkennen, wie die Überlebensregel den Alltag »regiert« und wie die Symptomatik beispielsweise zunimmt, wenn der Versuch unternommen wird, gegen die Überlebensregel zu verstoßen (Sulz & Hauke, 2010, S. 10ff.). Mithilfe des Fertigkeitentrainings übt der Jugendliche neue adaptive (eigentlich verbotene) Reaktionsweisen und Fertigkeiten ein, um von der Überlebensregel zur Lebensregel zu gelangen (Richter-Benedikt, 2009, S. 130f.).

Mit dem *Fertigkeitentraining* werden verschiedene therapeutische Ziele verfolgt (Sulz, 2011, S. 158ff.). Erstens lernt der Patient, mit seinem Symptom besser umzugehen, zweitens wird der Umgang mit handlungsleitenden Bedürfnissen, Beziehungsängsten und Wuttendenzen verbessert und drittens werden interaktionelle Fertigkeiten im Umgang mit bestimmten Personen (Eltern, Freund/Freundin, Peers etc.) und bestimmten Situationen (Schule, Pausenhof, Freizeit, sich in der Gruppe behaupten etc.) geschult.

Neben dem Ziel der *Ressourcenaktivierung* (Grawe, 1998) werden neue Fertigkeiten aufgebaut, welche sich auf verbesserte Emotionsregulation, Interaktions- und Kommunikationsfertigkeiten beziehen. Die Umsetzung des Fertigkeitentrainings erfolgt über verschiedene Methoden (unter anderem Imaginationen, körperbezogene Verfahren, Problemlösestrategien, Rollenspiele, Expositionsübungen, Verhaltensexperimente und Selbstbeobachtung, Überprüfung und Widerlegung maladaptiver Grundannahmen, Kommunikationstraining etc.) in Einzel- und Gruppentherapie (siehe Kapitel 4 und Richter-Benedikt, 2009).

Das Fertigkeitentraining ist wiederum eng mit der dritten Säule verbunden, der *Entwicklungstherapie*. Ruft man sich nochmals Murats Reaktionskette ins Gedächtnis, so zählt zur Symptomtherapie nicht nur die motivationale Klärung frustraner Interaktionsverläufe, sondern auch Planung, Aufbau und Umsetzung adaptiver Verhaltensstrategien. Hierfür müssen zunächst dysfunktionale Reaktionsweisen (zum Beispiel Murats fehlende Durchsetzungsfähigkeit gegenüber dem Vater und dessen Beziehungsangst) herausgearbeitet werden, um adaptives Verhalten planen zu können (zum Beispiel auf primäre Emotionen und Handlungsimpulse achten, diese sozial adäquat umsetzen und beispielsweise das Gespräch mit dem Vater suchen). Natürlich, und das muss auch erwähnt werden, beinhaltet die Entwicklungstherapie eine Akzeptanz- und Trauerarbeit, wenn beispielsweise die Eltern nicht bereit oder fähig sind, die Perspektive des Heranwachsenden einzunehmen, weshalb es ihnen folglich aber auch nicht möglich sein wird, Bedürfnisse des Jugendlichen alters- und entwicklungsgemäß zu befriedigen (in Murats Fall ging es also auch darum, dass er akzeptieren musste, dass sein Vater zum damaligen Zeitpunkt nicht fähig war zuzuhören und somit seinem Sohn auch kein Verständnis entgegenbringen konnte).

Im Behandlungsplan greifen eine klärungs- und eine bewältigungsorientierte Perspektive immer ineinander

Die an Murats Reaktionskette beschriebene Mikrosituation kann exemplarisch für das Zusammenspiel zweier sich ergänzender Perspektiven in der SJT gesehen werden. Der erste Aspekt bezieht sich auf die Intentionen (Klärungsperspektive), der zweite Aspekt betrifft das »Können vs. Nichtkönnen« (Bewältigungsperspektive) (Grawe & Caspar, 2012, S. 36).

Das Herausarbeiten von Intentionen und Anreizen beim Patienten, deren Realisierbarkeit und das Klären subjektiver Handlungserwartung bedeuten zunächst die Schaffung einer eindeutigen Motivationslage. Man befindet sich in einem klärungsorientierten Therapieprozess (Grawe, 1998).

Ist dagegen die Motivationslage geklärt, schätzt aber der Jugendliche seine eigenen Fähigkeiten als zu gering ein, um die anstehende Situation und die damit einhergehenden Gefühle bewältigen zu können, bedarf es zunächst des Aufbaus neuer Fertigkeiten, der Induktion positiver Erfolgserwartungen, der Ressourcenaktivierung oder einer graduierten Exposition, um die Selbstwirksamkeitserwartung des Jugendlichen zu erhöhen. Es sind also zunächst bewältigungsorientierte Interventionen notwendig, um neben einer hohen Volitionsstärke im Sinne des Rubikonmodells (Heckhausen, 2010) auch eine hohe

Selbsteinschätzung eigener Fähigkeiten beim Jugendlichen zu generieren.

Der Aufbau neuer Fertigkeiten erfolgt anhand der bereits erwähnten verhaltenstherapeutischen Methoden wie Rollenspiele oder Verhaltensexperimente in Einzel- und Gruppentherapie. Werden bereits neue, zielführende Verhaltensweisen im »geschützten« therapeutischen Rahmen angewandt, erfolgt der Transfer in den Alltag. Über Selbstbeobachtung und Dokumentation der adaptiven Reaktionsweisen wird die Evaluation der Veränderung festgehalten. Das Anwenden neuer Verhaltensstrategien, losgelöst von der Überlebensregel, erhöht die Selbsteffizienz und Wirksamkeitserwartung – der Attributionsstil verändert sich, das Coping-Potenzial erweitert sich. Dieser Veränderungsprozess hat wiederum Einfluss auf die Bewertung neuer sozialer Anforderungen im Sinne des Secondary Appraisal nach Lazarus und Folkman (1984).

Sulz (2011, S. 159) betont die Wichtigkeit des Prinzips des Überlernens, der Generalisierung (Transfer auf andere Bereiche), des Selbstmanagements und der Selbstverstärkung für die Stabilität neuer Verhaltensweisen. Sind neue adaptive Reaktionsweisen Teil des Verhaltensrepertoires und der Selbststeuerung, können damit bestehende Konflikte gelöst werden.

Veränderung dysfunktionaler Schemata durch Aufmerksamkeitslenkung, prozessuale Aktivierung, Akzeptanz und Erarbeitung von Zukunftsperspektiven

Damit ein motivationaler Klärungsprozess in Gang kommt, bedarf es zunächst der *achtsamen Aufmerksamkeitslenkung* des Jugendlichen auf die eigenen Bedürfnisse, Beziehungsängste, Wutimpulse und deren Hemmung sowie auf persönliche Frustrationen im Austausch mit der sozialen Umwelt. Indem der Jugendliche die Aufmerksamkeit nach »innen« richtet, werden Erfahrungen aktiviert (*Problemaktualisierung*, Grawe, 1998). Was nimmt der Jugendliche wahr, wie denkt und fühlt er, was tut er und was möchte er vermeiden? Das heißt, automatisiert ablaufende Prozesse motivationaler Schemata werden aufgegriffen und reflektiert, Intentionen werden herausgearbeitet. Wenn die Aufmerksamkeit auf motivationale Schemata gelegt wird, treten neben intentionalen (bedürfnisorientierten) Schemata Vermeidungs- und Konfliktschemata zutage.

An Vermeidungsschemata sind Vermeidungsstrategien gekoppelt und diese werden mit schwierigen Situationen und aversiven Gefühlen assoziiert. Vermeidungsschemata haben nach Grawe (1998, S. 361) eine dysfunktionale Bedeutung, da sie den Erfahrungsraum des Individuums einschränken und sich damit auch negativ auf bedürfnisorientierte Schemata auswirken. Konfliktschemata bestehen nach Grawe (ebd.) aus Annäherungs- und Vermeidungsschemata. Sie stellen somit eine Einheit aus widerstreitenden Kräften dar. Man denkt hier an Murats Wunsch, sich von der Mutter zu lösen (Unabhängigkeit), und an das gleichzeitig auftretende Schuldgefühl (Vermeidung). Indem der jugendliche Patient eine achtsame Haltung einnimmt und auf eine »introspektive Entdeckungsreise« geht, werden im therapeutischen Rahmen diese das Verhalten und Erleben steuernden Schemata zunehmend »aufgedeckt«; frustrierende Alltagssituationen und -konflikte werden in der Therapie geklärt beziehungsweise aktiviert.

Neben der Achtsamkeit bedarf es auch der *Akzeptanz*. Einerseits geht es darum, dass Jugendliche lernen, unangenehme Gedanken und Gefühle bei sich zu akzeptieren und diese nicht abzuwehren. Andererseits geht es auch um die Akzeptanz der eigenen Lerngeschichte und der (durch den Jugendlichen oftmals nicht zu ändernden) sozialen Umstände (zum Beispiel depressive Mutter, ängstlicher Vater, alleinerziehende Mutter, Sozialbauwohnung, Schulwechsel, emotionale Verletzungen durch Peers etc.). Damit sich der Jugendliche auf Klärungs- und später auf Bewältigungsprozesse einlässt, ist die *therapeutische Beziehung* (zum Beispiel komplementäre Beziehungsgestaltung, Beziehungstests) von großer Relevanz (Sulz, 2011, S. 65, siehe auch Richter-Benedikt, 2015a).

Therapeutische Beziehung: Halt, Orientierung und Induktion positiver Besserungserwartungen

Die *therapeutische Beziehung* zählt zu den zentralen allgemeinen Wirkfaktoren in der Psychotherapie (Pfammatter & Tschacher, 2012, S. 71). Für den Aufbau einer hohen Änderungserwartung beim Patienten ist zum einen die Vermittlung eines plausiblen Psychotherapiekonzepts und zum anderen die Etablierung einer vertrauensvollen Therapeutenbeziehung notwendig. Auch für Hauke (2013, S. 185) hat die therapeutische Beziehung einen hohen Stellenwert. Er bezieht sich dabei unter anderem auf das duale Basismodell von Schulte (1996). Für die Förderung der Beziehung zwischen Therapeut und Patient benennt Schulte (1996, S. 53ff.) acht Merkmale, die vonseiten des Therapeuten zu erbringen sind. Dazu zählen Professionalität im Sinne einer therapeutischen Distanz und formalen und zielorientierten Strukturierung, Expertenstatus, unbedingte Wertschätzung, Empathie, Vertrauen, Autonomie, Konsens bei Zielen und Vorgehensweisen sowie die Akzeptanz der einmaligen Patientenpersönlichkeit. Die therapeutische Beziehungsgestaltung und die von Grawe (1998, S. 70f.) hervorgehobene Bedeutung der Induktion positiver Besserungserwartungen fördern die Therapiemotivation des Patienten. Im günstigen Fall bewirken sie wiederum, dass sich die Bereitschaft des Patienten zunehmend erhöht, regelmäßig und verbindlich teilzunehmen, sich zu öffnen, mitzuarbeiten und Neues auszuprobieren. Schulte (1996, S. 33) bezeichnet diese vier Aspekte als Basisverhalten des Patienten. Sie können als Voraussetzung für eine gelingende Therapie angesehen werden. Die zweite Variable im dualen Basismodell bezieht sich auf das Therapiekonzept und die Vermittlung spezifischer therapeutischer Interventionen zur Veränderung von Verhaltensauffälligkeiten.

Die irrationalen Annahmen in der Reaktionskette mithilfe adaptiver Gefühlswahrnehmung und Bedürfniskommunikation verändern

Um den *Teufelskreis der Reaktionskette*, bestehend aus der gefürchteten Antizipation (»was wäre, wenn…«) und dem sekundären Gefühl (wie Scham oder Schuld), zu durchbrechen, bedarf es mehrerer therapeutischer Strategien. Durch die prozessuale Aktivierung von Konfliktschemata (Grawe, 1998) wird die bewusste Aufmerksamkeit auf die Mikrosituation gelegt, Ressourcenaktivierung (zum Beispiel »Wo gelingt es dir schon, dich durchzusetzen, dich zu behaupten?«) und die therapeutische Arbeit mit Zielen und Werten (zum Beispiel mehr Selbstverantwortung, Eigenständigkeit als 16-Jähriger) »stärken« die Intention des Jugendlichen – im Falle Murat sich gegen den Vater behaupten zu wollen – und erhöhen die Dissonanz gegenüber der Überlebensregel.

Durch das Bearbeiten von Reaktionsketten findet Diskriminationslernen statt. Die Jugendlichen lernen, zwischen primären und sekundären Emotionen zu unterscheiden, erkennen die »Stopperfunktion« (Sulz & Hauke, 2010, S. 15) sekundärer Gefühle und lernen einzuschätzen, ob das primäre Gefühl, die Intensität der Situation angemessen und ob der primäre Handlungsimpuls situationsadäquat und erfolgsversprechend ist. Das heißt, beim Jugendlichen werden schrittweise die Verhaltensweisen verstärkt, die zu einem adaptiven Umgang mit der primären Handlungsreaktion (Emotion und Impuls) führen.

Die Loslösung von der restriktiven Überlebensregel zu einer freieren und selbstbestimmteren Form der Lebensführung gelingt schrittweise über die *Arbeit mit persönlichen Werten*. »Persönliche Werte«, schreibt Hauke (2010), »sind immer positiv konnotiert; sie enthalten gewissermaßen eine konstruktive Intention« (S. 93). Persönliche Werte dienen dem Menschen als Leitprinzipien und sind Träger wünschenswerter Ziele, an denen es sich lohnt, das Leben auszurichten. Es gibt zwei Quellen, aus denen Werte entstehen: Zum einen haben sie ihren Ursprung in den menschlichen Bedürfnissen, zum anderen entwickeln sie sich aus den sozialen Anforderungen. Persönliche Werte beeinflussen somit die menschliche Selbststeuerung (Hauke, 2009, S. 59f.).

Von der Überlebensregel zur Lebensregel: therapeutische Arbeit mit persönlichen Werten und Zielen

Die *Zukunftsgestaltung* als Teil des Behandlungsplans zielt auf die Veränderungstendenz des Jugendlichen ab, auf sein Streben nach Selbstverwirklichung. Zukunftsgestaltung und persönliche Werte erzeugen Aufbruchstimmung und Anreiz für Veränderung. Es geht um Fragen wie »Wer will ich sein?«, »Wie will ich sein und wie will ich gesehen werden?«, »Was ist mir im Leben wichtig?«, »Worauf kommt es mir an?« oder »Was sind meine nächsten Ziele?«

Selbstverständlich kann die Entwicklungsaufgabe der Identitätsfindung als ein Vulnerabilitätsfaktor gesehen werden, wenn die Ausbildung eines kongruenten und kontinuierlichen Identitätsgefühls und das Herstellen einer Balance zwischen der persönlichen Einmaligkeit und den sozialen Anforderungen, Normen und Zuschreibungen nicht gelingt. Nichtsdestotrotz dienen der Selbstentwurf und die darin zum Ausdruck kommenden persönlichen Werte und Ziele als Ressource, wenn es um das Erarbeiten einer vitalen Zukunftsvision geht.

Die Arbeit mit Werten in der SJT ist in zweierlei Hinsicht wichtig. Zunächst einmal spielen persönliche Werte im Rahmen der Problemaktualisierung eine wichtige Rolle. »Mehr Selbstbestimmung und Unabhängigkeit« stellen beispielsweise für viele Jugendliche einen großen persönlichen Wert dar. Dieser Anreiz steigert im Jugendlichen die Motivation und Anstrengungsbereitschaft für die Umsetzung notwendiger, aber als unangenehm erlebter Handlungen und der damit verbundenen Ziele (zum Beispiel Aussprache mit Eltern, Konfrontation U-Bahnfahren, um damit in den Club zu kommen etc.).

Auch in der Ressourcenaktivierung haben persönliche Werte und Ziele eine wichtige Funktion. Auf die Biografie bezogen können mit dem Jugendlichen einerseits Fertigkeiten herausgearbeitet werden, die für zukünftige Herausforderungen nützlich und hilfreich sind. Andererseits können über »Zukunftsprojekte«, zum Beispiel Club besuchen, Musikband gründen etc., positive Wirksamkeitserfahrungen aufgebaut werden, die sich beim Jugendlichen positiv auf das Einschätzen subjektiver Fähigkeiten auswirken. Internale Kontrollerfahrungen erhöhen die Selbstsicherheit und wirken sich günstig auf die Bewertung des eigenen Coping-Potenzials aus. Somit verbessern persönliche Werte das Commitment bei der Umsetzung von Handlungszielen. Es entsteht ein Gegengewicht zur pathogenen Lebens- und Beziehungsgestaltung beziehungsweise diese wird aufgebrochen, da die Lebensgestaltung facettenreicher und das Durchsetzen von Selbstinteressen Teil der Beziehungsgestaltung wird.

Die Abbildung 2.3 zeigt nochmals die Problembereiche aus Murats Sicht und wie sich diese im Verlauf der Behandlung veränderten. Murat durchlief den hier skizzierten Behandlungsplan mit den oben genannten Therapiezielen. Bei der Darstellung des Behandlungsplans nach SJT sind wir sehr stark auf die Veränderung der Überlebensregel und der Reaktionskette eingegangen. Ein wesentlicher Schwerpunkt in der Behandlung ist – und war auch in Murats Fall – die Symptomtherapie, wie wir sie im ersten Kapitel dargestellt haben.

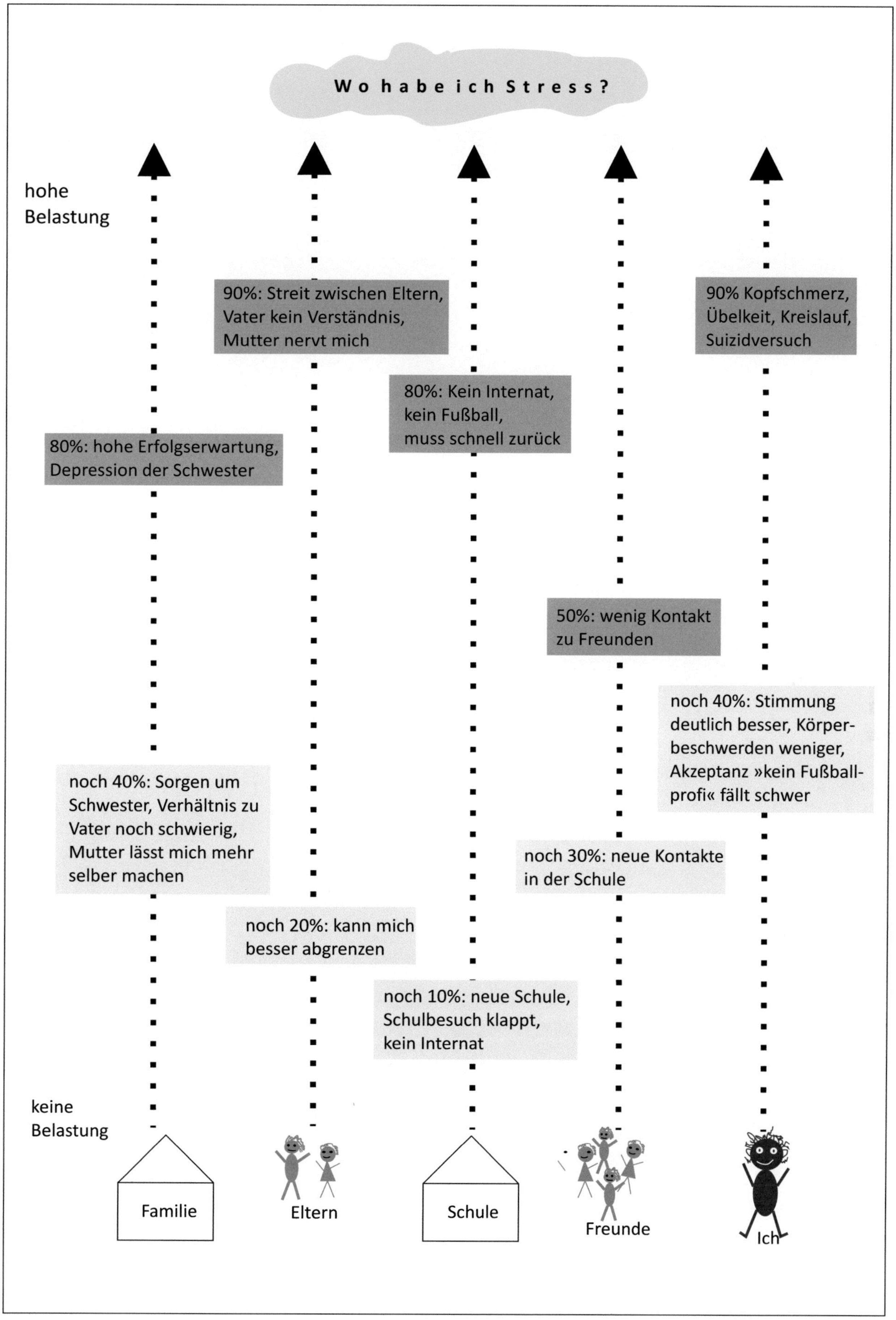

Abbildung 2.3: Erfassung der Problembereiche zu Beginn und am Ende der Therapie

KAPITEL 3

Einzeltherapie im Prozess: Beziehung, Klärung, Bewältigung

Psychotherapie dient nach der Psychotherapie-Richtlinie der Erkennung, Heilung, Linderung sowie Verhütung von Verschlimmerung einer seelischen Krankheit. Als seelische Krankheit wird die »krankhafte Störung der Wahrnehmung, des Verhaltens, der Erlebnisverarbeitung, der sozialen Beziehungen und der Körperfunktionen [verstanden]. Es gehört zum Wesen dieser Störungen, dass sie der willentlichen Steuerung durch die Patientin oder den Patienten nicht mehr oder nur zum Teil zugänglich sind« (G-BA: Psychotherapie-Richtlinie, 2017, S. 5).

Um seelische Krankheiten behandeln zu können, wird seitens des Therapeuten ein ätiologisches Verständnis gefordert, um das Krankheitsgeschehen auf der Grundlage wissenschaftlich begründeter Methoden und psychologischer Theoriesysteme diagnostisch zu erfassen und in ein individuelles pathogenetisches Modell zu überführen, aus dem dann Therapieziele und ein Behandlungsplan resultieren.

Zur Erstellung individueller Störungsmodelle fließen in der Verhaltenstherapie Prädisposition und Lerngeschichte des jugendlichen Patienten und der Familienmitglieder sowie auslösende und aufrechterhaltende Bedingungen ein, wie wir sie im ersten und zweiten Kapitel dargestellt haben.

Die Erfassung eines individuellen Störungsmodells führt zu Therapiezielen (vom Problemverhalten zum Zielverhalten) und mündet in einen Behandlungsplan, nämlich wie das Zielverhalten unter Zuhilfenahme verhaltenstherapeutischer Interventionen und unter Berücksichtigung der Ressourcen der Beteiligten bestmöglich erreicht werden kann (vgl. hierzu auch Könning, 2002).

Das klassische Fallverständnis der kognitiven Verhaltenstherapie wurde im ersten Kapitel dargestellt und durch eine bedürfnis- und entwicklungsorientierte Perspektive im zweiten Kapitel erweitert.

Die affektiv-kognitive Entwicklungstheorie nach Sulz (1994, 2011) fokussiert in ihrem Störungsmodell zwei zentrale Aspekte: Erstens frühkindlich erworbene Lernerfahrungen, die sich als implizit handlungsleitende Schemata ausbilden und vorbewusst mit Informationen angereichert sind, wie der Heranwachsende bestmöglich zwischenmenschliche Bedürfnisse im familiären System befriedigen, Angst- und Wuttendenzen regulieren und sich vor Entwicklungsgefahren (Stichwort Homöostasebedürfnisse) gegebenenfalls schützen kann. Dieser Blickwinkel erfasst somit zwischenmenschliche Bedürfniswahrnehmung und -befriedigung, Gefühlskommunikation und den Grad an Entwicklungsgefährdung über die Lerngeschichte des Jugendlichen hinweg bis ins Hier und Jetzt.

Der zweite Aspekt hebt die Entwicklungsannahme hervor und beschreibt das Sulz'sche Konfliktmodell, indem die Symptombildung als eine Art kreativer Ausweg aus einem affektiv-kognitiven Entwicklungsdilemma beschrieben wird (Sulz, 1994, S. 168ff.). Ein ähnliches Modell mit anderen Begrifflichkeiten legte beispielsweise auch Grawe (1998) für die Verhaltenstherapie vor, auf das wir im Verlauf noch näher eingehen werden.

Je nach Entwicklungsstand müsste der Heranwachsende aufgrund neuer entwicklungsbezogener und/oder sozialer Anforderungen sich von seiner Überlebensregel lösen und die damit einhergehenden impliziten Handlungsgebote und -verbote zur Bedürfnissicherung und Angstvermeidung aufgeben beziehungsweise revidieren. Der Jugendliche müsste folglich sein bisheriges Selbstverständnis und Weltbild verändern.

Dieser Adaptionsprozess verlangt vom Heranwachsenden nicht nur Motivation und Anstrengungsbereitschaft, sondern geht auch – lerngeschichtlich bedingt – mit zum Teil irrationalen und impliziten Ängsten einher (zum Beispiel »...dann wenden sich andere von mir ab, sind enttäuscht«, »...dann werde ich nie mehr glücklich sein«). Darüber hinaus betrifft dieser Anpassungsprozess stets das familiäre System. Auch von den Eltern oder den Geschwistern werden Aushandlungs- und Anpassungsprozesse abverlangt.

Krisen und Entwicklungskonflikte sind normale Bestandteile der psychosozialen Entwicklung. Je nachdem, welche Antworten die soziale Umwelt auf die jugendlichen Bedürfnisse findet, welche individuellen Ressourcen und Schwächen beim Heranwachsenden vorliegen und je nach vorherrschendem Grad der Angst- und Aggressionsfreiheit im sozialen Umfeld bildet sich beim Heranwachsenden ein Coping-Apparat für die Einschätzung und Bewältigung anstehender sozialer Anforderungen aus, wie es auch im transaktionellen Stressmodell von Lazarus und Folkman (1984) sowie im Züricher Modell der sozialen Motivation (Bischof, 2009) beschrieben wird. Wann neuanstehende soziale Anforderungen zu einer symptomauslösenden Situation werden, hängt zum einen von der pathogenen Lebens- und Beziehungsgestaltung und zum anderen von der Rigidität der Überlebensregel ab. Stellt das »Loslassen« vom bisherigen Selbst- und Weltbild für den Heranwachsenden und/oder für das familiäre System eine zu hohe Hürde dar, müssen zur Absicherung der intrapsychischen und familiären Homöostase Notfallmaßnahmen ergriffen werden. Es kommt zur Symptombildung, wie wir es im zweiten Kapitel durch das Sulz'sche SORKC-Modell dargestellt haben.

Was heißt das nun für die Einzeltherapie? Die affektiv-kognitive Entwicklungstheorie stellt ein allgemeines makro- und mikroanalytisches Bedingungsmodell zur Erfassung und Beschreibung der Entstehung psychischer Störungen dar. Zugleich erweitert das Modell das Repertoire verhaltenstherapeutischer Interventionen. Psychische Störungen gehen mit Beziehungs- und interaktionellen Störungen einher. Hier erweist sich die affektiv-kognitive Entwicklungstheorie als sehr gewinnbringend, da sie in ihrer Fallanalyse die Frustration zwischenmenschlicher Bedürfnisse, die Bedeutung von Beziehungsängsten und Wuthemmung sowie die Entwicklung dysfunktionaler Schemata (in Form von impliziten Handlungsgeboten und -verboten) in den Mittelpunkt rückt (siehe zweites Kapitel).

Der therapeutische Prozess wird dann über die Strategische Jugendlichentherapie (SJT) in Bewegung gebracht (beispielsweise durch die Erarbeitung der Überlebensregel und Reaktionskette und daraus abzuleitende adaptive Strategien zur Bewältigung und Entwicklung). Der Anstoß zur Veränderung erfolgt in der SJT auf der Grundlage verhaltenstherapeutischer Verfahren. Das Zusammenspiel von Symptomtherapie, Fertigkeitentraining und Persönlichkeitsentwicklung durch Schemaveränderung haben wir bereits im zweiten Kapitel (»Therapieziele und Behandlungsplan in der SJT«) kurz skizziert.

Durch die Darstellung der einzelnen Gruppenstunden im vierten Kapitel und der psychotherapeutischen Eltern- und Familienarbeit im fünften Kapitel wird die Fülle an möglichen Interventionen ausführlich dargestellt.

Im dritten Kapitel wollen wir gewisse Aspekte, die wir in der Einzeltherapie als wichtig ansehen, aufzeigen und erläutern. In Anlehnung an das von Stavemann (2002, S. 114f.) verfasste Phasenmodell der kognitiven Verhaltenstherapie beziehungsweise an das Modell der Selbstmanagementtherapie von Kanfer, Reinecker und Schmelzer (2012, Teil II) beschreibt der grau hinterlegte Kasten die Struktur der Einzeltherapie im Sinne der Strategischen Jugendlichentherapie.

Struktur der Strategischen Jugendlichentherapie (SJT)

1. **Erstkontakt:** Schaffung von Sicherheit und Vertrauen, Klärung von Fragen und erste diagnostische Einschätzung und Einordnung der präsentierten Problematik.

2. **Explorations- und Diagnosephase:** Exploration anhand des Sulz'schen SORKC-Modells hinsichtlich pathologischer Lebens- und Beziehungsgestaltung, Überlebensregel und Reaktionskette etc., Diagnostik und Klassifikation möglicher psychischer Störungen sowie Aufbau einer tragfähigen therapeutischen Beziehung.

3. **Analyse der Bedürfniskommunikation und Gefühlsregulation des Jugendlichen sowie Interaktionsstils zwischen Heranwachsenden und Eltern:** Klärung, in welcher Art und Weise es dem Jugendlichen gelingt, Bedürfnisse und Wünsche wichtigen Bezugspersonen gegenüber mitzuteilen und Gefühlszustände und persönliche Frustrationen zu regulieren.

4. **Psychoedukation und (falls relevant) Aufbau von Krankheitseinsicht:** Wissensvermittlung zur Entstehung und Aufrechterhaltung psychischer Störungen mit Schwerpunkt auf zwischenmenschlicher Bedürfnisbefriedigung beziehungsweise -frustration.

5. **Darstellung der Behandlungsprinzipien der SJT:** Symptomtherapie, Fertigkeitentraining und Persönlichkeitsentwicklung sowie Darstellung der möglichen VT-Maßnahmen zur Symptomreduktion und zum Aufbau funktionaler Bewältigungsstrategien, Schaffung von Konsens hinsichtlich der Therapieziele und des Behandlungsplans.

6. **Behandlungsphase I (»Spitze-des-Eisbergs-Therapie«):** Hier stehen die präsentierten Symptome im Fokus der Aufmerksamkeit (wie depressiver Rückzug, selbstverletzendes Verhalten, Angst in der Öffentlichkeit, Panikattacken etc.). Die »Verschreibung« einer Symptombehandlung (in Kombination mit dem Aufbau funktionaler Bewältigungsstrategien), wie wir sie im ersten Kapitel dargestellt haben, gibt dem Jugendlichen und seinen Eltern Halt, Orientierung und Sicherheit. Im günstigsten Fall stellt sich eine Symptomreduktion ein, wodurch das Vertrauen in die Therapie zunimmt, sodass der Blick »unter die Oberfläche« gewagt werden kann.

7. **Behandlungsphase II – Persönlichkeitsentwicklung beim Jugendlichen durch Förderung tieferer Einsicht und Erkenntnisse über sich selbst anstoßen (»Entwicklungstherapie«):** Die Bearbeitung der zugrunde liegenden Problematik, wie wir sie durch die affektiv-kognitive Entwicklungstheorie erfassen, wird erst in der zweiten Behandlungsphase Gegenstand der Therapie. Wobei diese beiden Behandlungsphasen in der Regel parallel laufen. Im Fokus stehen unter anderem Selbstwertproblematik, Alltagsrigidität, ungünstige Strategien im Umgang mit zwischenmenschlichen Bedürfnissen, Beziehungsängste, Umgang mit intensiven Gefühlen, Akzeptanz von nicht veränderbaren Gegebenheiten und die Anpassung eigener Ziele an die vorgefundene und nicht veränderbare soziale Umwelt.

8. **Therapiebegleitende Evaluation therapeutischer Fortschritte zur Therapiesteuerung:** Monitoring des therapeutischen Fortschritts und gegebenenfalls Anpassung der Therapieziele an die vorgefundenen Gegebenheiten (stetige Evaluation des Therapieverlaufs und gegebenenfalls Anpassung der Therapieziele und des Behandlungsplans an die vorgefundene Situation).

9. **Stabilisierung, Generalisierung erlernter Strategien, Rückfallprophylaxe und Abschluss:** Der Fokus liegt auf der Lebensregel des Jugendlichen, dem verbesserten Umgang in frustrierenden Alltagssituationen, der elterlichen Fähigkeit, mit Zugehörigkeits- und Autonomiebedürfnissen ihres Kindes passgenauer umzugehen. Eine Rückfallprophylaxe wird erarbeitet, um Rückschlägen vorzubeugen beziehungsweise um sie abzufedern.

Das Phasenmodell der SJT gibt einen Rahmen vor, der den therapeutischen Prozess strukturiert. Die Gruppentherapiestunden im vierten Kapitel sind so aufgebaut, dass man das bereitgestellte Arbeitsmaterial, das sich ebenfalls am Phasenmodell orientiert, für die Einzeltherapie nutzen kann. Einzeltherapie besteht jedoch nicht in der Aneinanderreihung verschiedener Techniken und Übungen. Psychotherapie ist vielmehr eine Redekur, und wir Therapeuten müssen in der Lage sein, die Beziehung zum Jugendlichen und dessen Eltern so zu gestalten, dass darüber therapeutische Fortschritte ermöglicht werden (vgl. hierzu auch Woolfolk, 2015).

Mit der affektiv-kognitiven Entwicklungstheorie verfügt die SJT über ein Instrument, mit dem zentrale Bedürfnisse, Beziehungsängste und oftmals lerngeschichtlich bedingt gehemmte Wuttendenzen erkannt und für den therapeutischen Prozess nutzbar gemacht werden können. Ist man mit diesem Entwicklungsmodell vertraut, so lassen sich bereits durch den Erstkontakt erste Hypothesen darüber aufstellen, was das Gegenüber (primär der Jugendliche, aber auch Mutter oder Vater) auf der Beziehungsebene braucht. In die gleiche Richtung geht auch Fiedler (2010), wenn er schreibt:

> »Erst wenn sich Patienten in der Beziehung zum Therapeuten sicher und geborgen fühlen, wenn sich also das implizite Erleben beruhigt und stabilisiert, können sie sich mit ernsthaften Belastungen und existenziell bedeutsamen Konflikten bewusst … auseinandersetzten« (S. 353).

Die Herausarbeitung des impliziten Erlebens geht nicht über Arbeitsblätter oder Übungen, sondern über das feinfühlige Gespräch, in dem wir als Therapeuten eine offene, interessierte, empathische und authentische Haltung einnehmen, die gleichzeitig Gelassenheit, Zuversicht, Sicherheit und fachliche Souveränität ausstrahlt, ohne dabei belehrend zu erscheinen. Es kommt auf das Timing an: Die Fähigkeit abschätzen zu können, wofür der Jugendliche im Moment offen und empfänglich ist.

3.1 Klärungsorientierte Therapie und Beziehung

Heranwachsende und deren Eltern haben oftmals eine sehr widersprüchliche und unklare Vorstellung davon, wie es zur Symptomatik gekommen ist, welche Ziele beispielsweise in der Therapie angestrebt werden sollen, welche Schritte zur Veränderung dafür notwendig sind und welche Anstrengungsleistung die Therapie von allen Beteiligten – nicht nur vom Heranwachsenden – abverlangt. Die bei Eltern teilweise vorherrschende Meinung, der betreffende Jugendliche als Symptom- und Problemträger müsse nur in die »Reparaturwerkstatt« Verhaltenstherapie gebracht werden, bedarf in solchen Fällen einer einfühlenden, jedoch klaren Korrektur (»*Ich sehe, wie wichtig es Ihnen als Eltern ist, dass es Ihrem Sohn/Ihrer Tochter wieder besser geht. Ich bin davon überzeugt, dass Sie als Eltern dabei einen ungemein wichtigen Anteil haben werden. Daher glaube ich, dass die Eltern- und Familienarbeit wesentlich zur Verbesserung der gegenwärtigen Situation beitragen kann.*«). Die Rolle der Eltern für den Genesungsprozess des Jugendlichen sollte somit wertschätzend hervorgehoben werden.

Umso wichtiger ist die Klärungsphase für die Schaffung einer hohen Therapiemotivation und Bereitschaft zur Veränderung. Der Klärungsprozess verhilft nicht nur dem Therapeuten zu einem individuellen Fallverständnis, sondern schafft die Grundlage dafür, dass sich der Jugendliche und seine Eltern auf den »Bewältigungsweg« begeben.

Die Einteilung des therapeutischen Prozesses in eine klärungs- und bewältigungsorientierte Therapie beziehungsweise Klärungs- und Bewältigungsphase birgt die Gefahr eines Missverständnisses in sich, nämlich die Annahme, dass dieser Prozess linear und einmalig verläuft – im Sinne von zuerst Klärung, dann Bewältigung, gefolgt vom Therapieende. Jedoch greifen diese Phasen vielmehr ineinander und »tauchen« nicht nur im Verlauf des gesamten Therapieprozesses, sondern auch in den einzelnen Therapiestunden immer wieder auf: Einerseits bei der Herausarbeitung handlungsleitender, jedoch dysfunktionaler Schemata beziehungsweise verzerrter Grundannahmen – das wäre eine Art Metaebene im Klärungsprozess. Andererseits in der jeweiligen therapeutischen Begegnung, bei der Herausarbeitung einer klaren, eindeutigen Motivationslage, sodass der Heranwachsende und der Therapeut auf einer »Wellenlänge« sind und das gleiche Ziel anvisieren. In diesem Falle verläuft die Klärungsphase nicht auf einer Metaebene zur Erfassung handlungsleitender Schemata, sondern dient einem Abstimmungsprozess im Hier und Jetzt. Dieser Abstimmungsprozess führt, wenn er gelingt, zu einer hohen Bereitschaft in der Therapie beziehungsweise in der Stunde mitzuwirken und sich auf den Prozess einzulassen. Dafür bedarf es gewisser Beziehungsregeln: Der Jugendliche wird validiert und in seinen Bedürfnissen und Ängsten gesehen, körperliche Zustände werden verbal markiert (zum Beispiel: *»Ich habe gerade den Eindruck, dass du ganz angespannt bist, wenn ich das sage …«*).

Eine Klärungsphase kann, anders ausgedrückt, über Top-down-Aktivierung verlaufen. Dann sprechen wir gemeinsam mit dem Jugendlichen »über« die Sache, sozusagen aus der Metaperspektive. Die Lerngeschichte, Erfahrungen und Prägungen werden zum Gegenstand der Betrachtung. Die Bottom-up-Aktivierung geschieht dagegen im Hier und Jetzt. Das Thema wird nicht mehr distanziert und wie eine Art Gegenstand betrachtet, über den man redet, sondern es hat einen »Einfluss« auf das Erleben und Verhalten des Jugendlichen in der Sitzung (beispielsweise gerät der Jugendliche in ein erhöhtes emotionales Erregungsniveau, wird müde, kämpft mit den eigenen Tränen etc.).

Grundsätzlich gilt: Der Klärungsprozess ist stets Voraussetzung dafür, dass der Jugendliche und seine Eltern durch die Auseinandersetzung mit in der Therapie auftretenden Fragestellungen zu einer tieferen Einsicht und Erkenntnis hinsichtlich ihres eigenen Erlebens und Verhaltens gelangen. Erst mit dieser Einsicht können dann Bewältigungsschritte unternommen werden. Hier entsteht schließlich eine »therapeutische Landkarte«: *»Aha, von hier sind wir also gekommen. Das hatte die und die Gründe. Jetzt stehen wir an dieser Kreuzung. Wir haben verschiedene Routen aufgezeigt bekommen. Am besten nehmen wir diese hier.«*

Auf der Metaebene lässt sich die Klärungsphase der SJT mit der Frage zusammenfassen: »Wie konstruieren der Jugendliche und seine Eltern Bedeutung?« Die Metaebene der Klärungsperspektive beleuchtet somit motivationale Aspekte: Warum erlebt, empfindet und handelt der Jugendliche so und nicht anders? Welche (unbewusste) Funktion haben die (problematischen) Handlungen des Jugendlichen? Welche Beziehungsmuster zeigt der Jugendliche, um vermeintlich zwischenmenschliche Bedürfnisse zu befriedigen? Wie verhalten sich die Eltern gegenüber dem Jugendlichen?

Der klärende Abstimmungsprozess in der therapeutischen Begegnung ist ein stetiger Aushandlungsprozess. Er dient zur Klärung dessen, was notwendig ist, um eine eindeutige Motivationslage beim Jugendlichen hervorzurufen, damit der Jugendliche sich im Stande sieht, Schritte zur Veränderung und Problembewältigung zu unternehmen.

Bereits im Erstkontakt tritt man als Therapeut in die Klärungsphase ein: Welcher Jugendliche und welche Familie begegnen einem in der Praxis, welche handlungsleitenden Bedürfnisse, Annäherungs- und Vermeidungsstrategien sind bestimmend, wie wird mit Angst und Wut persönlich, aber auch zwischenmenschlich »umgegangen«? Welche Gefühle und Eindrücke löst der Heranwachsende, lösen die Familienmitglieder in einem aus?

Zugleich ist natürlich die Auftragsklärung wichtig: Gibt es seitens des Jugendlichen und seiner Eltern eine Motivation für die Therapie oder müssen erst noch Zweifel ausgeräumt werden? Welche Ziele verfolgen die einzelnen Familienmitglieder mit der Therapie, welche Schritte sind die Einzelnen bereit zu gehen und kann daraus ein gemeinsamer Konsens abgeleitet werden? Denn erst daraus kann sich ein möglicher Behandlungsplan ergeben.

Damit eine Veränderungsbereitschaft bei allen Beteiligten entsteht, muss natürlich geklärt sein, ob – etwas vereinfacht gesagt – das bisherige Verhalten, das zum emotionalen Überleben im Familiensystem verholfen hat, aufgegeben werden kann. Denn das bisherige Verhalten sowie die bisherige Art der Beziehungsgestaltung hatten ja eine Funktion: sie sollten, auch wenn es sich nur um ein Minimum handelte, zwischenmenschliche Bedürfnisbefriedigung gewährleisten und Unliebsames vermeiden helfen (siehe zweites Kapitel).

Veränderungen, Aufbruch oder Loslassen können mit unliebsamen Gefühlen verknüpft oder schlichtweg angstauslösend sein. Sich diesen stellen zu müssen, ohne zugleich Halt und Sicherheit zu haben, um die Anstrengungsleistung bewältigen zu können, wird zu Reaktanz in der Therapie führen, falls durch die angestrebten Veränderungen die Assoziation entsteht, dass das emotionale Überleben des Jugendlichen oder anderer Familienmitglieder in Gefahr gerät.

Die Klärungsphase dient, grob gesagt, der Beleuchtung des gegenwärtigen Istzustandes, um von diesem Istzustand einen ersten möglichen Sollzustand zu erarbeiten. Ferner der Erfassung möglicher Barrieren, die für das Erreichen des Zielzustandes hinderlich sein könnten.

Die Fallvignette der 14-jährigen Marta, die wegen einer depressiven Episode, selbstverletzendem Verhalten und suizidalen Tendenzen in die ambulante Behandlung kam, soll dazu verhelfen, theoretische Überlegungen zu veranschaulichen.

Fallvignette Marta (Teil 1)

Der Erstkontakt fand telefonisch mit dem Vater von Marta statt. Im Gespräch berichtete er, dass er und seine Frau sich große Sorgen um die älteste ihrer beiden Töchter machen würden. Nach Angaben des Vaters besuchte Marta zum damaligen Zeitpunkt die Realschule, hatte jedoch so schlechte Noten, dass sie aller Voraussicht nach das Klassenziel der achten Klasse nicht erreichen würde. Der Vater, der sehr feinfühlig und offen erschien, machte sich wegen seiner ältesten Tochter jedoch über ganze andere Dinge Gedanken: Marta habe in ihrem Freundeskreis und online mehrmals Gedanken geäußert, nicht mehr leben zu wollen, habe sich phasenweise durch Ritzen tiefe Wunden am Unterarm zugezogen, sich sozial zurückgezogen und sei kaum in der Gruppe der Gleichaltrigen integriert, da sie große Schwierigkeiten habe, tragfähige Beziehungen zu Gleichaltrigen aufzubauen. Vielmehr breche sie Beziehungen zu anderen Jugendlichen in kürzester Zeit immer wieder ab. Ferner verschließe sie sich auch ihren Eltern gegenüber zunehmend, wirke niedergeschlagen, mutlos und antriebslos.

Als ich Marta zum ersten Mal traf – sie wollte das Gespräch allein mit mir führen, ohne ihre Eltern – zeigte sich genau das vom Vater beschriebene Bild. Der Vater umschrieb im Telefonat auf zutreffendste Weise ihr depressiv distanziertes Kontaktverhalten. Im Erstgespräch mit Marta schimmerte jedoch auch eine andere Facette durch. Es zeigte Marta als ein aufgeschlossenes, sensibles, nachdenkliches, offenes, interessiertes und sportliches Mädchen. Warum rutschte Marta in die Depression? Die Frage ließ sich natürlich nicht im Erstgespräch beantworten, sondern erst über die Klärungsphase und in einer damit einhergehenden Analyse der Bedürfniskommunikation innerhalb der Familie (*Phase 2 und 3 in der Struktur der SJT*). Trotz stimmiger »Chemie« zwischen uns beiden, unterzog mich Marta natürlich einem »Beziehungstest«, der zugleich ihre Überlebensregel deutlich hervorbrachte (»*Behalte stets die Kontrolle über dich und andere (Gebot), lass dich nicht fallen oder gib dich einer Sache spontan hin (Verbot), dann bewahrst du dir ein Stück weit Selbstbestimmung und Freiraum (Bedürfnis) und verhinderst, dass du dich jemanden auslieferst«).* Martas Haltung war vollkommen nachvollziehbar, war sie doch genau mit den Themen »Ausgeliefertsein, Fremdbestimmung und Ohnmacht« konfrontiert.

Die Depression »schützte« vor der Auseinandersetzung mit intensiven Gefühlen, die aus familiären und entwicklungspsychologischen Konfliktkonstellationen (elterliche Paarkonflikte, Invalidierung durch die Mutter, fehlender Schutz durch den Vater, da nicht ausreichend präsent, Überzeugung, anders zu sein als Gleichaltrige) entstanden. Die fehlende Bewältigung der intra- und interpersonalen Konflikte verschärften gleichwohl Martas Selbstzweifel, die sich in wiederholenden Selbstverletzungen entluden und den fragilen Selbstwert zementierten.

Was war nun der Beziehungstest? Marta berichtet differenziert, jedoch sehr rational-kühl über ihre Vergangenheit, was positiv und was negativ in ihren Augen verlief. Aus ihren Erzählungen ergaben sich viele Ansätze, die wir im verhaltenstherapeutischen Sinne in der Symptomtherapie und im Fertigkeitentraining hätten nutzbarmachen können (*Behandlungsphase I*). Aber Versuche, Marta im Rahmen der Psychoedukation und Darstellung der Behandlungsprinzipien (*Phase 4 und 5 in der Struktur der SJT*) zu motivieren, erste Schritte der Bewältigung zu unternehmen (Verhaltensaktivierung bei Marta und Familiengespräche zur Veränderung der mütterlichen Invalidierung sowie der überzogenen elterlichen Kontrolle und Eingrenzung), beantwortete Marta mit Pessimismus, Hoffnungs- und Lustlosigkeit.

Die vorgeschlagenen ersten Bewältigungsschritte rüttelten bereits zu sehr an Martas Überlebensregel, die vor dem familiären Hintergrund ja durchaus berechtigt war. Dennoch führte sie auch zur Frustration von Zugehörigkeitsbedürfnissen im Kontakt mit Gleichaltrigen. Zu dem damaligen Zeitpunkt stellte sich Marta jedoch eher die Frage, wieso sie etwas von einer ihr immer noch fremden Person (dem Therapeuten) ausprobieren sollte, dem sie noch nicht voll und ganz vertrauen konnte? Eigentlich klar! Somit rückte die *therapeutische Beziehung* in den Mittelpunkt unserer Gespräche: Martas Pessimismus traf auf meine Zuversicht. Martas *korrigierende emotionale Erfahrung* bestand zunächst in der Befriedigung ihrer Unabhängigkeitsbedürfnisse sowie der Reflexion ihrer Handlungsgebote und -verbote innerhalb der Therapie. Martas wichtige Erfahrung war, dass man sich öffnen kann, einem Thema oder Sache hingeben kann, ohne dass dort etwas Bedrohliches in Form von Belehrung, Verspottung oder Ablehnung lauerte. Die Interventionen bezogen sich auf situative Analysen frustrierender Beziehungserfahrungen im sozialen Umfeld (»Was hä*ttest du in diesem Moment von deinem Papa, deiner Mama gebraucht?«*), die Validierung des Erlebten (*»Das hat dich verletzt«, »Hat dich das wütend gemacht?«, »An deiner Stelle hätte ich ja wie ein Rumpelstilzchen getobt vor Ärger!«*) sowie auf die Reflexion, im therapeutischen Setting über etwas sprechen zu können, ohne dabei Gefahr zu laufen, angegriffen zu werden. Für Letzteres war vor allem eine interessierte und nachfragende Haltung auf Therapeutenseite hilfreich.

Über die emotionale Sättigung, dessen was Marta an Bedürfnissen im zwischenmenschlichen Kontext benötigte, reduzierte sich nicht nur ihre Beziehungsangst des Ausgeliefertseins, sondern stärkte auch ihre Selbstakzeptanz (»Ich bin okay«), förderte das Vertrauen in die Therapie und erhöhte Martas Veränderungsmotivation. Erst danach konnte im klassisch verhaltenstherapeutischen Sinne mit der *Behandlungsphase I* begonnen werden. So fing Marta beispielsweise wieder an, Fußball zu spielen und wagte es, gegenüber ihren Eltern aufzubegehren. Die Tendenzen zur Selbstverletzung und die Gedanken an Suizid klangen ab, je mehr Marta ihrem wahren Kern beziehungsweise Selbst näherkam. In der Therapie sprachen wir hierbei vom »inneren Kompass«. Der innere Kompass stand für die eigene Intuition und das Vertrauen in sich selbst; zu wissen, was man braucht und was einem gut tut, welche Handlungen richtig und welche falsch sind.

Wie der erste Teil von Martas Fallvignette zeigt, dienen Phasenverläufe, wie wir sie einleitend mit der Struktur der SJT beschrieben haben, nur der groben Orientierung. Für uns ist Psychotherapie komplex wie ein Uhrwerk (wahrscheinlich noch komplexer, aber das Bild passt). Stets greifen mehrere Mechanismen und Zahnräder ineinander. Nichtsdestotrotz hätte man sich in Martas Fall auch verrennen können, wenn man blindlings der Symptomtherapie gefolgt wäre. Man hätte nicht das Commitment von Marta gehabt, die Beziehung wäre vielleicht sogar in einen Beziehungskampf übergegangen.

Die Aufteilung in klärungs- und bewältigungsorientierte Therapie wie sie beispielsweise Grawe (1998) beziehungsweise Grawe und Caspar (2012) beschreiben, hilft zu erkennen, wo man im Therapieprozess aktuell steht.

In der Klärungsphase sind unseres Erachtens zwei Ebenen wichtig, die es zu unterscheiden gilt: die *Metaebene* und die *Prozessebene*. Erstgenannte dient dem Fallverständnis und führt dazu, dass der Therapeut über ausreichende Hintergrundinformationen verfügt, um die Handlungen des Jugendlichen beziehungsweise der Eltern, wiederum bezogen auf ein Ätiologiemodell, zu verstehen und psychotherapeutisch einordnen zu können. Mit der Prozessebene verknüpfen wir Modelle, wie beispielsweise Heckhausens (2010) »Rubikon-Modell der Handlungsphasen« (vgl. hierzu auch Grawe, 1998, S. 60ff.; Sulz, 2011, Hauke, 2013, S. 135f.).

Nach Grawe (1998) wird der psychologische Rubikon »beim Übergang vom Wählen zum Wollen überschritten« (S. 62). Die Klärungsperspektive umschreibt einen Abwägungsprozess verschiedener, eventuell auch konkurrierender Wünsche und Anliegen, deren Realisierbarkeit, aber auch deren möglicher Konsequenzen. Ist der Rubikon überschritten, haben sich aus den Wünschen und Befürchtungen klare Intentionen herausgebildet. Die Motivationslage ist eindeutig und nicht mehr konflikthaft. Dieser Zustand wird mit der Bewältigungsperspektive umschrieben. Dem Jugendlichen ist damit klar, warum er beispielsweise eine Expositionstherapie macht und welches Ziel er damit verfolgt.

Erst bei einer eindeutigen Motivationslage, das heißt, wenn ein expliziter Wunsch hinsichtlich eines Zielzustandes beim Jugendlichen vorliegt und eine hohe Anstrengungsbereitschaft erkennbar ist, greifen bewältigungsorientierte Interventionen – also therapeutische Maßnahmen, die dazu verhelfen, dass die vom Jugendlichen gewählten Intentionen bestmöglich realisiert werden können (klassische Verhaltenstherapie wie Rollenspiele, Verhaltensexperimente, soziales Kompetenztraining etc.).

Ist die Motivationslage dagegen konflikthaft, wie wir es im ersten Teil der Fallvignette von Marta gesehen haben, finden klärungs- und ressourcenorientierte Maßnahmen ihren Einsatz. Sie können dazu führen, dass Befürchtungen abgebaut werden und Änderungswünsche zum Vorschein kommen.

In der Klärungsphase kommt damit eine therapeutische Haltung zum Einsatz, die dabei hilft, unklare Wünsche und Befürchtungen, konflikthafte Motive oder widerstreitende zwischenmenschliche Bedürfnisse (wie beispielsweise der Wunsch nach Nähe und Verständnis versus Freiraum und Selbstbestimmung) beim Jugendlichen und dessen Eltern zu identifizieren, bewusst zu machen und zu reflektieren. Ferner sollen in der Klärungsphase Prozesse angestoßen werden, die zu einer Neubewertung eigener Selbstzuschreibungen oder zur Veränderung eigener (und familiärer) Erwartungen führen. Dadurch soll der Jugendliche zu einer besseren Einschätzung der Realisierbarkeit eigener Intentionen gelangen.

Die therapeutische Haltung in der Klärungsphase erläutern wir im weiteren Verlauf des Textes. In der Darstellung des ersten Teils der Fallvignette von Marta haben wir versucht, dies über die Beschreibung des Beziehungstests abzubilden.

Wie wir noch zeigen werden, bedarf es bei der Bewältigung stets auch einer Akzeptanz. Denn vieles von dem, was sich Jugendliche, aber auch Eltern, wünschen, entzieht sich der Realisierbarkeit. Auch in Martas Fall ging es darum, zu akzeptieren, dass beispielsweise die Paarkonflikte ihrer Eltern nicht aufzulösen waren.

Im Sinne der Therapie als Uhrwerk werden wir nun einzelne Zahnräder in der Klärungsphase näher erläutern.

Zentrale Themen in der Klärungsphase und wie diese therapeutisch bearbeitet werden können

Die Klärungsphase in der SJT sollte dazu dienen, vier wesentliche Aspekte zu beleuchten, die für eine gelingende Psychotherapie von Bedeutung sind:

1. Aufbau der Bereitschaft des Jugendlichen und seiner Eltern, sich auf den Therapieprozess einzulassen und aktiv mitzuarbeiten.

2. Erfassung der Symptomatik (»Die Spitze des Eisberges«) unter den Aspekten auslösende und aufrechterhaltende Bedingungen sowie des individuellen und familiären Krankheitsmodells (»Wie ist es aus Sicht des Jugendlichen und seinen Eltern zu der Symptomatik gekommen?«).

3. Herausarbeitung impliziter Motive des Jugendlichen und seiner Eltern, die bisher durch die Symptomatik »überdeckt« waren. Dabei spielt die Funktion der Symptomatik eine wichtige Rolle (»Was verbirgt sich unter der Oberfläche?«). Die motivationale Klärung dient also dazu, verständlich zu machen, warum gewisse lerngeschichtlich gebildete Schemata beim Jugendlichen implizit handlungsleitend sind und welche davon eine maladaptive Funktion haben.

4. Erarbeitung klarer Handlungsabsichten für den Jugendlichen und dessen Eltern, die zur Symptomreduktion, zu mehr Selbstbestimmung, Freiraum, Selbstwirksamkeit und innerer Zufriedenheit führen können (siehe fünftes Kapitel: Eltern- und Familienarbeit).

Eine gute Klärungsphase schließt damit ab, dass dem Jugendlichen erstens sein Erleben und Handeln unter der Prämisse seiner Überlebensregel und Reaktionskette bewusstgeworden ist, dass ihm zweitens Entwicklungsschritte verständlich werden, die notwendig wären, um gegen die Überlebensregel zu verstoßen und diese in eine entwicklungsangemessene Lebensregel zu überführen, und dass ihm drittens verdeutlicht wird, welche Schritte der Akzeptanz und damit gegebenenfalls der Trauerverarbeitung notwendig sein werden, da sich gewisse Wünsche und Ziele gegebenenfalls nicht realisieren lassen.

Klärungsorientierter Therapieprozess: Induktion positiver Besserungserwartung, korrektive emotionale Erfahrungen, Akzeptanz der Ist-Situation und Ressourcenmobilisierung

Damit sich der Jugendliche und dessen Familie auf einen Therapieprozess einlassen und ein Erklärungsmodell psychischer Störungen gemäß der affektiv-kognitiven Entwicklungs- und Störungstheorie sowie die damit verbundenen und zunächst hypothetisch gefassten Veränderungsschritte annehmen können, bedarf es gewisser therapeutischer »Hilfsangebote«. Sulz (2011, 2017b) beschreibt diesen Therapieprozess in 20 Schritten sehr ausführlich. Wir haben uns an diesen Ausführungen orientiert. Für einen förderlichen klärungsorientierten Therapieprozess sehen wir folgende prozessuale Parameter als bedeutsam an:

- Aufbau von Hoffnung und Glaube an den Therapieerfolg
- Aufbau einer förderlichen Beziehung
- Aufbau von Therapiemotivation
- Akzeptanz der gegenwärtigen Ist-Situation und Ressourcenmobilisierung
- Motivationale Klärung mit dem Ziel, eine tiefe emotionale Erfahrung und Korrektur emotional-kognitiver Bewertungen herzustellen

Nach Grawe (1998, S. 24) kann durch die Therapie eine »positive Besserungserwartung« induziert werden, die zu einem »positiven Rückkoppelungsprozess« führt. Beim Jugendlichen und dessen Eltern stellt sich eine positive Erwartung auf Besserung und Veränderung ein, wenn es dem Therapeuten gelingt, den Beteiligten zu vermitteln, dass sie eine wirksame Hilfe gefunden haben. Dadurch erwächst Zuversicht und Mut. In die festgefahrene Situation kommt Bewegung. Gegebenenfalls zeigen die Beteiligten neue Verhaltensweisen, die sich positiv auf das Erleben aller auswirken und das Selbstvertrauen des Jugendlichen und das Vertrauen der Eltern in die eigenen Fertigkeiten stärken (»Wir können etwas verändern. Ich/wir haben Einfluss auf die problematische Situation«). Die Veränderungen werden positiv auf die Therapie zurückgeführt, wodurch sich die Bereitschaft erhöht, sich zunehmend mehr in der Therapie einzubringen und therapeutische Anregungen umzusetzen.

Der *Aufbau von Hoffnung und Glaube* an den Therapieerfolg geschieht durch Psychoedukation, durch ein kompetentes und professionelles Auftreten seitens des Therapeuten und durch Erfassung und Mobilisierung vorhandener Ressourcen seitens des Jugendlichen und dessen Familie. Kompetentes und professionelles Auftreten speist sich aus einem fundierten psychotherapeutischen Handlungswissen. Behandlungskompetenz verstehen wir als spezifisches und reflektiertes Erklärungs- sowie als ziel- und zweckorientiertes Methodenwissen, um Menschen zu helfen, die in eine »seelische Notlage« geraten sind.

Aufbau einer förderlichen Beziehung: In der Regel wird bereits im Erstkontakt die Not des Jugendlichen und die seiner Eltern spürbar. Mit dem Aufbau von Hoffnung und Glaube an den Therapieerfolg besteht im Umkehrschluss natürlich auch für die Familie die Möglichkeit, erst einmal Verantwortung abzugeben (im Sinne von: »Mit der Therapie wird es gelingen, einen Ausweg zu finden«). Neben der Verantwortungsabgabe können auch Zweifel bezüglich der Therapie auftreten, wie Martas Fall verdeutlicht hat. Van der Kolk (2016) hebt diesbezüglich hervor, dass »das Sicherheitssystem des Gehirns in die [therapeutische] Arbeit mit einbezogen werden [muss], bevor man versucht, neue Denkweisen zu fördern« (S. 105). Das heißt, es muss zunächst eine »Passform« zwischen Therapeut und Jugendlichem gefunden werden, einschließlich einer Antwort darauf, was der Heranwachsende an zwischenmenschlicher Bedürfnisbefriedigung braucht, was der Jugendliche in der Beziehungsgestaltung mit anderen vermeidet und was er beim anderen auslöst, um ihn zu bestimmten Verhaltensweisen zu verleiten.

Der Therapeut nimmt eine *komplementäre Haltung* ein, mit dem Ziel der zwischenmenschlichen Bedürfnisbefriedigung, der Reduktion der Beziehungsangst sowie der Wahrnehmung möglicher Wutimpulse des Jugendlichen (Richter-Benedikt, 2015b, S. 239ff.). Die komplementäre Haltung schafft die Passform zwischen Therapeut und Heranwachsendem. Die Passform stärkt die Bindung zwischen beiden und beruhigt das Sicherheitssystem des Jugendlichen. Bowlby (1973) sprach hier von Bindungssystem. Erst dadurch können Schritte der Veränderung gedacht und im Verlauf getätigt werden (vgl. Bischof, 2009).

Bezug zur Fallvignette Marta: komplementäre Beziehungsgestaltung vor dem Hintergrund handlungsleitender, jedoch impliziter Konfliktschemata

In Martas Erzählungen war einerseits ihre Intention nach Nähe und Austausch mit Gleichaltrigen zu erkennen und andererseits das Bedürfnis, sich gegenüber den Eltern zu öffnen, mitzuteilen und eigene Interessen durchzusetzen. Im Sinne des Konfliktmodells werden nicht nur Intentionen, also Annährungsschemata, aktiviert, sondern eben auch Vermeidungsschemata.

Bei Marta unter anderem die Erfahrung des fehlenden Verständnisses durch Gleichaltrige und Eltern sowie des Ausgeliefertseins und der Unkontrollierbarkeit der Situation durch das Interaktionsverhalten der Mutter. Das ersehnte und angestrebte Bedürfnis endete bei Marta oftmals in einer Frustration, wodurch sich gewisse Erwartungen und damit (dysfunktionale) Handlungsweisen bei ihr etablierten. Aufgrund der wiederkehrenden Frustrationen wird das Annäherungsschema von einem Vermeidungsschema »ummantelt«, mit dem Ziel, vor weiteren aversiven Erlebnissen zu schützen. Der Preis dafür ist jedoch hoch. Durch die Vorwegnahme dessen, was man fürchtet, schützt man sich, bekommt zugleich aber nicht das, was man braucht. Das Bedürfnis bleibt ungestillt. Das Schutzverhalten beziehungsweise die Vermeidungsstrategie bei Marta bestand darin, sich zunächst nicht auf die therapeutische Beziehung einzulassen, von sich aus wenig preiszugeben, um die Kontrolle zu bewahren. An dieser Stelle war Martas Autonomiebedürfnis nach Freiraum und Selbstbestimmung ganz stark. Andererseits sehnte sie sich auch nach gewissen Zugehörigkeitsbedürfnissen wie Willkommensein, Gesehenwerden, Verständnis und Aufmerksamkeit. Sie steckte somit in einem Dilemma fest. Es gab nur ein Entweder-oder, aber kein Sowohl-als-auch. Dieses Konfliktschema musste also aufgedeckt werden. Auf der Therapeutenseite natürlich durch eine auf der Grundlage der affektiv-kognitiven Entwicklungstheorie fußenden Hypothesenbildung und durch eine komplementäre Beziehungsgestaltung, wie wir sie weiter oben im Text beschrieben haben.

Eine konkrete Verbalisierung könnte sein: »Ich habe den Eindruck, dass in dir irgendwie zwei Herzen schlagen. Zum einen merkst du, dass es dir guttut, über etwas zu sprechen, was dich beschäftigt. Zum anderen bist du dir noch nicht so sicher, wie du es finden sollst, hier bei mir etwas von dir preiszugeben.«

Der »Hebel« für den *Aufbau einer Therapiemotivation* liegt zunächst im Leidensdruck des Jugendlichen. Dieser muss ausreichend groß sein, um eine Bereitschaft zu entwickeln, sich in therapeutische Hilfe zu begeben. Ebenfalls wichtig ist natürlich, dass in den ersten Sitzungen eine tragfähige therapeutische Beziehung entsteht, die vor allem, wie Van der Kolk (2016) hervorhebt und der Fall Marta zeigt, das Sicherheitssystem (Bindungssystem) des Jugendlichen beruhigt und das Kontrollbedürfnis sättigt.

Für den *Aufbau von Therapiemotivation* sind zwei weitere Aspekte wichtig: Einerseits die Aufklärung darüber, wie es zur psychischen Störung kommen konnte und andererseits der motivationale Klärungsprozess, der bestenfalls die impliziten motivationalen Schemata bewusst macht.

Wenden wir uns nochmals kurz der *Aufklärung über die Entstehung psychischer Störungen* zu. Die Aufklärung kann zum Aufbau und zur weiteren Förderung der Therapiemotivation beitragen. Nach Grawe und Caspar (2012) ist »das oberste Prinzip des psychischen Funktionierens … das Streben nach Konsistenz« (S. 41). Inkonsistenz (oder auch Inkongruenz) entsteht – sehr vereinfacht – durch die Diskrepanz zwischen dem vorgefundenen Ist- und dem benötigten Sollwert beispielsweise eines Bedürfnisses (wie Wertschätzung oder Selbstbestimmung). Anders und einfach ausgedrückt: Es ist von dem, was die Person braucht, zu wenig da. Die Konsistenz (oder Kongruenz) ist gefährdet. Inkonsistenz erzeugt Spannung. Diese kann als aversiv erlebt werden. Emotionen dienen dabei als Feedbackgeber. Kann die Konsistenz durch Verdrängung oder Vermeidung nicht weiter gesichert werden, nimmt gleichzeitig die Inkonsistenzspannung weiter zu und erreicht dabei für die Psyche ein bedrohliches Ausmaß, bedarf es im Sulz'schen Sinne (1994, S. 179.) einer psychischen Notfallmaßnahme: Es kommt zur kreativen Schöpfung des Symptoms. Grawe und Caspar (2012, S. 43) sprechen hierbei im systemtheoretischen Sinne von neuen Ordnungsmustern, die ebenfalls zur Reduktion der Inkonsistenzspannung führen.

Akzeptanz der gegenwärtig vorgefundenen Situation und Ressourcenmobilisierung

Wie wir noch sehen werden, spielt die Ressourcenmobilisierung für die Bewältigung von Konfliktschemata eine zentrale Rolle. Wir werden auf diesen Aspekt weiter unten im Text näher eingehen. Mit der *Akzeptanz der gegenwärtig vorgefundenen Situation* heben Sulz (2011, 2017b) und Hauke (2013) den Aspekt hervor, dass es, um überhaupt problematische Verhaltensweisen verändern zu können, einer *inneren akzeptierenden Haltung* bedarf. Diese innere Haltung bezieht sich auf den Umstand, dass nun mal die Symptomatik »da ist« und nicht »abgelegt« werden kann. Ganz so, als ob es beim Jugendlichen nur »klick« machen müsse und die Problematik würde verschwinden.

Diese innere akzeptierende Haltung muss sich erst bei allen beteiligten Personen entwickeln und ist dadurch gekennzeichnet, dass sich der Jugendliche – wie auch seine Eltern – mit der eigenen Vergangenheit, den auslösenden und aufrechterhaltenden Bedingungen ernsthaft beschäftigen. Im günstigsten Fall haben der Jugendliche wie auch seine Eltern erkannt, dass es keine Verschreibung eines Lösungsansatzes gibt, im Sinne von »Mache A, dann bekommst du B«, wodurch ein rasches Funktionieren und »Ablegen« der psychischen Störung ermöglicht werden soll. Vielmehr stellt die Psychotherapie einen Entwicklungsprozess dar, der mit intensiven Gefühlen, aber auch mit Verständnis, Loslassen und Annahme einhergehen kann und im Ideal zur Reduktion der Symptomatik und zum Zugewinn an persönlicher Freiheit führt.

Motivationale Klärung und prozessuale Aktivierung, Schaffung tiefer emotionaler Erfahrung und Korrektur emotional-kognitiver Bewertungen

Die *motivationale Klärung* dient der Herausarbeitung von motivationalen Schemata, vor allem von Konfliktschemata, die für die Inkonsistenz »verantwortlich« sind. Die motivationale Klärung ist in dem Sinne das Herzstück einer klärungsorientierten Psychotherapie wie sie Sachse und Sachse (2016) als eigenständigen Therapieansatz beschrieben haben. Sie soll dazu verhelfen, Widersprüchlichkeiten und Ambiguitäten bewusst zu machen, damit diese im weiteren Verlauf mit dem Jugendlichen funktional bewältigt und eindeutige Intentionen – also handlungswirksame Ziele – herausgearbeitet werden können.

Die bewusste Aufmerksamkeitslenkung während des Gesprächs auf widerstreitende Wünsche oder Bedürfnisse führt beim Jugendlichen in der Regel zum Anstieg seiner Anspannung. Mit dem Bedürfnis sind ja nicht nur Intentionen verknüpft, sondern aufgrund der Lerngeschichte auch Vermeidungstendenzen, durch die dann negative Emotionen aktiviert werden. Der Jugendliche braucht also eine ausreichende Willenskraft (Volitionsstärke), sich diesem aversiv erlebten Spannungszustand zu stellen und diesen auszuhalten.

Wie kann es gelingen, dass der betreffende Jugendliche die Kraft aufwendet, sich dieser bewussten Konfliktbearbeitung zu stellen? Grawe (1998, S. 207f.) führt hierfür zwei Aspekte an: Erstens die Benennung der miteinander im Konflikt stehenden Ziele – die Annäherungstendenz und die Vermeidungstendenz sowie die Benennung eines dritten Ziels, auf das es sich hinzuarbeiten lohnt. Zweitens Ressourcenorientierung und den positiven Einfluss der therapeutischen Beziehung.

Als aufmerksame Leserin oder aufmerksamer Leser könnte man sich natürlich jetzt fragen, handelt es sich hierbei noch klärungs- oder bereits um bewältigungsorientierte Therapie? Genau richtig! Bewältigungsorientierte Hilfen sind Maßnahmen in der Therapie, die dazu verhelfen sollen, dass Intentionen realisiert werden. Wenn die therapeutische Zielsetzung darin besteht, dass sich der Jugendliche mit impliziten Konfliktschemata bewusst auseinandersetzen soll, bedarf es natürlich unterstützender Maßnahmen, damit er diese Willensstärke aufbringt. In diesem Falle verlässt man die Klärungsperspektive und nimmt als Therapeut eine bewältigungsorientierte Haltung ein mit dem Ziel, den Jugendlichen dabei zu unterstützen, eine ausreichende Willensstärke aufzubauen, um den von Heckhausen & Heckhausen (2010) beschriebenen Schritt über den Rubikon gehen zu können (siehe auch Sulz 2017a).

Dieser Gesichtspunkt zeigt, wie eng die Klärungs- und Bewältigungsperspektive miteinander verwoben sind. Die Klärungs- und Bewältigungsperspektive stehen dialektisch zueinander. Reagiert der Jugendliche mit Reaktanz oder mit Symptomen (wie die Fallvignette von Marta zeigte), könnte das ein Hinweis dafür sein, dass man in der Therapie auf der falschen Spur ist oder sich bereits zu sehr als Therapeut im bewältigungsorientierten Denken befindet.

Zurück zur Frage, wie eine *positive Auseinandersetzung mit Konfliktschemata* im motivationalen Klärungsprozess gelingen kann.

Im ersten Schritt erfolgt die Differenzierung des Annäherungs- und Vermeidungschemas. Ein Annäherungsschema ist nach Grawe (1998, S. 355) bedürfnisorientiert und auf etwas gerichtet. Deshalb spricht Grawe auch von intentionalen Schemata. Die Grundlage für ihre Entwicklung können angeborene, aber auch durch die Sozialisation vermittelte Bedürfnisse sein. Ein Vermeidungsschema ist nach Grawe nicht nur danach ausgerichtet, ein negativ definiertes Ziel zu vermeiden, sondern auch die damit gleichzeitig auftretende negative Emotion. Vermeidungsschemata haben immer einen Umgebungsbezug, sind lerngeschichtlich geprägt und Teil des impliziten Gedächtnisses. Vermeidungsziele entstehen aus schmerzhaften Erfahrungen (der »wunde Punkt«). Ein Vermeidungsschema ist nach Grawe (1998) eine »Weg-von-Reaktion« (S. 357) und kann ausgeprägte Vermeidungsstrategien beinhalten.

Ein Konfliktschema ist eine Einheit aus Annäherungs- und Vermeidungskomponente und ebenfalls lerngeschichtlich gebildet. Wie die Überlebensregel stellt das Konfliktschema ein Dilemma dar, denn an das Annäherungsschema (wie zum Beispiel Wunsch nach Freiraum oder Selbstbestimmung) ist ein Vermeidungsschema gekoppelt (wie zum Beispiel die Angst, das Gegenüber zu enttäuschen). Das Inkongruenzsignal beziehungsweise die Inkonsistenzspannung tritt dann auf, wenn der Heranwachsende die Intention »mehr Selbstbestimmung« gegenüber seinem Vermeidungsziel (den anderen nicht enttäuschen) versuchen würde durchzusetzen.

Ein Konfliktschema hat somit zwei einander entgegenwirkende Komponenten – die Intention beziehungsweise Annäherung und die Vermeidung. Diese Komponenten gilt es zu verbalisieren. Während die Intention positiv besetzt ist (»wäre schon schön, mehr Freiraum zu haben«), führt das Vermeidungsschema zu negativen Emotionen, die der Jugendliche als aversiv erlebt. Hier braucht es eine Art Kontrollinstanz, die sich an das psychische Sicherheitssystem (Bindungssystem) des Jugendlichen richtet. Der Wirkfaktor »Ressourcenaktivierung« umschreibt in diesem Fall alle Strategien, die der betreffende Jugendliche einsetzen kann, um seine Bedürfnisse nach Kontrolle, Orientierung und Sicherheit auf einem Niveau zu halten, sodass die bewusste Auseinandersetzung mit dem Konfliktschema als nicht überwältigend erlebt wird. Daraus leiten sich nun mehrere Prinzipien für das Vorgehen ab. Das hier beschriebene Vorgehen orientiert sich dabei an Grawes (1998) Ausführungen zum Prozessverlauf von Vrooms Erwartung-mal-Wert-Theorie (S. 273ff.) und zur Bearbeitung von Konfliktschemata (S. 367ff.).

Baseline und Voraussetzungen:

1. *Gute und tragfähige therapeutische Beziehung*: Der Jugendliche weiß, dass er sich auf den Therapeuten verlassen kann. Die Therapie als sozialer Ort gibt Halt, Sicherheit und Orientierung.

2. *Aufklärung*: Dem Jugendlichen ist klar, wie implizite Vermeidungsschemata entstehen und welche Rolle sie bei der Entwicklung von psychischen Störungen haben können.

3. *Nutzen und Wert für den Jugendlichen*: Der Nutzen, sich mit gewissen motivationalen Schemata auseinanderzusetzen, ist dem Jugendlichen verständlich (wie beispielsweise der Abbau interaktioneller Einschränkungen, Zunahme einer inneren Freiheit etc.). Dieser Nutzen hat für den Jugendlichen persönlich einen hohen Wert und ist positiv besetzt (hohe Wünschbarkeit).

4. *Hohe Wirksamkeitserwartung aufgrund positiver Erfolgserwartung und bestehender Sicherheitsanker*: Der Jugendliche hat einerseits bereits positive Erfahrungen in der Therapie gesammelt und verfügt andererseits über Strategien, sich selbst ausreichend gut zu beruhigen, beispielsweise durch Verfahren wie Selbstverbalisierung und Gegenwartsorientierung, Achtsamkeits- oder Entspannungsübungen sowie imaginative Übungen (Tresorübung, sicherer Ort).

Ziel: *Ausreichende Ressourcenaktivierung* und *hohe Wünschbarkeit* führen zu hoher Willensstärke, sich mit dem Konfliktschema auseinanderzusetzen.

Ablauf der motivationalen Klärung:

1. *Konfrontation* mit einer für den Jugendlichen *frustrierenden Situation* im Zusammenhang mit einem Konfliktschema.

2. *Förderung der Introspektion*: Wahrnehmung der eigenen Bedürfnisse (»*Was hättest du in diesem Moment von X gebraucht?*«) und der eigenen Gefühle (»*Hast du dich in diesem Moment ... [zum Beispiel: hilflos] gefühlt?*«). Die Markierung des Gefühlszustands des Jugendlichen soll durchaus fragend geschehen.

3. *Stärkung des »inneren Kompasses« des Jugendlichen*: Hierbei geht es darum, dass der Jugendliche ein Korrektiv erfährt, nämlich, dass seine ursprünglichen Intentionen – wenn sie im Einklang mit sozialen Werten und Normen stehen – berechtigt und richtig gewesen wären. Der Jugendliche erfährt Wertschätzung als kompetenter Akteur und wird in seinen Bedürfnissen gesehen, die ihm entwicklungsmäßig bedingungslos zustehen (»*Wie richtig es gewesen wäre, hier [zum Beispiel: rebellisch] zu sein.*«, »*Deine erste Absicht, X einzufordern, war berechtigt.*«).

4. *Differenzierung des Konfliktschemas – Intention versus Vermeidungsschema*: An dieser Stelle kann ein Widerspruch entstehen, denn die Betonung beziehungsweise die positive Hervorhebung des intentionalen Aspekts im Konfliktschema führt zur Aktivierung des Vermeidungsschemas und den damit einhergehenden Vermeidungszielen und Vermeidungsstrategien.

5. *Grad der Realitätsoffenheit überprüfen*: Die emotionalen Verletzungen, die mit dem Vermeidungsschema assoziiert sind, können dazu führen, dass der Jugendliche die damit einhergehenden eigenen Erfahrungen verabsolutiert und sie damit zunächst unanfechtbar macht. Eine Korrektur der dysfunktionalen Grundannahme ist zunächst nicht möglich.

6. *Förderung der Realitätsoffenheit*: Hier gilt es Schritte abzuwägen, wie es gelingen kann, dass der Jugendliche in seiner Wahrnehmung realitätsoffener wird, eigene Handlungsweisen in einem positiven Licht sehen und negative Erfahrungen aus der Vergangenheit begrenzen und differenzieren kann.

7. *Graduiertes Vorgehen mit dem Ziel der Förderung von Offenheit für neue Erfahrungen und Förderung der Selbstwirksamkeitserfahrungen*: Es geht nicht darum, den Jugendlichen davon zu überzeugen, dass seine Annahmen verzerrt oder irrational sind. An erster Stelle geht es darum, dass der Jugendliche die Gegensätzlichkeit seines spezifischen Annäherungs- und Vermeidungsschemas erkennt und es benennen

kann. Hierzu bedarf es wiederum der Validierung. Der nächste Schritt besteht nun darin, Nutzen und Wert der Intention, die ja auf ein handlungsleitendes und zentrales Bedürfnis gerichtet ist, hervorzuheben. Der vierte Schritt besteht nun in der gemeinsamen Erarbeitung eines graduierten Vorgehens mit dem Ziel, das Vermeidungsschema abzuschwächen und die Intention zu stärken.

Ziel: *Schaffung tiefer emotionaler Erfahrungen* und *Korrektur emotional-kognitiv Bewertungen.*

Das *graduierte Vorgehen* trägt in sich die Chance, dass der Jugendliche tiefe emotionale Erfahrungen machen kann, indem es ihm beispielsweise in der Therapiestunde gelingt, sich mit den negativen Emotionen zu konfrontieren, die mit dem Vermeidungsschema einhergehen. Die Korrektur der emotional-kognitiven Bewertung erfolgt durch die Wirksamkeitserfahrung, dies erfolgreich geschafft zu haben.

Mit zunehmendem Schwierigkeitsgrad und einhergehendem Erfolg kann die realitätsferne Haltung und kognitive Bewertung negativer Erfahrungen aus der Vergangenheit aufgebrochen werden und durch neue, möglicherweise in einem anderen sozialen Kontext gesammelte Erfahrungen erweitert werden. Die *Offenheit für neue Erfahrungen* nimmt zu, eigenes und fremdes Handeln kann realistischer und erfahrungsoffener wahrgenommen und reflektiert werden.

Im günstigsten Fall geht dies nicht nur mit der Zunahme von positiven Selbstwirksamkeitserwartungen einher, also die Erwartung durch eigenes Handeln, die bevorstehende Anforderung zum eigenen Wohle zu meistern, sondern ebenfalls mit einer veränderten Ergebnis- und Reaktionserwartung.

Ergebniserwartungen beziehen sich bei Grawe (1998, S. 111) auf das Verhalten des Gegenübers, wenn der Patient, in unserem Falle der Jugendliche, ein der Intention entsprechendes Verhalten zeigt. Wenn sich der betreffende Jugendliche zum Beispielgegenüber einem Freund zur Wehr setzt, bezieht sich die Ergebniserwartung darauf, ob sich der Freund wirklich dauerhaft vom Jugendlichen abwendet, wie es seine Grundannahme prophezeit.

Reaktionserwartungen hingegen betreffen den Jugendlichen wieder in seinem Erleben und Verhalten in Bezug auf die befürchteten Konsequenzen, die durch die Vermeidungsstrategien abgewendet werden sollen. Unser Jugendlicher setzt sich beispielsweise zur Wehr, was seinen Freund, der ihn bis dahin als einen tendenziell eher devoten Typen erlebt hat, so verärgert, dass er zunächst gekränkt den Kontakt abbricht. Die Reaktionserwartung betrifft nun die Befürchtung des Jugendlichen, nämlich den Weggang des Freundes nicht aushalten zu können.

Achtung, Therapie kann auch schädlich sein! An dieser Stelle möchten wir auf etwas aufmerksam machen, was uns immer wieder begegnet und auch Teil des therapeutischen Alltags sein kann: *die Was-wäre-wenn-Frage.* Was wäre, wenn sich in der Ergebniserwartung nicht ein Freund, sondern beispielsweise die Mutter vom Jugendlichen abwenden und mit massivem Liebesentzug und Invalidierung reagieren würde, sobald dieser Versuche des Sich-zur-Wehr-setzens zeigt?

In diesem Fall rücken zunächst die Homöostasebedürfnisse ins Zentrum der therapeutischen Aufmerksamkeit sowie das frustrierende Elternverhalten. Über die Elternarbeit müsste mindestens ein Elternteil, bestenfalls jedoch beide, Verständnis für das entwickeln, was ihr Sohn beziehungsweise ihre Tochter für einen adaptiven Entwicklungsprozess von ihnen als Eltern an zwischenmenschlichen Bedürfnissen benötigt (und dass dazu auch ein Ablösungsprozess und die Zunahme von Wehrhaftigkeit gehört). Des Weiteren müssten die Eltern soweit gestärkt werden, dass – wie in unserem Beispiel – zumindest Invalidierungen von der betreffenden Elternseite unterlassen werden. Generell geht es natürlich darum, dass Eltern schädliches Elternverhalten erkennen und so gut als möglich unterlassen.

Wenn wir schon dabei sind! *Brauchen Jugendliche denn nicht auch Grenzen? Stets die Bedürfnisse des Jugendlichen zu befriedigen, kann doch nicht die Aufgabe der Eltern sein?*

Natürlich ist es wichtig, Grenzen zu setzten. Jugendliche brauchen Grenzen. Deshalb halten wir es auch für sehr wichtig, sich in der Eltern- und Familienarbeit mit den Autonomiebedürfnissen (siehe zweites Kapitel) »ein Gegenüber haben, mit dem ich mich messen kann«, »gefordert und gefördert werden«, »Grenzen gesetzt bekommen« und »ein Vorbild haben« intensiv zu beschäftigen. Unabhängig davon ist es wichtig, den Heranwachsenden in seinen Handlungen zu bestärken, er braucht Orientierung und muss Begrenzung erfahren. Deshalb ist es unerlässlich, dass die Eltern mit ihm in Kontakt bleiben und nicht vom jugendlichen »Radar« verschwinden (siehe fünftes Kapitel).

Zurück zur Was-wäre-wenn-Frage und der Auseinandersetzung mit den Konfliktschemata. Damit sich Jugendliche über das therapeutische Setting hinaus bewusst mit Konfliktschemata auseinandersetzen, ist ein ausreichendes Maß an Sicherheit und Stabilität auch außerhalb des therapeutischen Settings Voraussetzung. Erst dann kann es gelingen, sich erfolgreich mit belastenden Erlebnissen, die ja die Ursache der Vermeidungsschemata sind, zu befassen und diese adaptiv in das Selbstbild zu integrieren (vgl. hierzu auch Butollo & Karl, 2016).

Sollte es in dem Was-wäre-wenn-Fall nicht möglich sein, das Familien-/Elternsystem soweit zu stärken, dass die oben im Text benannten Entwicklungsschritte für den Heranwachsenden möglich werden, wäre der therapeutische Ansatzpunkt ein anderer, nämlich die Förderung der Akzeptanz. Im Jugendlichen müsste die Einsicht und die Akzeptanz wachsen, dass bestimmte Probleme im sozialen Umfeld nicht ausreichend beeinflussbar und somit nicht veränderbar sind. Ferner bräuchte es Trauerarbeit und Förderung von Abgrenzung, damit der Jugendliche lernt, sich von der elterlichen – in diesem Fall – negativen Rollenzuschreibung soweit zu distanzieren, dass Selbstschutz möglich wird. Auf das Worst-Case-Szenario einer möglichen Kindeswohlgefährdung gehen wir an dieser Stelle nicht ein.

Wie die *Was-wäre-wenn-Frage* bereits andeutet, kann der motivationale Klärungsprozess dazu führen, dass gewisse soziale Umstände aufgedeckt werden, die eventuell nicht veränderbar sind, da sie außerhalb des Veränderungs- und Einflussbereichs des Jugendlichen liegen beziehungsweise außerhalb dessen, was in der Psychotherapie an Veränderung angestoßen werden kann. Diese Aufarbeitung des Unveränderlichen ist Teil einer bewältigungsorientierten Therapie, sie verlangt nach *Trauerarbeit, Abschied* und *Abgrenzung.*

Fallvignette Marta (Teil 2): motivationale Klärung, Ressourcenaktivierung und Problembewältigung

Hintergrund: Indem Marta bereits zu Beginn der Therapie erlebte, dass ihre Grenzen gewahrt, ihr Tempo eingehalten und sowohl ihre zwischenmenschlichen Bedürfnisse als auch ihre Beziehungsängste erkannt wurden, konnte das Dilemma (Entweder-oder) schrittweise in eine Sowohl-als-auch-Perspektive überführt werden. Sie konnte also in der therapeutischen Beziehung ihr Bedürfnis nach Selbstbestimmung und Freiraum genauso stillen wie das Bedürfnis nach Verständnis, Willkommensein und Akzeptanz, so wie sie ist. Diese korrektive Erfahrung in der Beziehungsgestaltung stärkte in Marta die Bereitschaft, sich auf den weiteren Therapieprozess einzulassen. Die Strategie in der Therapie bestand erst einmal darin, das psychische Sicherheitssystem (Bindungssystem im Sinne von Bowlby, 1973) von Marta ausreichend zu »besänftigen«, wodurch sich die therapeutische Beziehung weiter verbesserte und äußerst tragfähig wurde. Die Aufklärung über die Entstehung psychischer Störungen und mögliche Zusammenhänge in ihrem Leben erfolgte nach der affektiv-kognitiven Entwicklungstheorie. Die methodische Umsetzung gelang durch ein Narrativ und das Legen einer Lebenslinie. Die Lebenslinie symbolisierte die Gegenüberstellung erinnerter entwicklungsförderlicher und entwicklungshemmender Faktoren in Martas Leben von Geburt an bis ins Hier und Jetzt (vgl. sechste Gruppenstunde). Entwicklungsförderliche Aspekte dienten der Ressourcenmobilisierung, über die entwicklungshemmenden Faktoren konnten bereits erste Hypothesen bezüglich Konfliktschemata erarbeitet werden (Stichwort Überlebensregel).

Ablauf der motivationalen Klärung: Auslöser war ein Streit zwischen Marta und ihren Eltern und Martas damit einhergehendes Empfinden, die Eltern würden Martas »Nein« und ihre Abgrenzungsversuche nicht anerkennen. Marta empfand das Verhalten ihrer Eltern als deutliche Grenzüberschreitung: So wollte sich Marta zunächst dem Streit entziehen und in ihr Zimmer gehen, was zur Folge hatte, dass ihre Eltern ihr folgten, ungefragt ihr Zimmer betraten, auf sie einredeten und belehrten. Die Situation schaukelte sich auf, bis Marta weinend ihr Gesicht im Kissen verbarg. Als Marta den Ablauf des Streits in der Therapiestunde erzählte, befanden wir uns bereits mitten in der motivationalen Klärung: Sie konfrontierte sich selbst mit einer frustrierenden Situation (Schritt 1). In der Folge bestärkte ich sie, damit weiterzumachen, zunächst durch Schritt 2 »Förderung der Introspektion«, dann Schritt 3 »Stärkung des inneren Kompasses« und schließlich Schritt 4 »Differenzierung des Konfliktschemas«. Die handlungsleitende Intention war »Wunsch nach Abgrenzung«. In Martas Erzählung war auch eine bestehende geringe Selbstwirksamkeitserwartung, nämlich »sich nicht zur Wehr setzen zu können«, zu erkennen. An das Konfliktschema gekoppelt war die dysfunktionale Reaktionsbereitschaft »warten und hoffen, dass das Gegenüber erkennt, was ich brauche« mit der Symptomatik »kraft- und mutlos sich zurückziehen und hoffen, dass es vorbeigeht«.

Im weiteren Gesprächsverlauf konnte auch die zugrunde liegende Beziehungsangst erfasst werden: »Ausgeliefertsein und Gegenaggression« (Vermeidungsschema). Dies führte zur Bottom-up-Aktivierung der mit dem Vermeidungsschema assoziierten, schmerzhaften Erfahrungen aus der Vergangenheit (Streitigkeiten und Invalidierung durch die Mutter sowie Konflikte der Eltern). Marta reagierte in der Therapiestunde sofort mit Müdigkeit und Lustlosigkeit. Somit erfolgte der Sprung zurück zu Schritt 2 und der Validierung dessen, was Marta in diesem Moment erlebte: »Wie schwer es dir gerade fällt, daran zurückzudenken… [bezogen auf die assoziiere Erfahrung]« und Schritt 3, der Stärkung des inneren Erlebens bezogen auf die Vergangenheit (nicht auf den aktuellen Streit mit den Eltern): *»Wie sehr du damals das Verständnis von X gebraucht hättest, das hätte dir zugestanden.«* Des Weiteren war wichtig, dass Marta nicht von den schmerzlichen Erfahrungen aus der Vergangenheit überflutet wurde. Das gelang durch den Gegenwartsbezug und durch den Schritt zurück zur Baseline und mit der Erarbeitung des Nutzens und des Werts des Annäherungsschemas.

Die Fokussierung des positiven Anteils des Konfliktschemas gelang durch phantasievolles Experimentieren mit der Frage, wie es wäre, sich wehrhaft zu zeigen, aber auch manchmal gefährlich und bedrohlich zu sein (Stärkung der Intention, Abmilderung des Vermeidungsschemas). Sprung nach vorne zu Schritt 5 im motivationalen Klärungsprozess, zur Überprüfung der Realitätsoffenheit: Marta zeigte eine geringe Offenheit (»Ich werde mich nie zur Wehr setzen können«). Deshalb Schritt 6 »Förderung der Realitätsoffenheit« durch Hilfemaßnahmen zur Intentionsrealisierung, nämlich Situationen finden, in denen Marta schon wehrhaft war (Ziel: Realitätsoffenheit verbessern, Offenheit für neue Erfahrungen, Problembewältigung). Danach war Marta in einem graduierten Vorgehen zu Schritt 7 bereit und setzte sich mit dem Vermeidungsschema intensiver auseinander. In diesem Zusammenhang war ebenfalls die Bezugnahme zur Entstehung psychischer Störungen (Aufklärung) wichtig, sodass darüber der Gegenwartsbezug für Marta ersichtlich wurde: Warum es wichtig ist, sich mit Konfliktschemata auseinanderzusetzen (Top-down-Ansatz). Gemeinsam mit Marta wurde ein schrittweises Vorgehen besprochen.

Das graduierte Vorgehen bestand aus Abgrenzungs- und Selbstsicherheitsübungen, In-sensu-Konfrontationen mit problematischen Situationen, die von Marta Abgrenzung verlangten, Verhaltensexperimenten zur Abgrenzung in der Schule und im Freundeskreis, Aufklärungsgespräche und Abgrenzungsgespräche mit den Eltern, Familiengespräche für die Etablierung klarer Regeln im Familienalltag, Wutexposition (nicht das bekommen zu haben, was Marta gebraucht hätte) und Trauerarbeit hinsichtlich des emotional verletzten Selbstanteils von Marta.

3.2 Bewältigungsorientierte Therapie und Beziehung

Wie wir bereits im bisherigen Textverlauf gesehen haben, ist eine strikte Einteilung in eine anfängliche Klärungs- und eine darauffolgende Bewältigungsphase nicht möglich. Im Gegenteil: Als Therapeut befindet man sich immer in einem Abwägungsprozess, was im Moment wichtig ist, um beim Jugendlichen einen Entwicklungsprozess anstoßen zu können. Klärung und Bewältigung sind sich ergänzende Aspekte der Psychotherapie, das Fundament dabei ist die therapeutische Beziehungsgestaltung. Beide Perspektiven durchziehen nicht nur den gesamten Therapieprozess, sondern finden sich in der Regel auch in jeder Therapiestunde wieder.

In Grawes Bestreben, eine allgemeine Psychotherapie (1998) theoretisch zu fundieren, hob er nicht nur die beiden ergänzenden Perspektiven für eine erfolgreiche Psychotherapie hervor, sondern erfasste unter anderem vier psychotherapeutische Wirkprinzipien: Ressourcenaktivierung, prozessuale Aktivierung, motivationale Klärung und Problembewältigung (zusammenfassend in Grawe & Caspar, 2012).

Mit der *motivationalen Klärung* legte Grawe (1998) den Fokus auf den Therapieprozess: handlungsleitende, implizite und für die Entstehung der psychischen Störung (mit-)verantwortliche Konfliktschemata werden mit dem Ziel aufgedeckt, dass sich der Jugendliche mit diesen bewusst auseinandersetzt (*Klärungsperspektive*). Damit der Jugendliche die Willensstärke aufbringt, sich genau mit diesen schmerzhaften Anteilen aus den Konfliktschemata zu befassen, ist nicht nur eine gute und tragfähige Therapiebeziehung vonnöten, sondern auch eine *Ressourcenaktivierung* (Wiederentdeckung bereits vorhandener Fertigkeiten zur Bewältigung) und der möglicherweise notwendige Aufbau neuer Fertigkeiten (*Hilfen zur Intentionsrealisierung*). Damit wird das Ziel verfolgt, positive Kontrollerfahrungen beim Jugendlichen zu steigern. Die Problemperspektive beleuchtet die Frage, was geändert werden soll (*inhaltliche Therapieplanung*), die Ressourcenperspektive setzt sich mit der Frage auseinander, wie das Problem am besten geändert werden kann (*prozessuale Therapieplanung*). Mit der sukzessiven Bewältigung von (Teil)-Problemen nehmen die Selbstwirksamkeitserwartungen zu, die innere Haltung des Jugendlichen wird realitätsoffener, was sich wiederum positiv auf die Ergebnis- und Reaktionserwartung auswirkt. Der Wirkfaktor *Problembewältigung* umschreibt zusammenfassend therapeutische Hilfemaßnahmen, die dem Heranwachsenden dabei helfen, Intentionen zu realisieren.

Die Voraussetzung für *Problembewältigung* sind Einsicht (Klärung) und die Akzeptanz der gegenwärtig vorgefundenen problembelasteten Situation. Auf therapeutischer Seite wird hierfür nicht nur ein störungsspezifisches Wissen (wie beispielsweise die Anleitung zur Exposition), sondern auch ein störungsübergreifendes Wissen verlangt (wie Motivationsaufbau, Commitment- und Validierungsstrategien, Verbalisierungstechniken vermuteter innerer Zustände des Gegenübers etc.).

Die *prozessuale Aktivierung* (Grawe, 1998) betont die unmittelbare Erfahrung auf Seiten des Patienten, in unserem Fall des Jugendlichen. Die zugrunde liegende Annahme ist, dass das, was verändert werden soll, real erlebt und somit zuvor prozessual aktiviert werden muss. Einfach ausgedrückt: Probleme werden am besten in einem Setting behandelt, in dem sie real erfahrbar werden. Wichtig dabei ist, dass nicht nur über etwas gesprochen wird (Top-down-Ansatz), sondern dass das Gesprochene für den Jugendlichen im Hier und Jetzt erfahrbar wird, wie es der zweite Teil von Martas Fallvignette verdeutlichte (Bottom-up-Aktivierung). Wenn sich Jugendliche bewusst mit Konfliktschemata beschäftigen und die damit verbundenen negativen Gefühlszustände erleben, sind diese Schemata nicht nur bewusst, sondern deren Reaktionsbereitschaften prozessual aktiviert. Durch korrigierende Erfahrungen können diese dysfunktionalen Schemata dann verändert werden.

Richten wir nun unsere Aufmerksamkeit auf die *Bewältigungsphase.* Sulz und Hauke (2010, vgl. hierzu auch Sulz, 2017b) stellen dem im zweiten Kapitel beschriebenen Therapieprozess bestehend aus Symptomtherapie, Fertigkeitentraining, Persönlichkeitsentwicklung durch Veränderung dysfunktionaler Schemata *Interventionsmodule* gegenüber. Diese Interventionsmodule sind als Sterndiagramm um die Überlebensregel herum aufgebaut (siehe Abbildung 3.1).

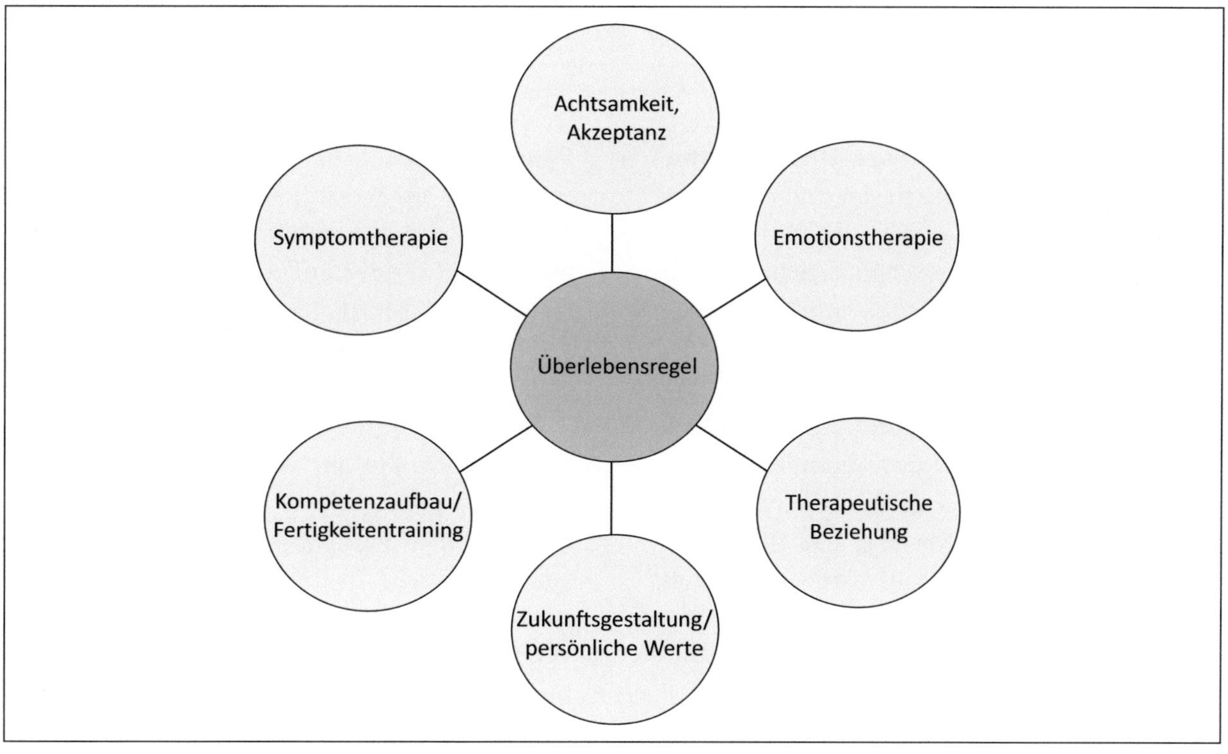

Abbildung 3.1: Interventionsmodule der Strategisch-Behavioralen Therapie (in Anlehnung an Sulz & Hauke, 2010, S. 12 sowie Sulz, 2017b, S. 21)

Wenn wir in unserer Denkart – mit der Unterteilung Klärungs- und Bewältigungsperspektive – bleiben, könnte man diese Interventionsmodule folgendermaßen verstehen: Ziel der Klärungsphase ist es, die Überlebensregel bewusst mit dem Jugendlichen herauszuarbeiten, um damit Konfliktschemata aufzudecken. Hierbei hilft das Interventionsmodul »Therapeutische Beziehung« sowie der damit zusammenhängende therapeutische Interaktions- und Kommunikationsprozess mit dem Jugendlichen und dessen Eltern. Zu einem gelingenden motivationalen Klärungsprozess tragen ferner Techniken bei wie motivierende und emotive Gesprächsführung, Induktion von Besserungserwartung sowie die Befriedigung handlungsleitender Bedürfnisse (vor allem des Sicherheits- und Kontrollbedürfnisses) des Jugendlichen in der Therapie.

In Anlehnung an Sulz & Hauke (2010) sowie Sulz (2017b) können neben der therapeutischen Beziehungsgestaltung folgende Interventionsmodule der klärungsorientierten Therapie zugeordnet werden: *Achtsamkeit und Akzeptanz, Emotionstherapie* und *Ressourcenmobilisierung durch Zukunftsgestaltung und persönliche Werte.* Dagegen werden *Symptomtherapie* und *Kompetenzaufbau und Fertigkeitentraining* explizit der bewältigungsorientierten Therapie zugeordnet. Folgt man den beiden Autoren (Sulz & Hauke, 2010; Sulz, 2017b) zu ihren Ausführungen hinsichtlich der Interventionsmodule in der SBT, so wird ersichtlich, dass sich diese vielmehr zwischen den beiden Polen *Aufdeckung impliziter Schemata* und *Hilfemaßnahmen zur Interventionsrealisierung/zur Inkonsistenzreduktion* bewegen. Womit klar wird, dass sich beide Perspektiven ebenfalls in den jeweiligen Interventionsmodulen wiederfinden und ergänzen. Das Zusammenspiel der Interventionsmodule verfolgt das übergeordnete Therapieziel, eine positive und funktionale Änderung im Erleben und Verhalten des Patienten zu erreichen.

Achtsamkeit und Akzeptanzarbeit

Mit dem Interventionsmodul *Achtsamkeit und Akzeptanz* heben Hauke (2013) und Sulz (2017b) zum einen die Wichtigkeit der bewussten Aufmerksamkeitslenkung auf innere Zustände und Prozesse hervor und der Schulung der Fähigkeit, diese feinfühlig und realitätsoffen wahrzunehmen sowie über die Zeit hinweg, sich selbst besser beruhigen zu können (verbesserte Selbstbeobachtung und Selbstberuhigung). Die Akzeptanzarbeit bezieht sich zum anderen – wie wir schon dargelegt haben – auf die gegenwärtig vorgefundene problembelastete Situation.

Sulz (2011, 2017b) unterteilt diese Akzeptanzarbeit in mehrere Schritte. Für Sulz ist das Herstellen der Akzeptanz die Brücke über den Rubikon, die notwendig ist, um eine klare Änderungshaltung beim Patienten beziehungsweise in unserem Fall beim Jugendlichen hervorzurufen. Die Achtsamkeitsschulung wie auch die Akzeptanzarbeit können als intentionsrealisierende Hilfen und somit als bewältigungsorientierte Therapie angesehen werden, wenn sie darauf abzielen, die Motivation und Anstrengungsbereitschaft des Jugendlichen zu stärken, sich mit Vermeidungsschemata bewusst auseinanderzusetzen.

Hinsichtlich der *Schulung der Achtsamkeit* verweisen wir auf Strategien aus der DBT®-A (vgl. hierzu unter anderem Fleischhaker et al., 2010; Merod, 2013) oder auf die Ausführungen von Geisler und Muttenhammer (2016) zu Achtsamkeitsübungen mit Kindern und Jugendlichen in der Psychotherapie.

Auf die *Schritte zur Akzeptanzförderung* als bewältigungsorientierte Intervention zur Förderung einer eindeutigen Änderungshaltung sind wir bereits in der Beschreibung des motivationalen Klärungsprozesses eingegangen. Wichtig ist dabei, dass beim Jugendlichen ein Verständnis dafür erwächst, wie seine impliziten Handlungsgebote und -verbote sowie seine Beziehungsangst entstanden sind.

Hierfür können nachstehende Fragestellungen hilfreich sein, die mit dem Jugendlichen imaginiert werden können:

- *»Wenn du an deinen Vater/deine Mutter denkst, welcher Gedanke kommt dir dann in den Sinn?«*
- *»...welches Gefühl kommt dir dann in den Sinn?«*
- *»...welches Bedürfnis hast du [Jugendliche(r) ist mit Zugehörigkeits- und Autonomiebedürfnissen vertraut], was brauchst du von deinem Vater/deiner Mutter?«*
- *»Gibt es bestimmte Handlungen, die dir dabei helfen, dass du von deinem Vater/deiner Mutter bekommst, was du brauchst?«*
- *»Welches Verhalten mag dein Vater/deine Mutter gar nicht, wenn du es zeigst? Wie reagiert dein Vater/deine Mutter darauf?«*
- *Oder konkreter: »Was passiert, wenn du ... [Verhaltensverbot] zeigst? Wie reagiert dein Vater/deine Mutter darauf?«*

Anmerkung: Persönlich haben wir die Erfahrung gemacht, dass Jugendliche oftmals große Schwierigkeiten haben, diese offenen Fragen für sich zu beantworten. Als praktikabler hat es sich erwiesen, konkrete, für den Jugendlichen frustrierend abgelaufene Situationen zu verwenden, um mit ihnen herauszuarbeiten, was sie in dem jeweiligen Augenblick von der Person (Vater/Mutter) gebraucht hätten. Ergeben sich hierbei dysfunktionale Muster (zum Beispiel stets für eine gute Stimmung in der Familie verantwortlich sein, elterliche Erwartungen ohne Widerspruch erfüllen müssen etc.), kann daraus geschlossen werden, dass er zum Beispiel gute Stimmung macht, um von seinen Eltern das zu bekommen, was er braucht (ihre Zuneigung).

Bei der bewussten Auseinandersetzung mit der eigenen Lerngeschichte und den frustrierenden Beziehungserfahrungen kann sich eine Weggabelung auftun. Einerseits kann die Auseinandersetzung mit der eigenen Biographie zu mehr Klarheit führen, wie es zur Symptomatik kam und welche Funktion diese beim Jugendlichen oder in der Familie übernommen hat. Andererseits kann die bewusste Auseinandersetzung mit der Biographie auch »wunde Punkte« ins Bewusstsein rufen, die als emotional überschwemmend erlebt werden. In diesem Fall wären über den motivationalen Klärungsprozess Vermeidungsschemata prozessual aktiviert worden, die der Jugendlichen wiederum als aversiv erlebt.

Im letztgenannten Fall »greifen« dann andere Interventionsmodule: wie wir bereits dargestellt haben handelt es sich dabei um Ressourcenmobilisierung und -aktivierung mit dem Ziel, die positive Kontrollerfahrung des Jugendlichen zu verbessern. Ferner spielt natürlich die Qualität der therapeutischen Beziehung ebenso eine wichtige Rolle, um die Bereitschaft des Jugendlichen zu erhöhen, sich mit den Vermeidungstendenzen zu beschäftigen.

Sind die emotionalen Wunden sehr groß, beispielsweise aufgrund massiv frustrierenden Elternverhaltens oder aufgrund unzureichender Befriedigung der Homöostasebedürfnisse durch die Eltern, gilt es, in der Therapiestunde zunächst Sicherheit und Stabilität zu gewährleisten. Der Jugendliche muss die Therapie als einen sicheren Ort erleben, der ihn nicht in die Überforderung bringt. Das Gleiche gilt dann, wenn sich der Jugendliche durch Parentifizierung vor einer zu großen Inkonsistenzspannung schützt. Wenn wir bei der Parentifizierung bleiben, so könnte eine Überforderung des Jugendlichen beispielsweise darin bestehen, dass er sich zwischen seinen einverleibenden Elternteilen und der auf Autonomie drängenden therapeutischen Haltung positionieren muss. Auf die Bedeutung der Eltern- und Familienarbeit wird im fünften Kapitel ausführlich eingegangen.

Ressourcenmobilisierung, Zukunftsgestaltung, Aktivierung persönlicher Werte

Auf das Interventionsmodul *Ressourcenmobilisierung durch Zukunftsgestaltung und Aktivierung persönlicher Werte* gehen wir an dieser Stelle nicht näher ein, da wir den Nutzen der Ressourcenaktivierung bereits im vorangegangen Gliederungspunkt dargestellt haben. An dieser Stelle sei darauf verwiesen, dass sich mehrere Gruppentherapiestunden mit dem Thema Ressourcenmobilisierung (Stunde 4) und Zukunftsgestaltung und persönliche Werte (Stunde 15 und 16) beschäftigen.

Bewältigung mittels Emotionstherapie, Kompetenzaufbau und Fertigkeitentraining

Sulz und Hauke (2010, S. 14f.) legen bei der Emotionstherapie den Fokus auf die Reaktionskette und die Schulung eines adaptiven Umgangs mit primären und sekundären Emotionen. Wie wir bereits im zweiten Kapitel dargestellt haben, versteht Sulz (1994) die primäre Emotion als die unmittelbare, zuerst auftretende – in der Regel – hilfreiche, jedoch lerngeschichtlich bedingt »verbotene« Emotion, während sekundäre Emotionen – wie Scham oder Schuld – meist gelernte Reaktionen darstellen und die handelnde Person davon abhalten, der primären Emotion und damit dem primären Handlungsimpuls zu folgen.

Die Erarbeitung von Reaktionsketten mit Jugendlichen erfolgt zunächst über einen Top-down-Ansatz. Jugendlicher und Therapeut sprechen über eine frustrierende Situation und die Funktion der primären und sekundären Emotion. Therapeutisch befindet man sich zu diesem Zeitpunkt im klärungsorientierten Prozess. Ziel ist es, für Aufklärung und Verständnis zu sorgen.

In die bewältigungsorientierte Therapie »wechselt« man dann, wenn es darum geht, dass der Jugendliche seine Aufmerksamkeit bewusst auf frustrierend abgelaufene Alltagssituationen legt, die im Zusammenhang mit der Überlebensregel stehen (Achtsamkeitsschulung im Alltag). Ferner, wenn die therapeutische Entwicklungsaufgabe darin besteht, dass sich der Jugendliche bewusst gegen die in der Reaktionskette entstehende Antizipation der Folgen und damit gegen die sekundären Emotionen stellt. In diesem Fall wird das Erleben des Jugendlichen bottom-up aktiviert, denn der imaginierte Verstoß kann Beklemmung oder auch Angst beim Jugendlichen auslösen.

Damit der Jugendliche wiederum die Willensstärke aufbringt, sich seinen Ängsten zu stellen, um einerseits die Vermeidungstendenzen zu überwinden und um andererseits korrigierende Erfahrungen zu sammeln sowie bisherige und in diesem Zusammenhang dysfunktionale Reaktionsbereitschaften und Handlungsweisen zu akkommodieren, greifen therapeutisch nun interventionsrealisierende Hilfemaßnahmen – also eine bewältigungsorientierte Therapie.

Der bewältigungsorientierte Aspekt der Emotionstherapie ist sehr stark mit der klassischen Verhaltenstherapie verknüpft. In der SBT wird dies unter dem Interventionsmodul »Kompetenzaufbau und Fertigkeitentraining« (Sulz, 2017, S. 201ff.) erfasst.

Die Emotionstherapie aus bewältigungsorientierter Perspektive lässt sich in Anlehnung an Sulz und Hauke (2010) für Jugendliche folgendermaßen zusammenfassen (vgl. hierzu auch Richter-Benedikt, 2009):

- Der Jugendliche lernt, Gefühle zu differenzieren: Gibt es etwas mehr als »gut«, »passt schon« und »schlecht«?
- Schulung der Wahrnehmung des Jugendlichen: primäre Emotionen und Handlungsimpulse in frustrierenden Alltagssituationen erkennen.
- Ärger und Wut enttabuisieren, bei gleichzeitiger Hemmung der irrationalen Vorstellung, dass die Phantasie des Jugendlichen gleich zur Realität wird.
- Ärger und Wut gegenüber wichtigen Bezugspersonen imaginieren beziehungsweise im geschützten Rahmen (Therapiestunde) äußern können.

- graduierte Konfrontation mit intensiven Gefühlen, die zu häufig zu intensiv auftreten.
- Veränderung des Erlebens und Verhaltens in Bezug auf die eigene Gefühlswelt durch positive und damit korrigierende Kontrollerfahrungen.

Gefühle differenzieren

Zur Förderung der Gefühlsdifferenzierung muss natürlich zunächst Wissen über die Funktion von Gefühlen (siehe Reaktionskette) vermittelt werden. Durch spielerische Mittel, werden Jugendliche dazu bewegt, sich mit ihrer Gefühlswelt auseinanderzusetzen. Als praktikabler Einstieg dienen die beiden EP-Spiele »Koffer packen der Gefühle« (Nummer 15) und »Pantomime der Gefühle« (Nummer 16). Beide EP-Spiele lassen sich im Einzel- sowie auch im Gruppensetting anwenden. Eine Übung, die zunächst kognitiv dabei hilft, sich mit den eigenen Gefühlen auseinanderzusetzen, ist die Übung »Gefühlspyramide« aus der neunten Gruppentherapiestunde (AB-13-I und AB-13-II). Die Auseinandersetzung mit dem Gefühl der Scham beziehungsweise auch mit dazugehörigen negativen Bewertungen gelingt über die EP-Übungen »Ich? Nein du!« (Nummer 20) und »Peinlich hoch drei« (Nummer 21) – beide sind im Einzel- und Gruppensetting anwendbar – sowie die aus dem Improvisationstheater entliehene Gruppenübung »Freeze« (Nummer 9).

Die Gefühlswelt der Jugendlichen kann eine Differenzierung erfahren, indem man mit ihnen drüber spricht und als Feedbackgeber über einen Top-down-Ansatz die Bedeutung von Gefühlen und ihrer Bandbreite zu vermitteln versucht. Dabei verstehen wir das Gefühl als den subjektiven und durch Aufmerksamkeitslenkung bewusst gemachten Erlebniszustand einer Emotion.

Nicht nur, wenn man mit den Jugendlichen über Gefühle spricht, erfahren diese eine Differenzierung (jenseits von »gut«, »passt schon« und »schlecht«), sondern auch, wenn Gefühlszustände im Gespräch bottom-up aktiviert werden. Dies kann über eine emotionsfokussierte Verbalisierungstechnik geschehen, wie sie Greenberg (2000) vorgeschlagen hat, oder durch emotive Gesprächsführung (Sulz 2014b) mit Emotion Tracking.

Emotionsfokussierte Verbalisierung beziehungsweise emotive Gesprächsführung zielt erstens darauf ab, dem Jugendlichen dabei zu helfen, Gefühle als Gefühle, Gedanken als Gedanken und Erinnerungen als innere Bilder zu verstehen. Zweitens ist die emotionsfokussierte Verbalisierung (emotive Gesprächsführung) als Hilfestellung zu verstehen, die den Jugendlichen dabei unterstützen soll, schmerzliche Erfahrungen adaptiv zu verarbeiten. Weiter unten im Text gehen wir auf eine Technik ausführlicher ein.

Wahrnehmungsschulung der primären Emotion und des primären Handlungsimpulses

Wenn der Jugendliche mit der Reaktionskette vertraut ist, geht es darum, dass er im nächsten Schritt in seinem Alltag zunehmend besser wahrzunehmen lernt, wann sekundäre Gefühle wie Scham und Schuld eine Art dysfunktionale »Stopperfunktion« (Sulz & Hauke, 2010, S. 15) für ursprünglich adaptives Verhalten einnehmen. Da die primäre Emotion bei frustrierend ablaufenden Situationen in der Regel Ärger oder Wut ist, hätte der bewusste Gefühlszustand (»Jetzt bin ich aber sauer!«) eine Signalwirkung (»Hey, da passt was nicht«) und Motivationscharakter (»Das muss sich ändern!«). Daraus könnte dann, wäre Wut lerngeschichtlich bedingt bei diesem Jugendlichen nicht massiv gehemmt, zielführendes Handeln entstehen. Nämlich, dass sich der betreffende Jugendliche für seine Interessen einsetzt.

Im Sinne eines graduierten Vorgehens kann die Aufgabe zunächst darin liegen, im Alltag frustrierende Situationen zu sammeln (beispielsweise mithilfe eines Wochenprotokolls). In der Therapiestunde können diese Situationen dann analysiert werden. Der Jugendliche wird darin angeleitet zu prüfen, warum das sekundäre Gefühl auftrat und welche Antizipation der Fol-

gen seitens des Jugendlichen befürchtet wurde (»Wenn ich ärgerlich bin, dann reagiert mein Gegenüber mit ...«).
Mithilfe von Situationsanalysen soll der Jugendliche darin geschult werden zu erkennen, welche Verhaltensweisen bei ihm welche sekundären Gefühle auslösen, welche Funktion sie übernehmen und ob dieser Gefühlszustand in seiner Intensität der Situation angemessen ist.
Der nächste Schritt besteht darin, den Fokus auf die primäre Emotion und den damit einhergehenden Handlungsimpuls zu legen. In der Regel entstehen in für den Jugendlichen frustrierenden Situationen Ärger und Wut. Diese beiden Gefühlszustände sind lerngeschichtlich bedingt nicht nur gehemmt, sondern auch unzureichend entwickelt, was Intensität und Ausdruck betrifft. Die Hemmung wird unter anderem auch dadurch ersichtlich, dass Jugendliche Wut als Emotion »ablehnen« oder Wut als »bedrohlich« – im Sinne von nicht kontrollierbar – erleben. Wichtig erscheint hierbei, dass den Jugendlichen der Zusammenhang klar wird: die primäre Emotion und der damit einhergehende Impuls – situationsadäquat gezeigt – bedeuten einen Verstoß gegen die Überlebensregel und würden somit zu mehr persönlicher Freiheit führen.

Ärger und Wut enttabuisieren, graduierte Ärger-Konfrontation mit wichtigen Bezugspersonen

In der psychotherapeutischen Behandlung von Jugendlichen mit internalisierenden Störungen ist es wichtig, dass diese erfahren, welchen Stellenwert Gefühle als Feedbackgeber haben und welche positive »Kraft« – auch Ärger und Wut – Gefühle haben können.

Dabei ist in Anlehnung an Sulz (2014b, S. 128) von großer Bedeutung, dass Jugendliche in der Therapie die nachfolgend beschriebenen Erfahrungen machen können:

- Ärger oder Wut zeigen an, dass die Person etwas, das sie braucht, nicht in dem von ihr benötigten Maße bekommen hat (Signalwirkung).
- Ärger und Wut können dazu führen, dass die betreffende Person Willenskraft aufbaut, die ihr hilft, das zu holen, was sie braucht (Motivationscharakter).
- Ein Gefühl wie Ärger oder Wut zu haben heißt nicht gleich, dass dies unmittelbar zu einer Handlung führen muss. Adaptiver Gefühlsausdruck lässt sich erlernen.
- Der Jugendliche macht in der Therapie die Erfahrung, dass er einen spielerischen Wechsel zwischen der Als-ob-Ebene im Sinne von Fonagy et al. (2011) und der Realität herstellen kann. Der Jugendliche lernt, in der Phantasie oder Imagination, Wut zuzulassen (»Am liebsten würde ich ...«) und dass dadurch keine nachteiligen Konsequenzen entstehen. Im zweiten Schritt lernt der Jugendliche, im Rollenspiel eigene Gefühlszustände adaptiv zu kanalisieren und auszudrücken.
- Der Jugendliche lernt, persönliche und sozial angemessene »Wutkanäle« zu finden, diese in der Therapie gegenüber dem Therapeuten, im Familiengespräch gegenüber den Eltern zu erproben und entsprechend im Alltag anzuwenden.

Im nachfolgenden grauen Kasten beschreiben wir in Anlehnung an Kegan (1986) und Sulz (1994, 2017a) drei mögliche und oftmals typische Bewältigungsreaktionen von Jugendlichen mit internalisierenden Störungen (»einverleibende«, »impulsive« und »souveräne« Handlungssteuerung), wenn es darum geht, dass gewisse zwischenmenschliche Bedürfnisse in der Interaktion mit Bezugspersonen nicht befriedigt werden. Die Darstellung dieser drei einzelnen Reaktionsformen ist sehr zugespitzt und kontrastreich formuliert.

Damit wollen wir aber nicht zum Ausdruck bringen, dass die betreffenden Jugendlichen immer so handeln. Vielmehr – das zeigt unsere Erfahrung – neigen diese Jugendlichen insbesondere in affektiv aufgeladenen Situationen oder Krisen dazu, in den einverleibenden Reaktionsmodus zu »verfallen«, während sie beispielsweise in überschaubareren und für sie weniger stressigen oder wenig bedrohlichen Situationen souverän oder empathisch reagieren. Nichtsdestotrotz kann die getroffene Zuspitzung der jeweiligen Bewältigungsreaktion dabei helfen, dass es den Jugendlichen klarer wird, in welchem Modus (einverleibend, impulsiv oder souverän) sie sich in einer Krisensituation befunden haben beziehungsweise in welchen Modus sie immer wieder geraten. In der gemeinsamen Reflexion mit den Jugendlichen kann es das Ziel sein, sie zu befähigen, aktiver in krisenhaften Situationen zu handeln: Von der einverleibenden zur impulsiven und von der impulsiven zur souveränen Stufe.

Einverleibende, impulsive und souveräne Bewältigung

Einverleibende Handlungssteuerung

Lerngeschichtlich bedingt können Jugendliche mit internalisierenden Störungen oftmals auf die Signalwirkung und den Motivationscharakter von Ärger und Wut nicht in dem Maße zurückgreifen, wie sie es bräuchten. Insbesondere im Umgang mit zwischenmenschlichen Bedürfnissen neigen diese Jugendlichen dazu, das, was sie brauchen, nicht aktiv einzufordern. Vielmehr verweilen sie passiv abwartend. Die Haltung kann folgendermaßen zusammengefasst werden:
»Ich warte und hoffe, dass der andere (wichtige Bezugsperson) erkennt, was ich brauche und mir gibt, was ich brauche.«

Die einverleibende Handlungssteuerung kann durchaus auch Auswirkungen im Alltag haben. Auch hier zeigen die Jugendlichen eine passive, empfangende und abwartende Haltung. In die Aktion gehen, für sich etwas einfordern, impulsiv-lustvoll zu sein, fällt ihnen äußerst schwer.
In affektiv aufgeladenen Situationen sind diese Jugendlichen kaum im Stande, ihren Gefühlszustand zu benennen oder über ein »schlecht« hinausgehend zu differenzieren. Emotionen werden in der Regel als überwältigend erlebt. Antizipation und Perspektivenwechsel sind nicht möglich. Es erfolgt entweder die Bindung und damit Verantwortungsübergabe an eine Person oder der überwältigende, jedoch diffuse Gefühlszustand wird in Lähmung ertragen, bis der »Emotions-Tsunami« überstanden ist.

Impulsive Handlungssteuerung

Der Schritt auf die impulsive Stufe würde für Jugendliche mit internalisierenden Störungen einen Entwicklungsfortschritt bedeuten. In der impulsiven Stufe nimmt der Jugendliche eine egozentrische Perspektive ein, das Denken ist dichotom. Die Handlungssteuerung lässt sich wie folgt umschreiben:
»Ich gehe hin und hole mir, was ich brauche. Der andere ist dafür da, dass er mir gibt, was ich brauche.«

Eine Wechselseitigkeit im Interaktionsprozess wird erst auf der souveränen Stufe der Bewältigung möglich. Auf der impulsiven Stufe »ist« der Jugendliche seine Impulse, er »hat« sie nicht. Der Unterschied liegt darin, dass er zu seinen Impulsen keine reflexive Beziehung aufbauen kann. Intensive Gefühle können erlebt, jedoch nicht ausgesteuert werden. Das eigene Erleben und Verhalten ist sehr stark von den eigenen Impulsen dominiert: »Du bist gut, wenn du mir das gibst, was ich brauche. Du bist schlecht/böse, wenn du es mir vorenthältst.«
Für die *Elternarbeit* hat das Konsequenzen: Die Eltern müssen verstehen lernen, dass sie dieser bedürfnisorientierten Impulsivität des Jugendlichen als Gegenüber positiv begrenzend entgegentreten müssen. Das heißt, die Eltern müssen in Kontakt bleiben und die Impulsivität und die Dichotomie (»Du bist gut« vs. »Du bist böse«) »bändigen«, indem sie die Bedürfnisse des Jugendlichen und seine Gefühlszustände verbal markieren und geduldig in die Verhandlung gehen. Zugleich müssen sie dabei aber Grenzen benennen, standhaft bleiben und nicht gekränkt aus dem Kontakt gehen.

Denn hierin besteht die Chance, dass die Jugendlichen mit internalisierenden Störungen ihre »Pseudokompetenz« ablegen und lustvolle Egoisten sein dürfen. Darüber können sie lerngeschichtlich bedingte »Entwicklungslöcher« (Sulz, 2011, 2017a) auflösen, die sich voraussichtlich in früherer Kindheit gebildet haben. Der Jugendliche hätte damit die Chance, sein Selbst hinsichtlich eines Aspekts weiter zu differenzieren, nämlich: »Ich darf egoistisch und lustvoll impulsiv sein, ganz auf mich bezogen und dennoch muss ich nicht Angst haben, dass sich wichtige Bezugspersonen von mir trennen«.
Sulz (1994) sieht nämlich genau darin die Gefahr: »Deshalb sind Trennungsängste ein wichtiges Regulativ... Nicht ein entwickeltes Selbst, sondern diese Ängste halten diese Impulse [zum Beispiel lustvoll egoistisch sein] in Schranken...« (S. 137). Im negativen Fall richten sich bedrohliche Gefühlszustände gegen das eigene Selbst. Im positiven Fall verstehen Eltern, dass sie als wichtiges Gegenüber zur Verfügung stehen müssen, um die impulsiven Tendenzen zu bestärken und zugleich zu begrenzen.

Souveräne Handlungssteuerung

Auf der souveränen Stufe bestimmen Impulskontrolle, Zweckdenken und schrittweise auch die Eigenverantwortung die Handlungen des Jugendlichen. Kompromissbildung wird möglich, jedoch nicht, wie Eltern oft erhoffen, aus der Empathie heraus, sondern eben aus dem Zweckdenken. Im Sinne Kegans (1986) »hat« der Heranwachsende seine Impulse (Objekt), er »ist« sie also nicht mehr länger (Subjekt). Das Sein – also das »Ist« – wird nun jedoch von den eigenen Bedürfnissen bestimmt (Subjekt), zu diesen kann der Jugendliche noch keine reflexive Beziehung eingehen.
Jedoch kann der Jugendliche nun in affektiv aufgeladenen Situationen seine Impulse besser regulieren. Mit Frustrationen umzugehen, fällt ihm noch schwer. Hier sieht Kegan (1986, S. 225ff.) die Grenzen der souveränen Stufe, denn der Jugendliche kann die Bedürfnisse des Gegenübers mit den eigenen noch nicht koordinieren. Wie gesagt, die Überlegungen beziehen sich auf hitzige Situationen (zum Beispiel, wenn es um Themen geht wie Freiräume, Übernachtungen, Taschengeld, wie viel Paar Schuhe angemessen sind etc.), in diesen greift eine der bisher genannten »Schablonen« der Handlungssteuerung. Wenn das souveräne Zweckdenken überwiegt, kann es dem Jugendlichen gelingen, seine Impulse und die Frustration über eine »noch so nervige« Diskussion mit den Eltern zu regulieren, da er weiß, nur so kommt er zu seinem Ziel (handlungsleitendes Bedürfnis).
Bezogen auf die souveräne Handlungssteuerung hat der Jugendliche ein hohes Kontrollbedürfnis. Die handlungsleitende Angst besteht nach Sulz (1994, S. 137f.) entweder in der Angst, über sich selbst die Kontrolle oder über die Situation beziehungsweise über den anderen die Kontrolle zu verlieren. Die Handlungssteuerung lässt sich folgendermaßen zusammenfassen:
»Ich habe Bedürfnisse, der andere hat Bedürfnisse. Damit ich bekomme, was ich brauche, kooperiere ich. So bringe ich den anderen dazu, dass er mir gibt, was ich brauche.«

Handlungsbestimmend sind Zweckdenken und Machtorientierung. Letztere wird torpediert, wenn etwas für den Jugendlichen »Unerklärliches« das eigene Sicherheitsbedürfnis (nämlich die Kontrolle über sich selbst und den anderen) ins Wanken bringt.
Kegan (1986) und daran anlehnend Sulz (1994) beschreiben noch drei weitere Entwicklungsstufen (die zwischenmenschliche, institutionelle und überindividuelle Stufe) auf die wir nicht weiter eingehen werden, gerne jedoch darauf verweisen.

Wie lassen sich jetzt die einzelnen Überlegungen zusammenfassen? Gehen wir nun davon aus, dass dem betreffenden Jugendlichen der Nutzen von Ärger und Wut als Feedbackgeber bekannt ist, es ihm zunehmend besser gelingt, feinfühlig darauf zu achten, wann er Ärger oder sogar Wut spürt, könnte der nächste Schritt darin bestehen, mit dem Jugendlichen gemeinsam frustrierend abgelaufene Situationen zu besprechen. Man könnte beispielsweise über Symbole oder Stühle die drei Reaktionsmodi markieren – dann würde ein Symbol/Stuhl für den einverleibenden, den impulsiven und den souveränen Modus stehen. Angenommen der Jugendliche befindet sich noch im einverleibenden Bewältigungsmodus, dann könnte man entweder top-down über mögliche und typische impulsive Reaktionen sprechen oder über das Rollenspiel diese bottom-up erfahrbar machen. Der Gefühlszustand des Ärgers/der Wut könnte differenziert werden: »*Wie und wo im Körper empfindest du den Ärger/die Wut? Wo ist sie am stärksten? Welchen Gedanken hast du? Was würdest du jetzt am liebsten tun? Was würdest du jetzt am liebsten dem anderen sagen oder sogar mit ihm machen?*« In seiner Phantasie kann der Jugendliche nun mit seinem Ärger/seiner Wut machen was er will, in den Dialog mit dem anderen gehen, den Ärger/die Wut zeigen und in eine Handlung überführen oder sie auch körperlich in der Therapiestunde abführen. Wichtig ist, dass der Jugendliche im tabuisierten beziehungsweise als aversiv erlebten Gefühlszustand bleibt und die damit verbundene Energie und Kraft externalisiert.

In einem weiteren Schritt kann man den Alltagstransfer anstreben. Dabei geht es darum, dass der Jugendliche seinen impulsiven Reaktionsmodus ausprobieren kann, sich wirksam erleben soll. Das bedarf eventueller Absprachen mit den Eltern. Sonst kommt der Vorwurf: »Sie machen unser Kind aggressiv!« Im Therapieprozess gilt es, die Eltern »mitzunehmen«. Ferner können außerfamiliäre Möglichkeiten gefunden werden, in denen sich der Jugendliche auf die Probe stellen kann.

Aufpassen sollte man, wenn der Jugendliche zu schnell auf die souveräne Stufe gelangen möchte. Das kann durchaus mit Konfliktvermeidung einhergehen und würde dann eher zu einer Pseudokompetenz führen. Auch im souveränen Bewältigungsmodus geht es darum, ichbezogen zu handeln. Etwas, was Jugendlichen mit internalisierenden Störungen in der Regel schwerfällt.

Im nachfolgenden Textabschnitt werden wir nun auf bewältigungsorientierte Ansätze eingehen, wie eine funktionale Auseinandersetzung mit emotional schmerzlichen Erfahrungen möglich wird.

Auseinandersetzung und Bewältigung schmerzlicher Erfahrungen durch emotionsfokussierte und bedürfnisorientierte Gesprächsführung

Als besonders zielführend für die Bewältigung schmerzlicher Erfahrungen haben sich hierfür therapeutische Ansätze wie die Pesso-Therapie (PBSP®) für das Erwachsenenalter (Pesso & Perquin 2008; Schrenker, 2003, 2008) erwiesen oder Feeling-Seen® für das Kindes- und Jugendalter (Bachg, 2004, 2010). Sulz (2014b, 2017b) übernimmt und integriert das emotionsfokussierte therapeutische Herangehen von PBSP® (Pesso-Therapie) in die Strategisch-Behaviorale Therapie SBT in Form einer emotiven Gesprächsführung beziehungsweise eines »Emotion Tracking«.

Hervorzuheben sind zwei besonders gelungene Aspekte in PBSP® (Pesso-Therapie) beziehungsweise in Feeling-Seen®: zum einen das sogenannte *Microtracking* (responsive *Emotion Tracking* bei Sulz, 2014b, 2017b) und zum anderen das Konzept stimmiger Interaktion durch *Form-Passform*.

Wenn man das Microtracking in Feeling-Seen® aus dem theoretischen Überbau der Pesso-Therapie herauslöst, kann es als emotions- und bedürfnisfokussierte Verbalisierungstechnik verstanden werden mit dem Ziel, die Feinfühligkeit der Eltern, die im Feeling-Seen® Therapiesetting mit anwesend sind, für die Bedürfnisse des Kindes beziehungsweise des Jugendlichen zu sensibilisieren. Dies dient der Förderung einer stimmigen Form-Passform und damit einer gelingenden Interaktion.

Die Form-Passform (vgl. hierzu Schrenker, 2008, S. 37ff.) drückt aus, dass ein gewisses Bedürfnis (Form) des Säuglings beziehungsweise des Kleinkindes durch die stimmige Reaktion des Gegenübers (Passform) befriedigt wird. Wird der kindliche Ausdruck beziehungsweise der Ausdruck des Jugendlichen stimmig beantwortet, wirkt die elterliche Reaktion als positives Regulativ. Folglich entsteht – aus systemischer Sicht betrachtet – Homöostase zwischen dem vorgefundenen Ist- und dem entwicklungspsychologisch benötigten Sollwert eines Bedürfnisses.

Findet die Bezugsperson dagegen keine stimmige Passform gegenüber dem Kind, bleibt das Bedürfnis »aktiv«, Inkongruenz/Inkonsistenz nimmt in dem Fall zu. Die elterliche Reaktion frustriert das Kind beziehungsweise den Jugendlichen. Damit erfährt dieser keine Befriedigung seines Bedürfnisses, die bedürfnisspezifische Energie existiert weiterhin.

Schrenker und Fischer-Bartelmann (2003, S. 309) sprechen in Bezug auf die nicht stimmige Reaktion der Bezugsperson von einer »deformierenden Gegenform«. Entwickelt sich daraus ein negativer Aufschaukelungsprozess, kann die fehlende Passform im weiteren Entwicklungsverlauf zur Psychopathologie des Kindes beitragen, da im Umkehrschluss das Kind einen Ausweg aus der zunehmenden Inkonsistenzspannung finden muss.

Das Konzept von Form-Passform beziehungsweise Form-deformierende Gegenform legt den Fokus auf die frühe Kindheit und darauf, welche Konsequenzen sich aus wiederholender Validierung und Invalidierung hinsichtlich gewisser zentraler Entwicklungsbedürfnisse für die Persönlichkeitsentwicklung ergeben können (Schrenker, 2008; Schrenker & Bartelmann, 2003).

Bereits die kurze Darstellung des Konzepts Form-Passform aus PBSP® (Pesso-Therapie) macht die theoretische Nähe zur affektiv-kognitiven Entwicklungstheorie deutlich. Auch wenn sich beide Ansätze an bestimmten Punkten unterscheiden, lässt sich die Idee der Form-Passform für eine gelingende Interaktion auch für das Jugendalter therapeutisch produktiv nutzbar machen.

Wie kann man das Emotion Tracking und das Konzept der Form-Passform nun auf das Behandlungssetting der Strategischen Jugendlichentherapie überführen?

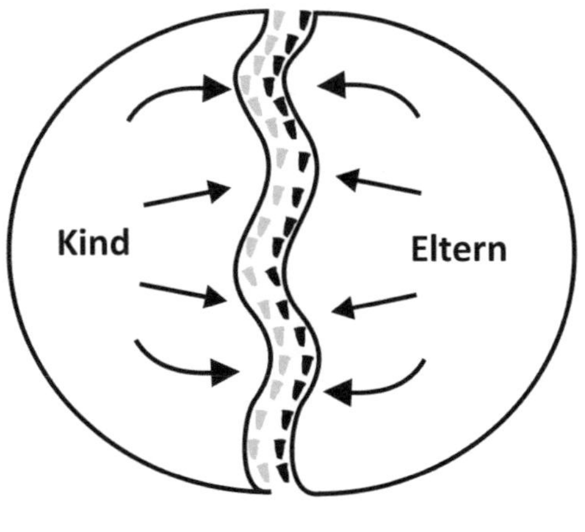

Abbildung 3.2: Beispiel für »Form-Passform« (in Anlehnung an Schrenker & Fischer-Bartelmann, 2003, S. 308)

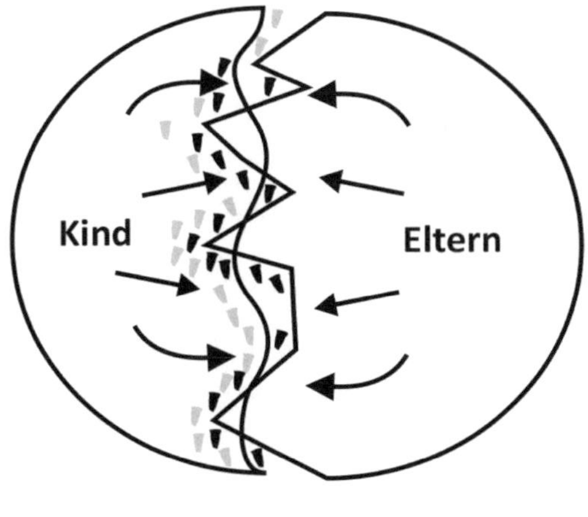

Abbildung 3.3: Beispiel für »Deformierende Gegenform« (in Anlehnung an Schrenker & Fischer-Bartelmann, 2003, S. 309)

Bezogen auf ein Eins-zu-eins-Therapiesetting gilt es, mit dem Jugendlichen gemeinsam eine stimmige Form-Passform herzustellen, indem der Jugendliche im Hier und Jetzt bei der prozessualen Aktivierung des Vermeidungsschemas begleitet wird. Das Ziel besteht darin, das schmerzliche Erlebnis abzumildern, indem der betreffende Jugendliche einerseits das Korrektiv und damit die Passform durch den Therapeuten erhält, und andererseits, indem der Jugendliche durch das therapeutische Setting Halt, Verständnis und Sicherheit erfährt.

Das Zusammenspiel aus Setting, therapeutischer Haltung und graduierter Emotionsexposition schafft positive Kontrollerfahrungen. Der Jugendliche kann darüber erfahren, dass er die Intensität der negativen Gefühlszustände aushalten und in der Folge modulieren kann. Zur Stabilität des Selbstwerts (»Ich bin richtig«) trägt neben der positiven Kontrollerfahrung ein Korrektiv bei. Durch das Eins-zu-eins im Therapiesetting erfährt der Jugendliche eine zugegebenermaßen verspätete, jedoch für den Selbstwert wichtig Korrektur: »*Was du zu dem damaligen Zeitpunkt gebraucht hättest, war richtig. Das [Bedürfnis X] hätte dir zugestanden*«. Das Korrektiv besteht also in der durch den Therapeuten verbalisierten zwischenmenschlichen Reaktion auf das entwicklungsgemäß zugestandene Bedürfnis.

PBSP® (Pesso-Therapie) (vgl. hierzu Sulz, 2014b, 2017a) sieht das Korrektiv – die emotionale Heilung – in einem sogenannten »antidote« (engl., als eine Art Gegenmittel). Dieses Antidot stellt eine Imagination idealer Eltern dar, die nicht frustrierend, sondern bedürfnisbefriedigend geantwortet hätten. In der Feeling-Seen® Therapie kann diese Lösung deutlich geschickter gelingen, da die Eltern zu Zeugen werden, wie es ihrem Sohn/ihrer Tochter emotional in der prozessualen Aktivierung geht. Im besten Fall kann dadurch elterliches Verständnis und Feingefühl wachsen, sodass eine stimmige Form-Passform in der Therapiestunde sowie darüber hinaus im weiteren Therapieverlauf erzeugt werden kann (ausführlich in Bachg, 2010).

Prozessualer Ablauf

Ausgangspunkt ist erneut der motivationale Klärungsprozess und die Thematisierung einer für den Jugendlichen frustrierend abgelaufenen Interaktion mit wichtigen Bezugspersonen.

Im *ersten Schritt* wird die Situation mit dem Jugendlichen herausgearbeitet. Es gilt dabei, die *emotionale Bedeutung* des beschriebenen Kontextes zu *erkennen* und den *Gefühlszustand des Jugendlichen* in dieser Situation zu *benennen* (»*Wie sehr du dich in diesem Moment traurig gefühlt hast(?)*«). Dies kann durchaus fragend geschehen, sodass der Jugendliche für sich überprüfen kann, ob die Benennung durch den Therapeuten stimmig ist. Vor allem auf Körperebene, in Gestik und Mimik lässt sich als Außenstehender erkennen, ob die Benennung passend ist.

Ist die Benennung passend, fühlt sich der Jugendliche gesehen. Ist die Benennung noch nicht ganz zutreffend, bedarf es von Seiten des Therapeuten einer feinen Korrektur: »*Ich merke, das ist es noch nicht: Wie verletzt und alleine du dich in diesem Moment gefühlt hast?*« Gelingt es durch die emotionsfokussierte/emotive Gesprächsführung, das Gefühl des Jugendlichen im Zusammenhang mit der frustrierenden Situation richtig zu benennen, dient das dem Herstellen einer stimmigen Interaktion aus Form-Passform (siehe Abbildung 3.2). Der Jugendliche fühlt sich gesehen. Im besten Falle erlebt der Jugendliche Entlastung und Bestätigung – vor allem bezogen auf sein Selbstbild (»Ich bin richtig«).

Der *zweite Schritt* verhilft zur Stabilisierung des jugendlichen Selbstwertes, indem der Fokus darauf gerichtet wird, was der Jugendliche gebraucht hätte. Hier greift die Idee des Gegenmittels (Antidot) für eine korrigierende emotionale Erfahrung: »*Du hättest in diesem Moment [Bedürfnisbefriedigung] von X gebraucht. X hätte … handeln müssen!*«

Falls der Jugendliche die Bereitschaft zeigt, kann hier durchaus mit einer Imaginations-

übung fortgefahren werden, die die Idee der idealen Bezugsperson (vgl. hierzu Bachg, 2010; Sulz, 2014b, 2017b) aufgreift. Dem verletzten Selbstanteil kann über einen sogenannten imaginierten Dialog ein Korrektiv in Form einer idealen Person (»Ich hätte gesehen, dass du … *[Bedürfnis] brauchst*«) entgegengestellt werden. Mit dem Jugendlichen wird die konkrete Situation imaginiert, die ideale Person lässt man im Therapieraum erscheinen. Der Jugendliche »stellt« die Person im Raum auf, der Therapeut leiht der idealen Person die eigene Stimme und äußert den zuvor besprochenen Satz (während der Jugendliche zur imaginierten Person schaut, die das Korrektiv beziehungsweise auf der symbolischen Ebene die verbalisierte Passform darstellt.
In diesem Korrektiv sieht Bachg (2010) eine heilsame und damit integrative Wirkung, er bezieht sich dabei auf Damasio (2003) und LeDoux (2001) und schreibt:

> »Entscheidend für diese Art des therapeutischen Vorgehens ist die Erkenntnis, dass Menschen für das Erleben einer neuen, heilenden Wirklichkeit nicht unbedingt auf die *Wirklichkeit* selbst angewiesen sind, sondern, dass ein *Bild* von der Wirklichkeit ausreicht, um eine emotional bedeutsame alternative Erfahrung zu machen« (S. 285).

Bachg (2010, S. 286) wie auch Sulz (2014b, S. 138f.) heben zwei mögliche Reaktionsweisen der Patienten auf das imaginierte Korrektiv hervor. Zum einen führt die Imaginationsübung mit der idealisierten Person zur Entlastung und Erleichterung, da die benötigte Befriedigung des impliziten Bedürfnisses auf symbolischer Ebene erfolgte, was auch dazu führt, dass der negative Gefühlszustand abklingt. Zum anderen kann sich aber nach kurzer Zustimmung (»Genau das hätte ich gebraucht«) eine Trauerreaktion einstellen: Das schmerzliche Vermissen dessen, was der Jugendliche in der Kindheit oder vor Kurzem gebraucht hätte, aber in der Realität nicht erhalten hat. Bachg (ebd.) hebt hier den positiven Aspekt hervor, nämlich, dass das Kind beziehungsweise der Jugendliche trotz dieser schmerzlichen Erfahrung sein wahres Selbst, seine wahren Gefühle spürt und dadurch gestärkt und orientiert aus dem therapeutischen Bearbeitungsprozess herausgeht.

Der *dritte Schritt* gestaltet sich nun variabel. Je nachdem, wie der zweite Schritt verläuft, und ob sich der Jugendliche auf die Imagination mit dem symbolischen Korrektiv einlässt, kann ein dritter Schritt notwendig werden. Dieser gestaltet sich unterschiedlich:

1. Externalisierung von Wut als ein weiterer Schritt zur Verarbeitung und Integration des schmerzlichen Erlebnisses in das Selbst (oder vor der Imagination der idealen Bezugsperson)

2. Ressourcenmobilisierung für die Bereitschaft, die frustrierenden Situation(en) gemeinsam mit den Eltern in Familiengesprächen zu thematisieren und gegebenenfalls aufzuarbeiten

3. Akzeptanzarbeit und Akquirierung neuer sogenannter »Bedürfnistankstellen« (vgl. hierzu siebte Gruppentherapiestunde)

Externalisierung der Wut

Ziel ist es, dass der Jugendliche Kontakt zu seiner eigenen aggressiven Energie herstellt und im weiteren Verlauf lernt, seine Wut zu akzeptieren und einen sozial adäquaten Ausdruck zu finden. Das In-Kontakt-kommen mit der eigenen Wut kann über verschiedene Ausdrucksmöglichkeiten geschehen: in der Vorstellung, durch Rollenspiele und körperbezogene Übungen (Pantomime, Körperhaltung, Zerreißen von alten Telefonbüchern oder Ähnlichem, gemeinsames Zerstören von Dingen), durch erlebnisorientierte Übungen (wie Bataka-Kampf, Boxsack, eigene Kräfte körperlich spüren durch Schreien oder Aufstampfen, Armdrücken), durch einen künstlerischen Ausdruck (Kritzeleien, mit Farben experimentieren) oder aber auch durch den Ausdruck von Wut mithilfe von Geschichten oder Figuren beziehungsweise durch Stellvertreter im Spiel.

Das In-Kontakt-kommen mit der eigenen Wut stellt oftmals eine Hürde für Jugendliche mit internalisierenden Störungen dar. Es ist natürlich hierbei wichtig, dass der Jugendliche sich nicht bloßgestellt fühlt. Dafür bedarf es der aktiven Teilnahme des Therapeuten. Ferner gilt es, auf das Sicherheitsgefühl des Jugendlichen zu achten, wenn die eigene Wut mit Kontrollverlust assoziiert ist. Die therapeutische Beziehung muss Sicherheit, Halt und Orientierung geben. Außerdem sollte eine spielerische, freudige Atmosphäre herrschen, dabei steht das Erleben und weniger der Inhalt im Vordergrund der therapeutischen Wutarbeit.

Wutkanalisation kann dabei helfen, ein schmerzliches Erlebnis zu verarbeiten und in das Selbst zu integrieren

Die Verarbeitung eines schmerzlichen Erlebnisses ist von der Verarbeitung traumatischer Erlebnisse zu trennen, mit denen ein ganz anderes Ausmaß an Schwere und Heftigkeit verbunden ist. Als schmerzliches Erlebnis sehen wir in diesem Zusammenhang vor allem frustrierendes Elternverhalten beziehungsweise Frustrationen, die sich im interaktionellen Austausch mit Gleichaltrigen oder mit außerfamiliären Bezugspersonen ergeben können. Diese Frustrationen können sich beim Jugendlichen als schmerzliche Erlebnisse ins Gedächtnis »einbrennen«, die dann wiederum mit Gefühlen wie Enttäuschung, Trauer, Verzweiflung, Verlegenheit, Unterlegenheit, Scham, Sorge, Reue etc. assoziiert sind.

In der Situationsanalyse gilt es natürlich zu klären, ob das Gefühl des Jugendlichen der Situation und Intensität angemessen war/ist. Es kann ja durchaus sein, dass sich der betreffende Jugendliche in einer Situation inadäquat verhalten hat. Beispielsweise zog Marta mit einer älteren Freundin nachts um die Häuser, log hierfür ihre Eltern an und geriet dann mit ihrer Freundin in eine durchaus brenzlige Situation, die sie jedoch unbeschadet überstand. Als der Vorfall in der Therapie zur Sprache kam, äußerte Marta, dass sie sich zum einen schäme und zum anderen auch Reue empfinde. Im Kontext waren beide erlebten Gefühle adäquat. Sie konnte die Situation im Nachhinein entsprechend einordnen. In der Stunde ging es dann vielmehr darum, ein Bewusstsein für eigenes Risikoverhalten und Eigenverantwortung zu erzeugen und Überlegungen zur Wiedergutmachung anzustellen.

Die Verarbeitung eines schmerzlichen Erlebnisses, auf das wir uns hier beziehen, geht also aus einer Frustration hervor. Die Integration in das Selbst kann über die Externalisierung von Wut gelingen. Beispiele für die Externalisierung von Wut haben wir genannt, im Speziellen möchten wir nochmals eine Imaginationsübung vorstellen.

Zur Veranschaulichung dient folgendes Beispiel: *Marta zog ein neues, Figur betonendes Sommerkleid an, wollte sich mit einer Freundin treffen und war gerade auf dem Weg nach draußen, als sich ihr die Mutter in den Weg stellte und sagte: »So willst du rausgehen? Das steht dir überhaupt nicht. Du siehst viel zu dick darin aus!« Woraufhin Marta zurück in ihr Zimmer rannte und das Haus an diesem Tag nicht mehr verließ.*

Mit dem hier gewählten Beispiel haben wir in der Therapie mehrere Handlungsmöglichkeiten. Man könnte mit Marta die Reaktionskette erarbeiten, mit ihr die primäre Emotion und den primären Handlungsimpuls herausarbeiten, im weiteren Verlauf prüfen, wie ihre Überlebensregel sie daran gehindert hat, diesen Impuls umzusetzen und was anstelle der Ausführung des primären Impulses die Konsequenz war, nämlich depressiver Rückzug und Selbstzweifel.

Außerdem könnte man im Sinne des Microtrackings/Emotion Trackings emotions- und bedürfnisorientiert mit Marta herausarbeiten, wie empört, wütend und verletzt sie war, als ihre Mutter so reagierte und was sie stattdessen von ihrer Mutter gebraucht hätte. Über das Antidot hätte Marta für sich imaginieren können, wie es gewesen wäre, mütterlich unterstützendes, wohlwollendes Verhalten zu erfahren.

An dieser Stelle knüpfen wir mit nachfolgender Verbalisierungstechnik an, legen den Schwerpunkt jedoch auf die Externalisierung von Wut. Der prozessuale Ablauf ist angelehnt an die dialogische Expositionstherapie von Butollo und Karl (2016).

Prozessualer Ablauf

Der *erste Schritt* dient dem Wiederherholen der Situation in der Vorstellung. Der Therapeut könnte sagen: »*Gehen wir nochmals in die Situation rein, als deine [Beispiel von Marta] Mama sagte … Wie war das nochmal genau …*«.

Im *zweiten Schritt* erfolgt die Verankerung im Hier und Jetzt. Dem Jugendlichen wird damit bewusst, dass er der damaligen Situation nicht mehr ausgeliefert ist. Therapeut: »*Wir sind ja im Hier und Jetzt. Wir reden über etwas, was in der Vergangenheit passiert ist. Mmh, ich frage mich, wie man in der Situation noch handeln könnte? Lass uns ein Experiment machen. Wie wäre es, wir holen die Mama in der Vorstellung hierher?*« Der Jugendliche reagiert zunächst mit Skepsis und kann sich das nicht vorstellen. Therapeut: »*Was schreckt dich da ab? In Wirklichkeit ist sie nicht da. Ist die Vorstellung für dich unangenehm?*« Der Jugendliche bejaht die Frage. Therapeut: »*Auch wenn du das nicht gerne machst, ist die Übung gut, damit du ein Gefühl von Kontrolle zurückgewinnst und auch Gefühle ausdrücken kannst, wenn du magst. Wir reden über die Vorstellung. Die Mama ist nicht wirklich da. Bist du bereit mitzumachen?*«

Ist die Bereitschaft vorhanden, sich auf die Imaginationsübung einzulassen, erfolgt die Validierung und der betreffende Jugendliche bekommt die Aufgabe, die jeweilige Person imaginativ in den Raum zu holen. Besonders wichtig ist dabei die imaginative Regulation von Nähe und Distanz sowie die Kontrolle von Größe und Verhalten der in den Raum geholten Person.

Therapeut: »*Stell dir vor, X wäre jetzt in diesem Raum. Wo würde X stehen? Wie groß willst du X werden lassen?*« Falls der Jugendliche die Vorstellung als unangenehm oder beängstigend empfindet, könnte der Therapeut sagen: »*Versuche mal X schrumpfen zu lassen. Wie fühlt sich das an, wenn X auf einmal so klein ist?*« Dadurch soll der Jugendliche sein eigenes Erleben von Macht, Kontrolle und Wirksamkeit stärken. Ein weiterer wichtiger Schritt ist die Abgrenzung von der imaginierten Person im Sinne von »Stopp! Bis hierher und nicht weiter!« Zusätzlich kann der Therapeut noch durch Fragen anleiten: »*Was brauchst du, um eine starke Grenze bauen zu können? Wie ist sie beschaffen? Muss die Mauer/der Graben noch höher/breiter werden?*« Darüber soll das Gefühl von Sicherheit und Kontrolle beim Jugendlichen gestärkt werden.

Greifen diese einzelnen Aspekte ineinander, besteht der *dritte Schritt* darin, dass der Jugendliche in der Imagination mit der betreffenden Person persönlich oder durch einen Stellvertreter, der den Jugendlichen unterstützt, in Kontakt tritt. Hier erfolgt eine Anklage. Die Anklage kann entweder vom Jugendliche selbst oder über die Stellvertreterperson vorgetragen werden. Wenn wir beim Beispiel von Marta bleiben, könnte der Therapeut fragen: »*Was möchtest du deiner Mama sagen? [… Anklage] Wie fühlt sich das an? Für das, was sie getan hat, verdient sie dafür eine Strafe?*« Wenn es dem Jugendlichen schwerfällt, die Anklage zu verbalisieren, könnte man fragen, was Schwierigkeiten bereitet und ob ein Stellvertreter hilfreich wäre. Therapeut: »*Ändert sich etwas, wenn der mächtige Stellvertreter den Raum betritt? Stell dir vor, der steht da zwischen dir und deiner Mama. Was passiert, wenn er/sie die Anklage äußert?*« Während des Prozesses ist eine stetige Validierung wichtig.

Im *vierten Schritt* erfolgt in der Imagination die Konfrontation durch Benennung des Ablaufs und der Markierung und damit der Unterscheidung vom damaligen Erleben und dem Erleben im Hier und Jetzt sowie dem Ausdruck gegenwärtiger Gefühle. Therapeut: »*Wenn du die Mama jetzt siehst, wie sie hier steht, was möchtest du ihr sagen? Wie war die Situation für* dich, *als du dein neues Kleid getragen hast und du dich mit deiner Freundin treffen wolltest?«* Dem Jugendlichen nun für seine Imagination Zeit geben und als Therapeut unterstützend und aufmerksam präsent sein! Therapeut: »*Wie geht es dir im Hier und Jetzt, wenn du an die Situation von damals denkst? Welches Gefühl hast du gerade?«* In der Regel entsteht hier Ärger, Wut oder sogar Zorn. Therapeut: »*Wie willst du diese Wut ausdrücken? Was könntest du tun?«* Falls beim Jugendlichen eine Blockade besteht, könnte der Therapeut fragen: »*Was hindert dich daran aufzustampfen, zu schreien? [Hilfestellung geben:] Vielleicht helfen die Batakas?«*

Gelingt die Wutkanalisation in der Übung, ist ein Stellvertreter nicht notwendig, ansonsten kann für die erste Auflösung auch der Stellvertreter die Wuthandlung übernehmen, zum Beispiel der Therapeut als Modell. Am Ende erfolgen Validierung und Trennung von der Imagination. Therapeut: »Nun lass die Mama in deiner Vor*stellung wieder verschwinden. [Pause] Hat das geklappt? [Reaktion zulassen] Wie fühlt sich das an, dass die Mama wieder verschwunden ist? [Äußerungen zulassen] Und nun komme wieder im Raum an.«*

Der *fünfte Schritt* beinhaltet die Validierung des Jugendlichen und die Reflexion. Therapeut: »*Wie fühlt es sich an, so eine schwierige Aufgabe gemeistert zu haben?«* Wenn man als Therapeut merkt, dass der Jugendliche immer noch viel Wut in sich trägt oder angespannt ist und sich auf einem hohen Erregungsniveau befindet, sollten weitere Übungen angeboten werden mit dem Ziel, die restliche aggressive Energie abzugeben.

Bei dieser Behandlungstechnik stehen positive Kontrollerfahrungen, Kompetenzerweiterung und Selbstwerterhöhung im Zentrum. Der Jugendliche erfährt durch die therapeutische Begleitung soziale Unterstützung und fühlt sich in seinen Bedürfnissen und in seiner Person gesehen (wie im Microtracking auch). Gleichzeitig kann dieses Vorgehen dabei helfen, schmerzliche Erlebnisse in das Selbst zu integrieren, indem der Fokus auf die Externalisierung der Wut gelegt wird. Je nach Schweregrad des Erlebnisses, der Art der emotionalen Verletzung, der Fähigkeit des Jugendlichen zur Wutkanalisation kann diese Übung häufiger angewendet werden.

Gleichzeitig mobilisieren die in diesem Kapitel dargestellten Verbalisierungstechniken auch die Ressourcen des Jugendlichen, wenn er sich im Hier und Jetzt als wirksam erlebt. Auf diese Weise kann eine Brücke geschlagen und die Bereitschaft des Jugendlichen zur Teilnahme an Familiengesprächen aufgebaut werden, um in diesem Setting »heiße Themen« konstruktiv ansprechen und bearbeiten zu können.

Durch die Versöhnung mit sich selbst kommt der Jugendliche dem Kern seines wahren Selbst näher. Dadurch wird der »innere Kompass« gestärkt: Die Intuition und das Vertrauen in sich selbst, zu wissen, was richtig und was falsch ist. Das wiederum fördert die Erkenntnis und erleichtert die Akzeptanz. Der Jugendliche erkennt, welche zwischenmenschlichen Bedürfnisse ihm wichtige familiäre Bezugspersonen erfüllen können und lernt zu akzeptieren, wo die elterlichen Grenzen liegen. Das bedeutet für den Jugendlichen im Umkehrschluss aber auch, sich neue und, was die Bedürfnisbefriedigung betrifft, vielversprechende Beziehungen zu suchen (vgl. hierzu auch siebte Gruppentherapiestunde »Mein Bedürfnistank«).

Bewältigung durch Symptomtherapie und gegebenenfalls durch neue Kompetenzen und Fertigkeiten

Das letzte noch zu beschreibende Interventionsmodul ist die Symptomtherapie. Auch hier gilt es zunächst zu differenzieren, was klärungs- und was bewältigungsorientierte Interventionen sind. Mit der Erarbeitung von Reaktionsketten frustrierend ablaufender Alltagssituationen sowie der Überlebensregel nimmt man therapeutisch eine Klärungsperspektive ein, denn es geht darum, die Funktion der Symptomatik zu verstehen.

Ein bewältigungsorientierter Ansatz wäre dagegen der Aufbau einer akzeptierenden Haltung, nämlich, dass die Symptombildung gegenwärtig die einzige verfügbare beziehungsweise »erlaubte« Form darstellt, wie der Jugendliche Konflikte zu bewältigen vermag. Alles andere wäre ja ein Verstoß gegen die Überlebensregel, was wiederum Motivation und Anstrengungsbereitschaft erfordern würde (wie wir bereits in der Darstellung der Klärungsperspektive gesehen haben).

Bewältigung heißt im Rahmen der Symptomtherapie also zunächst zu akzeptieren, dass man die Symptomatik nicht einfach »abstreifen« oder »ablegen« kann. Neben dem Aufbau von Akzeptanz und der inneren Haltung, sich mit der persönlichen und der familiären Lerngeschichte befassen zu wollen, zielt die Symptomtherapie auf die Schulung der Aufmerksamkeit und die Sensibilisierung des Jugendlichen für die Funktion der Symptomatik im Zusammenspiel mit der Überlebensregel ab: Wann, wo und mit welcher Intensität zeigen sich welche Symptome?

Viele dieser Punkte haben wir in den vorherigen Abschnitten des Kapitels schon erläutert. Um Wiederholungen zu vermeiden, fassen wir die Symptomtherapie kurz zusammen.

In der *Symptomtherapie* erfasst die SJT erstens klärungsorientierte Interventionen wie die hypothesengeleitete Entwicklung der Überlebensregel und der Reaktionskette(n), zweitens – im bewältigungsorientierten Sinne – die Ressourcenmobilisierung, um die Bereitschaft zu erhöhen, dass sich der Jugendlichen mit den Vermeidungstendenzen seiner Konfliktschemata beschäftigt. Drittens verhilft die Symptomtherapie der Induktion von Besserungserwartung. Diese wiederum ist die Voraussetzung, um in der Behandlung »Über-die-Spitze-des-Eisbergs« hinauszukommen (von der Behandlungsphase I zu Behandlungsphase II). Selbstverständlich greift die Symptomtherapie der SJT auf symptomspezifische Interventionen zurück, wie wir sie im ersten Kapitel für die drei Störungsgruppen beschrieben haben. Die SJT orientiert sich damit am aktuellen Stand störungsspezifischer Verhaltenstherapie.

Hier ergänzen sich also beide Ansätze: die klassische Symptombehandlung der Verhaltenstherapie mit den therapeutischen Konsequenzen, die sich aus der affektiv-kognitiven Entwicklungstheorie ergeben (Überlebensregel und Reaktionskette).

In dem Artikel von Sulz und Hauke (2010, S. 16) findet man noch das Interventionsmodul »behaviorale Therapie«. In der Veröffentlichung von Sulz (2017b) ist dieses Modul unter dieser Bezeichnung nicht mehr zu finden. Sulz wählt die Bezeichnung »Kompetenzaufbau und Fertigkeitentraining« (ebd., S. 21). Mit dem Modul »Kompetenzaufbau und Fertigkeitentraining« wird der Schwerpunkt auf das »Finden und Handeln nach der persönlichen Lebensregel« gelegt. Dies ist dann notwendig, wenn die alleinige Symptomtherapie (Behandlungsphase I) nicht mehr ausreicht.

Die *Lebensegel* stellt das Gegenstück – oder den Entwicklungsaspekt – zur Überlebensregel dar. Damit erfasst der Jugendliche den Verstoß gegenüber seinen impliziten Handlungsgeboten und -verboten und überprüft und korrigiert damit zugleich seine irrationalen Beziehungsängste. Die Lebensregel thematisiert somit die Zunahme der individuellen Freiheit des Jugendlichen durch das Auflösen der Vermeidungstendenzen.

In Anlehnung an Sulz (2009c, S. 48) lautet die *Syntax* für die *Lebensregel*:

> »Ich kann, darf oder will … handeln [*Verstoß gegen das Handlungsverbot*], ich muss nicht … [*Lockerung des Handlungsgebotes*], und bekomme trotzdem … [*handlungsleitendes Bedürfnis*] und es besteht nicht die große Gefahr, dass ich … [*Hinterfragung der Beziehungsangst*].«

Die Lebensregel kann hinsichtlich der irrationalen Beziehungsangst in Anlehnung an Hauke (2013, S. 201) mit folgendem Zusatz ergänzt werden: »…und halte auch aus, dass [sich beispielsweise jemand von mir abwendet]«. Diese Ergänzung erachten wir als wichtig, da es ja – wie wir jetzt schon häufiger betont haben – durchaus sein kann, dass Beziehungen aufgrund einer veränderten Haltung des Jugendlichen auch auseinandergehen.

Die Syntax der Lebensregel kann natürlich auch freier formuliert beziehungsweise gleich in alternative Handlungsweisen übergeführt werden, ohne dass man dieser Formulierung explizit folgt.

Bei Marta beispielsweise waren es vor allem Verhaltensexperimente und die Reflexion über situative Abläufe im Kontakt mit Gleichaltrigen, die ihr dabei halfen, ihre Angst zu überwinden, sich einer Sache oder einem Impuls hinzugeben, aus Sorge die Kontrolle über sich oder die Situation zu verlieren. Im Umgang mit der invalidierenden Mutter waren für Marta die Stärkung der väterlichen Rolle (»Zwei gleichstarke Elternteile haben«) und Abgrenzungsübungen hilfreich sowie die Förderung, auf den eigenen »inneren Kompass« zu vertrauen. Eine explizite Formulierung von Martas Lebensregel nach der Syntax nahmen wir gar nicht vor. Nichtsdestotrotz kann die Formulierung dabei helfen, in der Therapie Klarheit zu gewinnen, in welche Richtung sich der Jugendliche entwickeln kann/soll.

Damit sich alternative Verhaltensweisen beim Jugendlichen – aber auch bei seinen Eltern – ihren Weg bahnen können, müssen neue Verhaltensweisen besprochen und erprobt werden. Hierfür müssen Handlungsziele entwickelt werden. Gegebenenfalls sind auch neue Fertigkeiten notwendig, die graduiert entwickelt werden müssen.

Im klassischen verhaltenstherapeutischen Sinn kann man, um die Handlungsziele zu operationalisieren, zwischen Problemverhalten und Zielverhalten differenzieren. Gleichzeitig sollte überprüft werden, welche Barrieren sich zwischen Problem- und Zielverhalten ergeben können beziehungsweise sogar bereits bestehen. Bei Zielrealisierung erfolgt dann eine positive Verstärkung. Möglicherweise helfen hierbei im Rahmen der Symptomtherapie auch die Arbeitsblätter (»Roadmap«, AB-4; »Schweinwerfer einstellen«, AB-5; »Um meine Ziele zu erreichen, brauche ich?«, AB-6) aus der dritten Gruppentherapiestunde (»Wo soll es hingehen?«).

Das Modul »Kompetenzaufbau und Fertigkeitentraining« zielt darauf ab, dem Jugendlichen, aber auch seinen Eltern dabei zu helfen, neue Verhaltensweisen zu etablieren, zu automatisieren und letztlich zu generalisieren. Dies fördert die Selbstentwicklung des Jugendlichen. Im weiteren Verlauf muss dann natürlich die Verantwortung für das eigene Leben wieder mehr in die Hände des Jugendlichen gegeben werden, therapeutische Unterstützung wird schrittweise zurückgenommen, sodass der Jugendliche in seiner Eigenverantwortung gefordert und gefördert wird.

Das Thema Automatisierung und Generalisierung des neuen Verhaltens und Erlebens schließt natürlich auch das Thema Umgang mit Niederlagen ein.

Metaphorisch ausgedrückt geht es bei dem Thema Automatisierung neuer Verhaltensweisen darum, die Nadel des Plattenspielers aus der alten, verkratzen Spur herauszubekommen und in eine neue Spur zu überführen. Diese Spur ist zunächst viel flacher als die alte, deren Rille auf der Schallplatte viel tiefer verläuft. Die alte Spur steht für die Konfliktschemata, die natürlich einer Korrektur bedürfen. Parallel dazu muss der Aufbau selbstregulatorischer Fähigkeiten stattfinden, um dadurch die Rille der neu angelegten Spur zu vertiefen. Wenn das gelingt, führen Erschütterungen des Schallplattenspielers – Niederlagen die der Heranwachsende einstecken muss – seltener dazu, dass die Nadel in die alte Spur zurückspringt.

Selbstveränderung findet durch Akkommodation (Piaget, 1973) statt, mit dem Ziel der Anpassung an neue sozial und entwicklungsbedingt vorgefundene Anforderungen. Damit einhergehend werden restriktive Grundannahmen – also die alte, verkratze Rille in der Schallplatte – aufgebrochen, was zu mehr Flexibilität in der Lebens- und Beziehungsgestaltung und dadurch zu einem größeren Spielraum für die Befriedigung zentraler Bedürfnisse führt.

Gelingt es dem Jugendlichen, dem Klang der neuen Spur auf der Schallplatte zu lauschen, wird diese Spur die Leitung übernehmen. Das neue Verhalten automatisiert sich und damit auch das Erleben.

Für die Themen *Rückfallprophylaxe*, *Abschied* aus der Therapie und die *Zeit nach der Therapie* verweisen wir auf die letzten beiden Gruppentherapiestunden (»Zurück in die Zukunft« und »Abschied«). Hier haben wir eine Fülle an möglichen Interventionen beschrieben, um diese Aspekte in der Einzeltherapie ebenfalls gebührend zu behandeln.

KAPITEL 4

Gruppentherapie

Das vierte Kapitel stellt das Kernstück dar. Einerseits rücken Gruppentherapien immer mehr in den Fokus, nicht nur aufgrund ihrer Wirksamkeit, sondern auch aufgrund der vielen Möglichkeiten, die sich durch die Gruppe selbst und die therapeutische Arbeit mit Gruppen ergeben (zum Beispiel Marwitz, 2016). Andererseits haben wir mit der Skizzierung einzelner Gruppenstunden inhaltlich Themen vorgegeben, die wir generell für die Therapie mit Jugendlichen und bezogen auf die drei Störungsgruppen als wichtig erachten.

An dieser Stelle können wir bereits selbst ein großes »Aber« anführen. Denn – und wir glauben, wir können es nicht oft genug sagen – vorgegebene Inhalte für therapeutische Gruppen- aber auch für Einzelstunden erfassen niemals die Komplexität des therapeutischen Alltags! Sie stellen immer eine Reduktion der Komplexität dar.

Dennoch sind sie wichtig. Sie können nämlich angehende Therapeuten in der Strukturierung eigener Therapien unterstützen, damit der rote Faden in der Behandlung beibehalten wird. Ferner können erfahrene Kolleginnen und Kollegen gegebenenfalls von neuen Anregungen profitieren. Im besten Fall verhelfen Inhalte und Teilaspekte des Gruppenmanuals zur Erweiterung des eigenen therapeutischen Repertoires.

Wir sehen das vierte Kapitel als Kernstück an, da die Inhalte der einzelnen Gruppenstunden, wenn man sie etwas umwandelt, wunderbar für die Einzeltherapie nutzbargemacht werden können. Wie wir bereits in der Einleitung erwähnten, haben wir das hier dargestellte Gruppenmanual anhand einer Stichprobe von 78 Jugendlichen getestet. Ausgangspunkt ist das SJT-Gruppenkonzept von Richter-Benedikt (2009). Die Veröffentlichungen zur Wirksamkeit der Strategischen Jugendlichentherapie (SJT) sind für eine ambulante Stichprobe einerseits bei Richter-Benedikt (2015a) zu finden und andererseits – bezogen auf das Manual und für eine teilstationäre Stichprobe – bei Sedlacek (2015) und Peukert (voraussichtlich 2018).

Nach unserer Meinung hat es sich bewährt, wenn die Gruppentherapeuten auch die Einzeltherapien durchführen. Das ist nicht nur im klinischen Setting möglich, sondern auch im ambulanten. So kann beispielsweise eine 45 Stunden umfassende Langzeittherapie in Verhaltenstherapie im Sitzungsumfang folgendermaßen unterteilt werden: 30 Einzeltherapiestunden gepaart mit 15 Gruppentherapie-Doppelstunden á 100 Minuten für den betreffenden Jugendlichen sowie natürlich die obligatorischen 11 Bezugstherapiestunden zur Arbeit mit Angehörigen (Eltern, Familie). Auch in anderen Verfahren hat sich diese Kombination von Einzel- und Gruppentherapie bewährt (zum Beispiel für die DBT®-A siehe Fleischhaker et al., 2010).

Die bisherigen Etappen unseres Praxisbuchs: Während das erste Kapitel den Schwerpunkt auf klassische verhaltenstherapeutische Strategien zur Behandlung der drei Störungsgruppen legte, diente das zweite Kapitel dazu, der Leserin und dem Leser einen vertieften Einblick in die Grundlagen der affektiv-kognitiven Entwicklungstheorie nach Sulz (1994, 2011, 2017a) zu geben. Mithilfe der Grundlagen aus dem zweiten Kapitel konnten im dritten Kapitel allgemeine Behandlungsheurismen der von Richter-Benedikt (2009) entwickelten Strategischen Jugendlichentherapie (SJT) dargestellt werden. Das vierte Kapitel »bricht« nun diese überwiegend theoretischen und allgemeinen Überlegungen auf eine praktische Handlungsebene herunter. Das vierte Kapitel liefert Antworten auf die Frage, wie sich diese theoretischen Konstrukte in die Praxis umsetzen lassen.

Die Gruppentherapiestunden sind nach der bereits dargestellten Behandlungsheuristik aufgebaut: *Symptomtherapie – Fertigkeitentraining – Förderung der Persönlichkeitsentwicklung.* Unserer Einschätzung nach hat sich diese thematische Gliederung für die Gruppentherapie (aber auch für die Einzeltherapie) als zielführend erwiesen. Das heißt aber nicht, dass man strikt dieser Gliederung folgen muss. Die einzelnen Stunden können und sollten auch individuell den jeweiligen Gruppen angepasst werden.

Bevor wir im dritten Unterpunkt dieses Kapitels die einzelnen Gruppentherapiestunden darstellen, erfolgt zunächst eine »Gebrauchsanweisung« unter dem Gliederungspunkt »Gruppentherapie: manualisiert oder individualisiert?«. Der zweite Unterpunkt in diesem Kapitel befasst sich mit dem Stufenmodell der Gruppenentwicklung und der therapeutischen Haltung.

4.1 Gruppentherapie: manualisiert oder individualisiert?

Ob man Gruppentherapie manualisiert oder individualisiert beziehungsweise störungsspezifisch oder beziehungs- und interaktionsorientiert durchführt, möchten wir mit einem Beispiel beantworten, das sich im Rahmen eines Weiterbildungsseminars zur Gruppentherapie für Kinder- und Jugendliche zugetragen hatte. Anhand des Beispiels hoffen wir, die Brücke schlagen zu können: Wir wollen aufzeigen, wie sich störungsspezifisches mit beziehungs- und interaktionsorientiertem Vorgehen verknüpfen lässt.

Gegenstand der Gruppendiskussion unter den Teilnehmern der Weiterbildung war die Frage, inwieweit die Bearbeitung kognitiver Verzerrungen mit der Technik der kognitiven Umstrukturierung im Gruppensetting mit Jugendlichen möglich ist.

Die fünfte Stunde in unserem Manual setzt genau an dieser Fragestellung an. Der Wunsch der Weiterbildungsteilnehmer war es, im Rahmen eines Rollenspiels die im Manual skizzierte Gruppenstunde zur kognitiven Umstrukturierung darzustellen. Um dem Wunsch nachzukommen, übernahm einer von uns Seminarleitern die Rolle des Gruppentherapeuten. Eine ausgewählte Anzahl von Teilnehmern ging in die Rolle der Jugendlichen. Dabei war es ihnen wichtig, »ihre« Jugendlichen zu spielen, wie sie sie aus der täglichen Arbeit in den Kliniken kannten.

Zur Teilnahme am Rollenspiel meldeten sich jedoch ausschließlich Weiterbildungskandidaten, die sowohl mit der Technik als auch mit Gruppen eher »durchwachsene« Erfahrungen gemacht hatten.

Im Rollenspiel, durch das eigentlich gezeigt werden sollte, wie man die Technik der kognitiven Umstrukturierung in Gruppen vermitteln kann, entwickelte sich dann recht rasch eine feindselig-abweisende Haltung gegenüber dem Gruppenleiter.

So befand sich die Gruppe im Rollenspiel in folgender Situation gefangen: Auf der einen Seite stand der Gruppenleiter, der versuchte, den Jugendlichen ein Thema näher zu bringen, auf der anderen Seite standen die Jugendlichen, die von alledem nichts wissen wollten und sich in ihrer teilweise depressiven, kaum schwingungsfähigen und im sozialen Kontakt verschlossenen, feindseligen Rolle ganz gut gefielen.

Das Ergebnis war, dass alle Versuche, die Jugendlichen für das Thema ins Boot zu holen, kläglich scheiterten. Die Weiterbildungsteilnehmer waren einfach zu gut mit der Rolle der abweisenden Jugendlichen verschmolzen.

Nach mehreren Versuchen, die Jugendlichen für die Übung zu motivieren, wurde das Rollenspiel abgebrochen. Die Gruppenleitung gab frustriert auf. Für die Weiterbildungskandidaten war somit der Beweis erbracht. »Endlich!« hätte man auch laut ausrufen können. Nicht einmal der Seminarleiter kann im Rollenspiel als Gruppentherapeut die Bedeutung kognitiver Verzerrungen vermitteln.

Wie gesagt, die Dynamik im Rollenspiel war eine angespannt kritische, die wir bis dahin so gar nicht kannten. Was war im Rollenspiel also passiert und warum musste es scheitern?

Im Nachhinein wird klar, dass im Rollenspiel unterschiedliche Themen, Bedürfnisse und Ziele eine Rolle spielten. Während wir als Seminarleitung die im Manual beschriebene Gruppenstunde gerne eins zu eins im Rollenspiel dargestellt und umgesetzt hätten, brachten die Weiterbildungsteilnehmer ihre eigenen Themen und die damit verknüpften Frustrationen mit ein. Für die gelingende Darstellung des im Manual beschriebenen Vorgehens wären zunächst einmal »kooperative« Jugendliche vonnöten gewesen.

Die Weiterbildungsteilnehmer hatten dagegen ein ganz anderes Interesse: Sie wollten erfahren, wie es gelingen kann, Jugendliche aus ihrer verschlossen, feindseligen Haltung herauszuholen. Es können durchaus kognitive Verzerrungen im Spiel sein, sie verlangen aber ein anderes Vorgehen als im Manual beschrieben.

Folglich hätte man das Rollenspiel anders aufziehen müssen, um die Dissonanz zwischen Gruppe und Gruppenleitung zu verhindern.
Anders ausgedrückt: Während die Gruppenleitung schon längst den Rubikon überquert hatte, waren die Rollenspielteilnehmer noch nicht bereit, den Fluss zu überqueren. Es gab unterschiedliche Zielsetzungen und Bedürfnisse. Das Rollenspiel in der vorgegebenen Form musste scheitern, denn die Gruppenleitung fokussierte sich bereits auf bewältigungsorientierte Maßnahmen. Die Jugendlichen im Rollenspiel hätten zuallererst klärungsorientierte Hilfen benötigt, um auf einen gemeinsamen Nenner zu kommen.

Bleiben wir mal bei diesen Jugendlichen und der Frage, wie es gelingen kann, die Bedeutung kognitiver Verzerrungen in der Gruppe anzusprechen und zu verändern. Denn so kann auch eine Antwort darauf gefunden werden, wie manualisiert und wie individualisiert die Gruppentherapiestunden sein sollten.

Spulen wir also zurück! Die Gruppenleitung macht sich davon frei, ein Lehrbeispiel dafür liefern zu müssen, wie man einer Gruppe von Jugendlichen die Bedeutung kognitiver Verzerrungen und deren Veränderung manualgetreu erläutert und näherbringt.

In diesem Fall hätte die Gruppenleitung wahrscheinlich erkannt, dass »etwas in der Luft liegt« und dass diese »atmosphärische Störung« zunächst einmal geklärt werden muss, bevor man sich dem geplanten Thema widmet.

Mögliche Gründe, warum sich die Jugendlichen der Gruppenleitung oder Klinik entgegenstellen, gibt es viele. Folgen wir einem bedürfnisorientierten Ansatz, muss natürlich zunächst geklärt werden, wie eine kooperative Beziehungsgestaltung in der Gruppe möglich gemacht werden kann; eine, die nicht bedeutet, wir, die Jugendlichen, gegen die Gruppenleitung, die vielleicht symbolisch für die Klinik steht.

Das heißt, wir befinden uns in einer Klärungsphase und somit würden im Sinne Grawes (1998) klärungsorientierte Interventionen greifen. Die Motive der Jugendlichen müssten herausgearbeitet werden: Warum nehmen die Jugendlichen gerade jetzt diese feindliche Haltung gegenüber der Klinik beziehungsweise der Gruppenleitung ein? Verbinden die Jugendlichen Ziele mit dem Klinikaufenthalt beziehungsweise mit der Therapie? Wie könnten diese Ziele bestmöglich erreicht werden? Möglicherweise gelingt es, in dieser klärungsorientierten Phase gewisse kognitive Verzerrungen zu identifizieren und zu sammeln – eventuell was die Klinik betrifft, die Station, die Mitpatienten, Pflege- und Erziehungspersonal und so weiter. Über den Austausch und durch das Prinzip des angeleiteten Entdeckens könnten unter Umständen bereits erste Dissonanzen bei den Jugendlichen entstehen, die ein wenig ihre absolutistische Haltung torpedieren. Im weiteren Verlauf könnten womöglich sogar – je nach Bereitschaft der Gruppe – Verhaltensexperimente implementiert werden, über die ein »Realitätscheck« erfolgt.

Durch eine klärungsorientiere Beziehungsgestaltung der Gruppenleitung erfahren die in ihrer feindseligen Haltung zusammengerotteten Jugendlichen, dass ihre Anliegen gehört und sie ernst genommen werden. Ferner wird ihnen Verständnis und Wertschätzung zuteil. Ihre Selbstbestimmung wird ihnen nicht abgesprochen. Darüber hinaus, und das ist auch selbstverständlich, werden im Verlauf dieses Gesprächs mit den Jugendlichen durch die Gruppenleitung gewisse Grenzen zu setzen sein, da eine Klinik beispielsweise ebenfalls an Vorschriften gebunden ist.

Soweit eine fiktive Strategie, wie das Rollenspiel mit den Weiterbildungsteilnehmern auch hätte laufen können.

Ob man nun mit den Arbeitsblättern an dem Thema kognitive Verzerrungen arbeitet oder, wie wir jetzt skizzenhaft dargestellt haben, im freien Austausch mit der Gruppe, bleibt dann jedem selbst überlassen beziehungsweise sollte dies stets situativ entschieden werden. Das Beispiel zeigt auch, worin die große Gefahr des rein am Manual orientierten Vorgehens besteht, nämlich darin, dass man die Belange, Bedürfnisse und Wünsche der Gruppe leicht übersehen kann, wenn man zu sehr auf die getreue Umsetzung fixiert ist.

Letztendlich kann das Thema, wie wir gesehen haben, über zwei Wege zur Sprache kommen. Ob nun über die Vordertür oder Hintertür ist dann nebensächlich. Wichtig ist, dass es zur Sprache kommt. Was nun Vorder- und was Hintertür ist, darf jeder für sich selbst entscheiden. Das individualisierte Vorgehen sollte jedoch nie dem manualisierten Vorgehen geopfert werden. Wie wir versucht haben darzustellen, wirkt sich das nachteilig aus.

Durch die Analyse des Beispiels mit den Weiterbildungsteilnehmern wurden bereits einige Aspekte einer »Gebrauchsanweisung für Gruppentherapien« angesprochen. Im nachfolgenden Textabschnitt wollen wir diese nochmals kurz und knapp zusammenbringen.

Gebrauchsanweisung: flexibles, bedürfnisorientiertes Vorgehen, Anliegen der Gruppenmitglieder berücksichtigen, eigene Ziele im Auge behalten, Entwicklungsräume schaffen

Mit der Frage, wie man Gruppen zum »Laufen« bringt, beschäftigen sich viele Grundlagenbücher zur Gruppentherapie, auf die wir an dieser Stelle nicht näher eingehen werden (unter anderem Marwitz, 2016). Jene Punkte für eine gelingende Gruppentherapie, die wir nachfolgend aufzählen und als wichtig erachten, haben nicht den Anspruch auf absolute Gültigkeit und Vollständigkeit.

Flexibles und auf die Gruppenstruktur bedachtes Vorgehen: Die Erfahrung hat uns gezeigt, dass man den Gruppenprozess auf verschiedene Arten anstoßen und vor allem (!) vorantreiben kann. Das Manual ist zunächst sehr störungsspezifisch und anhand der Gruppenphasen (Orientierung, Machtkampf, verstärkte Einflussnahme Einzelner, Vertrauen und Differenzierung sowie Abschied) aufgebaut sowie an homogenen und geschlossenen Gruppen ausgerichtet. Während zu Beginn der Gruppentherapie eine direktivere und strukturierende Haltung seitens des Therapeuten durchaus als zielführend anzusehen ist, kann sich diese im Verlauf zu einer weniger direktiven und stark prozessorientierten Haltung wandeln, die vor allem den Gruppenprozess am Laufen hält, die Jugendlichen beim »Entdecken« anleitet und das Beziehungsverhalten der Einzelnen und der

Gruppe in den Vordergrund rückt. Das könnte bedeuten, dass sich die Gruppentherapie von einer störungsspezifischen zu einer zieloffeneren Behandlungsstruktur wandelt, die sich mehr an den Beziehungen und Interaktionen der Jugendlichen orientiert. Die Kunst des Therapeuten besteht dann darin, die präsentierten Anliegen der Gruppenmitglieder mit den methodischen und inhaltlichen Überlegungen des Manuals zu verknüpfen.

Bedürfnisorientiertes Vorgehen: Was brauchen die einzelnen Jugendlichen (in dieser Stunde) damit sie sich wohl und sicher fühlen können? Welches Bedürfnis, welches Anliegen muss zunächst befriedigt beziehungsweise geklärt werden, damit inhaltlich in ein geplantes Thema eingestiegen werden kann? An dieser Stelle haben sich Gruppenregeln (wie wertschätzender Umgang, Verschwiegenheit, Zusammenarbeit, Nähe und Vertrauen) und die Prinzipien der themenzentrierten Interaktion (Cohn, 2016) wie »Störungen haben Vorrang« oder aber auch die Betonung der Eigenverantwortung der einzelnen Jugendlichen bewährt. Die Gruppenleitung steht natürlich in der Verantwortung, die Themen der Gruppe oder des Einzelnen, der diese in die Gruppe mit »hinein« trägt, zu erkennen.

Balance halten zwischen Gruppenanliegen und der Bearbeitung spezifischer im Voraus geplanter Inhalte: Bezogen auf den vorher genannten Punkt möchten wir ausdrücklich betonen, wie wichtig es ist, zwischen der Bearbeitung von Themen, die die Jugendlichen mitbringen, und den im Voraus geplanten therapeutischen Inhalten die Balance zu halten. Im besten Fall gelingt es bereits in den ersten Stunden, eine gewisse Vertrauensbasis und Gruppenkohäsion herzustellen, sodass sich die Gruppe auch für spezifische Inhalte öffnen kann. Für die Förderung der Gruppenkohäsion betrachten wir erlebnispädagogische Gruppenübungen als besonders hilfreich (unter anderem Reiners, 2005, 2011).

Schützen und Begrenzen, Fordern und Fördern, Entwicklung ermöglichen: Mit diesen Schlagwörtern möchten wir verschiedene Aspekte in der Gruppentherapie zusammenfassen, die uns wichtig erscheinen. Jugendliche mit sozialen Ängsten werden sich zum Beispiel in Gruppen sehr rasch überfordert fühlen, wenn ihnen eine zu hohe Bereitschaft abverlangt wird, sich aktiv in die Gruppe einzubringen und zu öffnen. Zugleich ist es aber wichtig, sie dahingehend zu fordern, dass sie sich aus ihrer Komfortzone – oder besser Schutzzone – herausbewegen, um neue und somit korrigierende (Beziehungs-)Erfahrungen machen zu können. Diesen Gedanken verbinden wir mit dem Prinzip »Fordern und Fördern«. Ferner ist es wichtig und selbstverständlich, darauf zu achten, dass die Gruppe ein geschützter Ort ist und bleibt. Anfeindungen, Gruppenbildungen unter Jugendlichen oder beispielsweise auch das Bloßstellen einzelner Jugendlicher durch andere ist am besten bereits im Vorfeld zu unterbinden (»Schützen«). »Begrenzen« bezieht sich auf das typische Gruppenphänomen, dass sich Einzelne im Gegensatz zu anderen durch ihre Präsenz in den Vordergrund drängen. Wohlwollendes Begrenzen bedeutet, aktive Jugendliche so zu begrenzen, dass die stillen und tendenziell zurückgezogenen Jugendlichen ebenso Platz und Gehör in der Gruppe finden können. Neben der therapeutischen Grundhaltung wie Empathie, Wertschätzung und Authentizität der Gruppenleitung tragen die Prinzipien »Schützen und Begrenzen« sowie »Fordern und Fördern« zu einer Atmosphäre in der Gruppe bei, die dazu verhelfen kann, die Persönlichkeitsentwicklung der einzelnen Jugendlichen anzustoßen.

Über eigene Gefühle und Gedanken reden, eigene Meinungen mitteilen und sich aktiv einbringen: Dem Gesprächspartner – in diesem Fall dem betreffenden Jugendlichen oder der Gruppe – mitzuteilen, wie man selbst als Gruppenleitung in einer gewissen Situation oder in Bezug auf ein bestimmtes Thema fühlt, was man denkt oder auch welche Meinung man vertritt, ist nichts Unbekanntes. In vielen modernen Therapieverfahren (unter anderem CBASP, McCullough, 2007 oder MBT, Allen & Fonagy, 2009) ist dies Teil der Behandlung. In der Jugendlichentherapie ist das Benennen eigener Gefühle, Gedanken und Meinungen umso wichtiger, da Jugendliche Orientierung und einen »Beziehungsspiegel« brauchen, wie sie beim Gegenüber ankommen, was sie im Gegenüber auslösen etc. Das heißt, Jugendliche brauchen ein Gegenüber, mit dem sie in Kontakt und in Austausch treten können. Hier spielt selbstverständlich das Prinzip der »Übertragung/Gegenübertragung« eine wesentliche Rolle. Im Austauschprozess dürfen Meinungen auch kontrovers sein. Für die Jugendlichen beziehungsweise für die Gruppe ist es wichtig zu erfahren, dass die Gruppenleitung nicht »wegbricht«, sondern standhält und sich positioniert. Die möglicherweise damit entstehende Reibung gibt nicht nur Orientierung, sondern fördert auch die Selbstbestimmung der Jugendlichen. Der Austausch und Aushandlungsprozess dient somit der Förderung der jugendlichen Autonomietendenzen. Dieser Aushandlungsprozess muss natürlich respektvoll verlaufen. Humor und Gelassenheit sind dabei ebenfalls gute therapeutische Wegbegleiter.

Damit Gruppentherapien erfolgreich verlaufen, ist es wichtig, ein Gruppenklima zu erzeugen, in dem es den einzelnen Jugendlichen möglich ist, sich zu öffnen und etwas von sich preiszugeben. Über die Darstellung der Prinzipien für eine gelingende Gruppenpsychotherapie haben wir versucht, dies zu veranschaulichen. Durch die Schaffung eines positiven Gruppenklimas mittels klarer Strukturen, durch ein bedürfnisorientiertes und flexibles Vorgehen, das auf einer wertschätzenden, empathischen, aber auch begrenzenden und schützenden Haltung seitens der Gruppenleitung basiert, ist es unserer Erfahrung nach am wahrscheinlichsten, dass sich gruppentherapeutische Wirkfaktoren wie Gruppenkohärenz, zwischenmenschliches Lernen, positive Veränderungserwartung, Einsicht, die Akzeptanz unveränderlicher Tatsachen und der Universalität des Leidens (»es geht nicht nur mir so«) bei Jugendlichen bestmöglich entfalten (vgl. auch Marwitz, 2016). Abbildung 4.1 verhilft zur Erfassung zentraler individueller Aspekte für die Gruppentherapie. Die Abbildung nimmt Bezug auf die affektiv-kognitive Entwicklungstheorie und schafft einen raschen Überblick über zentrale Themen.

	Name	Name	Name	Name
Zentrales Bedürfnis, das in der Vergangenheit frustriert wurde				
Mögliche handlungsleitende Angst im Gruppenkontext				
Umgang mit Wut				
Zentrales Bedürfnis in der Gruppe				
Thema des Jugendlichen in der Gruppe				

Abbildung 4.1: Erfassung zentraler individueller Aspekte des Jugendlichen für die Gruppentherapie

4.2 Stufenmodell der Gruppenentwicklung und therapeutische Haltung

Die Ausführungen zu diesem Unterpunkt orientieren sich sehr an den Überlegungen von Sulz (2011, S. 397ff.). Die Gruppenentwicklung betrachtet Sulz analog zu den Entwicklungsstufen von Kegan (1986). Die Gruppenentwicklung bedarf eines differenzierten Blicks, kann sie doch mindestens aus vier Perspektiven heraus betrachtet werden, die allesamt für den Gruppenprozess eine wichtige Rolle spielen:

1. *Der Einzelne in der Gruppe:* Wie entwickelt sich der einzelne Jugendliche in der zwischenmenschlichen Beziehungsgestaltung zu den anderen Gruppenmitgliedern?

2. *Der Einzelne in der Beziehung zur Gruppenleitung:* Wie tritt der jeweilige Jugendliche gegenüber der Gruppenleitung auf? Welche Motive und Bedürfnisse sind damit verknüpft?

3. *Die Gruppe gegenüber dem Einzelnen:* Welche Rolle schreibt die Gruppe dem Einzelnen zu? Welche sozialen Zuschreibungen erfährt dieser von ihr?

4. *Die Gesamtentwicklung der Gruppe:* Was braucht die Gruppe als Ganzes von der Gruppenleitung? Wie werden die einzelnen Gruppenphasen gemeistert? Wie sehen die einzelnen Gruppenmitglieder die Gruppe, für was steht sie?

Die Gruppe als sozialer Ort verhilft in der Regel sehr rasch dazu, dass gewisse implizite Gedächtnisinhalte und Erfahrungen bei den einzelnen Jugendlichen bottom-up aktiviert werden (Grawe, 1998). Oftmals sind diese Erfahrungen negativ besetzt. Die Gruppe beziehungsweise die Gruppentherapie kann Jugendlichen mit internalisierenden Störungen daher Angst machen. In der Regel führt das dazu, dass sie sich so verhalten wie in anderen sozialen Situationen auch (wie zum Beispiel in der Familie oder unter Gleichaltrigen in der Schule und Freizeit): dysfunktionale Copingstrategien der Emotionsregulation und Beziehungsgestaltung werden dann in der Gruppentherapie schnell sichtbar.

Hier ist das Feingefühl der Gruppenleitung gefragt, dabei sollte der Gruppenprozess jeweils aus den vier Perspektiven heraus betrachtet werden. Gelingt es, das Angstniveau der einzelnen Jugendlichen so zu minimieren, dass für sie ein ausreichendes Maß an Kontrolle und Sicherheit herrscht, kann die Gruppentherapie nicht nur ein Korrektiv bezüglich negativer interpersoneller Erfahrungen darstellen, sondern sie kann auch dazu verhelfen, neue adaptive Copingstrategien zu entwickeln.

Stufenmodell der Gruppenentwicklung

Das einverleibende Stadium bezeichnet Sulz (2011, S. 406) in der Gruppenentwicklung als *Stadium der Aufnahme und Orientierung*. Die Bedürfnisse nach Willkommensein, Dazugehören rücken für die Jugendlichen zunächst in den Mittelpunkt: »Wie wird die Gruppe sein?«, »Werden die anderen mich mögen?«, »Hoffentlich gibt es jemanden, den ich mag!« Gleichzeitig wird natürlich klar, welche Angst handlungsleitend sein kann, nämlich die vor Ausschluss und Vernichtung (beispielsweise Angst, von anderen fertiggemacht zu werden, schutzlos zu sein). Wie die Jugendlichen wiederum mit dieser Angst umgehen, ist natürlich auch durch die Lerngeschichte geprägt. Bei Jugendlichen mit internalisierenden Störungen haben wir die Erfahrung gemacht, dass die Angst vor Ausschluss in der Regel zu Passivität, extremer Rücksichtnahme, Schüchternheit und Gehemmtheit führt.

In den seltensten Fällen haben wir es erlebt, dass ein Jugendlicher durch dominant-aggressives oder provozierendes Verhalten versucht, diese Angst abzuwehren. Die Jugendlichen versuchen vielmehr in der Gruppe »unsichtbar« zu werden oder eine hohe Übereinstimmung mit anderen zu erzielen.

Individualität und Differenzierung sind untypisch für dieses Gruppenstadium. Deshalb ist es hier umso wichtiger, dass die Jugendlichen durch die Gruppenleitung Orientierung und Struktur erhalten. Auch Einzelarbeit in der Gruppe kann für die Jugendlichen extrem erleichternd sein. So können sie sich zunächst mit sich beschäftigen, und es wird noch keine allzu anspruchsvolle Gruppenkooperation von ihnen verlangt. Auf der anderen Seite kann diese Gruppenkooperation durch erlebnispädagogische Übungen, wie wir sie im sechsten Kapitel darstellen, gefördert werden. »Bedroht« wird dieses Gruppenstadium, wenn einzelne Jugendliche sich aktiv weigern, Teil der Gruppe zu werden.

Die Gruppenentwicklung setzt sich nach Sulz (2011, S. 410) mit dem *Stadium der Impulse* fort. Bei Jugendlichen mit internalisierenden Störungen hat sich gezeigt, dass in dieser Phase Bedürfnisse nach Geborgenheit, Schutz, Sicherheit und Zuverlässigkeit von zentraler Bedeutung sind. Die Gruppe befindet sich immer noch im Prozess des gegenseitigen Kennenlernens: Nicht dabei zu sein, getrennt zu sein von der Gruppe, etwas nicht erleben, was die anderen erlebt haben und damit anders zu sein, verursacht Angst.

Die Gruppe wird zum Ort der gegenseitigen Bedürfnisbefriedigung. Vom anderen etwas holen, was der Einzelne braucht, ist somit möglich. Die einzelnen Jugendlichen sind in der Gruppe, aber es herrscht noch kein Gruppensinn. Die Jugendlichen haben, was die Gruppe betrifft, weiterhin einen egozentrischen Standpunkt. Die Aussage, »Die Gruppe ist gar nicht so schlecht«, kann als Ausdruck gesehen werden, dass der Jugendliche spürt, »Hier kann ich etwas für mich holen«.

Im Umkehrschluss bedeutet es aber auch, dass die Gruppe noch ein fragiler Zusammenschluss ist: Erlebt beispielsweise der Einzelne durch die Gruppe Frustration, kann die damit einhergehende Wut des Betreffenden möglicherweise auch zur Trennung von der Gruppe führen (»Die anderen sind scheiße, da gehe ich nicht mehr hin«).

Die Gruppenleitung hat mehrere Aufgaben in dieser Phase. Einerseits sollte sie natürlich verhindern, dass Einzelne der Gruppe aus Frustration heraus fernbleiben. Auf der anderen Seite werden sich die einzelnen Mitglieder in der Gruppe zunehmend öffnen. Die damit aufkommende Lockerheit und Selbstdarstellung der Jugendlichen sollte genutzt werden, um die Gruppenkohäsion weiter zu fördern und zu stärken. Gleichzeit müssen unter Umständen gewisse Eigenheiten der einzelnen Jugendlichen, beispielsweise tendenziell histrionisches oder narzisstisches Beziehungs- und Interaktionsverhalten, moderiert und verträglich in die Gruppe integriert werden.

Diese beiden Phasen fasst Marwitz (2016, S. 180f.) als Gründungsphase *(forming)* zusammen. Abgelöst wird diese Gründungsphase von einer Streitphase *(storming)*, was im Phasenmodell der Gruppenentwicklung durch das *Stadium der Souveränität* ausgedrückt wird. Differenzierung wird nun möglich. Das Handeln der einzelnen Jugendlichen kann implizit strategischer verlaufen, um darüber eigene Ziele zu erreichen und Bedürfnisse zu befriedigen. Folglich können sich daraus auch Widersprüchlichkeiten unter den Gruppenmitgliedern entwickeln, was Reibung entstehen lässt und in Machkämpfe münden kann.

Nach unserer Erfahrung sind diese Machtkämpfe bei Jugendlichen mit internalisierenden Störungen vor allem Positionskämpfe. In diesem Zusammenhang lassen sich, vereinfacht ausgedrückt, zwei gegensätzliche Positionen finden: »Handle so, damit du Einfluss hast und eine Position gewinnst, durch die du bekommst, was du brauchst.« Jugendliche, für die dieses Motto handlungsleitend ist, werden in der Gruppe eine aktive Rolle übernehmen. Entweder übernehmen sie selbst die Gruppenführung oder positionieren sich sehr nahe an der Gruppenführung.

Diesem erstgenannten Motto steht eine ganz andere Haltung gegenüber: »Mach dich klein und bleib klein, liefere keine Angriffsfläche für andere.« Diese Jugendlichen werden sich weiterhin in der Gruppe stark zurückhalten.

Die Gefahr besteht darin, dass passive Jugendliche im schlimmsten Fall durch die aktiven Jugendlichen (Gruppenführer und durch die Gruppenführung begünstigte oder akzeptierte Jugendliche) zu Sündenböcken gemacht oder in eine Außenseiterrolle gedrängt werden.

Die Gruppenleitung sollte an dieser Stelle stark direktiv und strukturierend vorgehen, sodass die Positionskämpfe zwar Wellen schlagen können, sich aber nicht zu einem Sturm entwickeln. Auf jeden Fall muss verhindert werden, dass sich negative Beziehungserfahrungen der Jugendlichen in einer dramatischen Weise in der Gruppentherapie wiederholen (»Und schon wieder Außenseiter/Sündenbock!«). Wir erachten es als wichtig, als Gruppenleitung aktiv gruppendynamische Prozesse abzufedern, sodass die Ängste des Kontrollverlusts über mich und die anderen bestmöglich eingedämmt werden.

Damit das *Stadium der Souveränität* als Phase der Gruppenentwicklung gut durchlaufen werden kann, haben sich unserer Erfahrung nach neben der Verbalisierung gruppendynamischer Prozesse erlebnispädagogische Übungen bewährt. Erlebnispädagogische Übungen geben nämlich klare Spielregeln vor und verlangen von den Teilnehmern, dass alle Gruppenmitglieder miteinbezogen werden. Durch diese Übungen können Gruppenkräfte gut reguliert werden. Die aktiven Jugendlichen können sich einbringen, Verantwortung übernehmen, leiten und erleben sich darüber als wirksam. Die passiven Jugendlichen erfahren durch die klaren Regeln sowie durch eine strukturierende und auf Regeln achtende Gruppenleitung Kontrolle und – was sehr wichtig ist – dass sie Teil einer Gruppe sein können. Auch hier können positive Selbstwirksamkeitserfahrungen entstehen.

Haben die Jugendlichen ihre Rolle und damit ihre Position in der Gruppe gefunden, mündet dies in eine produktive Arbeitsphase (*performing* nach Marwitz, 2016, S. 186). Im Stufenmodell der Gruppenentwicklung sind das das *zwischenmenschliche Stadium* und das *institutionelle Stadium*. Das zwischenmenschliche Stadium bringt zum einen den Zusammenhalt in der Gruppe (Kohäsion) zum Ausdruck, zum anderen die Bedürfnisse nach Harmonie und Übereinstimmung mit anderen. Der Gruppensinn ist erwacht, die Jugendlichen überlegen unter Umständen auch, etwas außerhalb der Gruppe miteinander zu unternehmen. Wie das geregelt wird, hängt von den vereinbarten Regeln ab. Die DBT®-A (Fleischhaker et al., 2010) beispielsweise betont unter anderem, dass Jugendliche außerhalb der Therapiesitzungen miteinander nicht über suizidales oder auch selbstverletzendes Verhalten sprechen oder sexuelle Beziehungen zueinander eingehen dürfen. Diese Regeln erachten wir als sehr sinnvoll.

Wir haben im Zusammenhang mit dem gewachsenen und gestärkten Gruppensinn überwiegend positive Erfahrungen gemacht. Die Jugendlichen stärken sich gegenseitig bei therapeutischen Herausforderungen und verhalten sich im Gespräch wohlwollend unterstützend zueinander. Dadurch können schwierige Themen in der Gruppe besser thematisiert werden.

Das *institutionelle Stadium* in der Gruppenentwicklung bringt vor allem die sich gebildeten Werte und Normen der Gruppe zum Ausdruck. Konflikte entstehen, wenn sich Einzelne nicht an die (informellen) Gruppenregeln halten, die weniger von der Gruppenleitung, sondern viel mehr von den Gruppenmitgliedern aufgestellt wurden. Anerkennung und Wertschätzung sind handlungsleitende Bedürfnisse. Es besteht eine hohe Aufgabenorientierung (»Ich will durch die Gruppentherapie was erreichen, was verbessern«). Konflikte innerhalb der Gruppe können auch dadurch entstehen, dass sich Kleingruppen bilden, die sich somit von der Hauptgruppe abspalten. Dies wird dann als Bedrohung wahrgenommen und kann zu Wut auf Einzelne führen.

Sulz (2011, S. 410) schließt den Gruppenentwicklungsprozess mit dem *Stadium der Überindividualität* ab. Für das Jugendalter erscheint es passender von der *Abschiedsphase* (*adjourning* nach Marwitz, 2016, S. 190) zu sprechen. Im besten Falle erfuhren die Jugendlichen durch die Gruppentherapie eine Korrektur zu ihren früheren Beziehungserfahrungen und konnten über die Gruppentherapie ihre Copingsstrategien hinsichtlich Beziehungsgestaltung zu Gleichaltrigen erweitern. Ferner erachten wir es als einen wichtigen Entwicklungsschritt, dass es den Jugendlichen gelingt, die Zeit in der Gruppentherapie richtig einzuordnen sowie Trauer und Abschied zulassen zu können.

Wir haben zweierlei Erfahrungen mit dem Thema Abschied gemacht. Einerseits sind die Jugendlichen oftmals sehr stolz auf das, was sie im Behandlungszeitraum erreichen konnten. Hier werden die Übungen und das Thema Abschied »gerne« angenommen, da es den Erfolg unterstreicht. Das Thema Abschied im zwischenmenschlichen Kontext wird bei Jugendlichen, bei denen die Chemie untereinander gut stimmte, häufig bagatellisiert und »kleingeredet«. Wir hören dann immer wieder Aussagen wie »wir [die Jugendlichen] treffen uns ja eh noch außerhalb der Gruppe«.

Trifft man diese Jugendlichen in den Nachsorgeterminen, so stellt sich heraus, dass das Thema zwischenmenschlicher Abschied sehr wohl eine wichtige Rolle spielt. Denn oftmals gehen diese aus der Gruppentherapie entstandenen Beziehungen wieder auseinander. Die Jugendlichen müssen also lernen, die Bedeutung der Gruppe und die Beziehung zu den Mitgliedern richtig einzuordnen, was sich über die Nachsorge hinweg ziehen kann, aber nicht muss.

4.3 Gruppentherapiestunden

Der dritte Gliederungspunkt beschreibt nun die einzelnen Gruppentherapiestunden. Die Beschreibung der einzelnen Gruppenstunden beginnt mit dem zentralen Ziel der jeweiligen Stunde, gefolgt von einer kurzen Beschreibung des Ablaufs und die Benennung der Interventionen. Die Beschreibungen der Interventionen enthalten auch den Hinweis, welche Arbeitsblätter wir hierfür verwendet haben. Die Arbeitsblätter sind nummeriert und befinden sich im Anhang. Die erlebnispädagogischen Gruppenübungen werden im sechsten Kapitel gesondert dargestellt.

Die Anleitung beschreibt detailliert das Vorgehen und wie man die Übung oder das Thema in der Gruppenstunde bearbeiten kann. Wir haben versucht, für jede Gruppenstunde eine passende erlebnisorientierte Übung zu finden. Das heißt aber nicht, dass man immer eine erlebnispädagogische Übung für den Einstieg in die Gruppentherapie braucht.

Der zeitliche Umfang pro Stunde beträgt 100 Minuten. Die Übungen können in Klein- wie Großgruppen durchgeführt werden.

Für manche Themen wird man mehr Zeit als 100 Minuten ansetzen müssen. Das Thema muss dann in der nächsten Stunde fortgesetzt werden.

Das Gruppenmanual umfasst 17 Doppelstunden, die im Schnitt auf 20 Doppelstunden ausgedehnt werden können, je nach Größe der Gruppe und ob bestimmte Themen in der Gruppe weiter vertieft werden sollen.

1. Stunde: »Ich und die Gruppe!«

Ziel	Gegenseitiges Kennenlernen, Erarbeitung bedürfnisorientierter Gruppenregeln
Ablauf	1. Begrüßung, Aufklärung über die Rahmendbedingungen und über das Thema der heutigen Stunde 2. Vorstellungsrunde der Therapeuten und der Jugendlichen 3. Intervention »Dosenöffner« und Erarbeitung der Gruppenregeln 4. EP-Spiel zur Förderung der Gruppenkohäsion 5. Reflexion: »Wie war die Gruppe heute für mich und was nehme ich draus mit?«
Intervention	»Dosenöffner«
Anleitung	Die Dose (wichtig: ohne Etikett!) dient als Metapher für die Selbstöffnung und als erster Schritt zur Erarbeitung bedürfnisorientierter Gruppenregeln. Die Dose geht reihum und jeder Jugendliche äußert eine Vermutung über ihren Inhalt. Diese Vermutungen können entweder auf einem Flipchart festgehalten werden oder der Therapeut zählt mit und wiederholt die genannten Vermutungen (zum Beispiel Erbsen, Mais, Bohnen etc.). Daraus wird abgeleitet, dass der Inhalt (inneres Erleben) ohne Öffnung der Dose (Selbstöffnung) nur vermutet werden kann. Eine Gewissheit gibt es nicht. Daher braucht man einen Dosenöffner. Hier erfolgt der Brückenschlag zur Gruppentherapie: »Was hat die Dose mit der Gruppe zu tun?« Mit den Jugendlichen wird die Bereitschaft und Notwendigkeit zur Selbstöffnung erarbeitet. • Sammlung der Bedingungen für Selbstöffnung (Wünsche, Erwartungen, Ängste): »Was brauche ich, damit ich mich hier in der Gruppe sicher, wohl und willkommen fühle und damit ich mich öffnen kann?« • »Was brauche ich von der Gruppe? Was brauche ich vom Therapeuten?« • Ableitung der Gruppenregeln (zum Beispiel »Was ich sage, bleibt in der Gruppe«; »Meine Äußerungen werden ernst genommen« etc.). Die Gruppenregeln sind bedürfnisorientiert und in der Sprache der Jugendlichen verfasst. • Selbsteinschätzung jedes Jugendlichen: »Was glaube ich, wie sehr kann ich mich in dieser Gruppe aktuell bereits öffnen?« Methode: Skalierung mit einem persönlichen Gegenstand (von 0 bis 100 = Grad der Selbstöffnung). • Gegebenenfalls nochmaliges Aufgreifen der persönlichen Bedingungen für die eigene Selbstöffnung: »Was brauche ich hier?« Material für »Dosenöffner«: verschlossene Vorratsdose (beispielsweise Bohnen- oder Maisdose) ohne Etikett.
EP-Spiele	»Eisschollen« (EP-1) oder »Der Sumpf des Todes« (EP-2)

2. Stunde: »Was stresst mich?«

Ziel	Problemerfassung
Ablauf	1. Begrüßung und Aufklärung über das Thema der Stunde 2. Gegebenenfalls EP-Spiel zur Aktivierung 3. Intervention: Erhebung der »Stressquellen« zur Problemerfassung 4. Reflexion: »Wie war die Stunde für mich und was nehme ich mir bis zur nächsten Stunde vor?« 5. Therapeutische Hausaufgabe: Im Alltag bewusster auf »Stressquellen« achten
Intervention	»Stressmännchen« (AB-1-I, AB-1-II, AB-1-III), »Wo habe ich Stress?« (AB-2), »Mindmap« (AB-3-I, AB-3-II, AB-3-III)
Anleitung	Psychoedukation bezüglich Vulnerabilität und Stress im Zusammenhang mit der Entstehung psychischer Störungen/Belastungen. Zur Visualisierung kann das Stressmännchen skizziert werden. Die Jugendlichen sammeln und tauschen sich in der Gruppe darüber aus, was »Stressquellen« sein können. Im nächsten Schritt erfolgt die Einzelarbeit anhand des Arbeitsblattes »Wo habe ich Stress?«. Die Aufgabe des Einzelnen besteht darin, sein Stresserleben in den Bereichen »Familie«, »Eltern«, »Schule«, »Freunde« und »Ich« zu skalieren und die einzelnen Stressoren zu benennen. Das AB-2 dient der Gesamtübersicht und des ersten Zugangs zu Stressquellen. Der weitere Verlauf kann je nach Reflexionsfähigkeit der Gruppe variieren. Variation 1: • Ausgangslage: Die individuelle Gesamtübersicht ist ausreichend informativ. Die Ergebnisse können in der Gruppe reihum vorgestellt und im gemeinsamen Austausch besprochen werden. Dadurch gelingt Selbstöffnung, ein besseres gegenseitiges Kennenlernen wird möglich und Transparenz kann hergestellt werden. Variation 2: • Ausgangslage: Die individuelle Gesamtübersicht der Jugendlichen ist wenig informativ und nur oberflächlich bearbeitet. • Die Jugendlichen bleiben in der Einzelarbeit und konkretisieren anhand der Arbeitsblätter »Mindmap« die einzelnen Bereiche. • Der Therapeut greift Stress als universelles Thema auf und leitet die Gruppe mit Fragen an: »Welche Hinweise geben die Stressquellen?«; »Was kann einen in der Schule oder Familie stressen?«; »Kann man Stress mit sich selbst haben?« • Zusammenhang von Stress und psychischen Störungen verdeutlichen.
EP-Spiele	»Bermudadreieck« (EP-3) oder »Partnerinterview« (EP-4)

3. Stunde: »Wo soll's hingehen?«

Ziel	Zielerfassung
Ablauf	1. Begrüßung und Aufklärung über das Thema der Stunde 2. Gegebenenfalls EP-Spiel zur Aktivierung 3. Intervention: Erarbeitung der »Roadmap« zur Visualisierung der allgemeinen Therapieziele und des Therapiewegs 4. Intervention: »Scheinwerfer einstellen« zur Konkretisierung der Therapieziele und der Ressourcenaktivierung 5. Reflexion: »Welches Ziel nehme ich aus der Gruppe mit?«
Intervention	»Roadmap« (AB-4), »Scheinwerfer einstellen« (AB-5), »Um meine Ziele zu erreichen, brauche ich« (AB-6)
Anleitung	Die Jugendlichen gewinnen ein Verständnis dafür, dass der Weg vom Problem zum Ziel durch Etappen gekennzeichnet ist. Die Jugendlichen werden zum Umdenken angeregt – von der Problemebene zur Lösungsebene! Aufbauend auf dem Arbeitsblatt »Was stresst mich?« gestalten die Jugendlichen in der Einzelarbeit ihre persönliche Roadmap. Die Roadmap macht deutlich, welche Etappen der Jugendliche auf seinem Therapieweg zu bewältigen hat. Konkret: »Was soll sich ändern? Wo will ich hin?«. In der Roadmap verankert der Jugendliche seine Teilziele der Reihenfolge nach aufsteigend (vom Leichten zum Schwierigen). Die Jugendlichen stellen ihre Roadmap der Gruppe vor. Als weiterer Schritt kann die Konkretisierung von zentralen Teilzielen durch das Arbeitsblatt »Scheinwerfer einstellen« erfolgen: • Benennung eines Teilziels sowie Erfassung des Ist- und Sollzustandes. • Aktivierung der Ressourcen zur Erreichung dieses Teilziels anhand des Arbeitsblattes »Um meine Ziele zu erreichen, brauche ich«. • Die Ressourcenaktivierung kann sich auf die Bereiche »Ich selbst«, »Gruppe«, »Eltern«, »Therapeuten« beziehen. Sie beinhaltet auch die Reflexion von möglichen Hindernissen und dient der realistischen Einschätzung. • Bei der Reflexion der Ressourcenaktivierung wird die Gruppe bezüglich eigener Tipps und Erfahrungen miteinbezogen.
EP-Spiele	»Decke wenden« (EP-5) oder »Der schwebende Ball« (EP-6)

4. Stunde: »Kraft tanken? Kraft tanken!«

Ziel	Ressourcenaktivierung
Ablauf	1. Begrüßung und Aufklärung über das Thema der Stunde 2. EP-Spiele zur Fokussierung eigener Stärken 3. Intervention: Erstellung eines individuellen »Stärkenplakats« 4. Reflexion: »Wie können meine Stärken für meine Roadmap hilfreich sein?« 5. Therapeutische Hausaufgabe: Bewusstmachung persönlicher Stärken und Ressourcen im Alltag (»Murmel-to-go«, »Stolztagebuch«)
Intervention	»Stärkenplakat« (AB-7), »Murmel-to-go«, »Stolztagebuch«
Anleitung	Zum Einstieg in die Gruppenstunde werden die Jugendlichen gefragt: • »Warum lohnt sich ein Blick auf das Positive beziehungsweise auf die eigenen Stärken?« • »Wie kann ein positiver Blick für die Bewältigung der anstehenden Aufgaben hilfreich sein?« • Im zweiten Schritt sollte in das EP-Spiel »Der blinde Schwertkämpfer« oder »Das Besondere an mir!« übergeleitet werden. Im dritten Schritt erarbeiten die Jugendlichen dann ihr »Stärkenplakat«. Im vierten Schritt wird das eigene »Stärkenplakat« der Gruppe vorgestellt. Abschließend findet die Reflexion in der Gruppe statt, wie die eigenen Stärken für die Bewältigung anstehender Herausforderungen hilfreich sein können. • Möglichkeiten für die therapeutische Hausaufgabe: • »Murmel-to-go«: Der Jugendliche erhält eine Murmel, die er im Alltag in der Hosentasche mit sich trägt. Die Murmel darf die Hosentaschenseite wechseln, wenn eine persönliche Stärke/Ressource bewusst eingesetzt wurde. • »Stolztagebuch«: Der Jugendliche notiert in einem persönlichen Büchlein den Einsatz seiner Ressourcen und Stärken über die Woche hinweg, bestenfalls gekoppelt an konkrete Situationen. Material: Murmeln und eventuell kleine Hefte beziehungsweise Bücher für das Stolztagebuch
EP-Spiele	»Der blinde Schwertkämpfer« (EP-7) oder »Das Besondere an mir!« (EP-8)

5. Stunde: »Mein Kopf ist mein Gefängnis«

Ziel	Veränderung dysfunktionaler kognitiver Bewertungsprozesse
Ablauf	1. Begrüßung 2. EP-Spiel »Freeze« zum Einstieg in das Thema 3. Intervention: Verdeutlichung des Zusammenhangs von Erfahrungen, Bewertungen und Verhaltensweisen sowie kognitive Umstrukturierung durch den »Realitätscheck« 4. Therapeutische Hausaufgabe: »Realitätscheck im Alltag durchführen«
Intervention	»Mein Erfahrungs- und Bewertungspool« (AB-8), »Realitätscheck« (AB-9)
Anleitung	Zum Einstieg in die Gruppenstunde wird wenig über das Thema gesprochen und gedacht, sondern einfach getan! Die Jugendlichen werden mit der EP-Übung »Freeze« konfrontiert. Kurze Beschreibung und los geht's! Erst nach der EP-Übung steigt man in das Thema ein, und zwar mit der Reflexion bezüglich der erlebten Befürchtungen, Gedanken und Bewertungen der eigenen Person samt seiner Kompetenzen während der Übung. Im zweiten Schritt wird der Einfluss der persönlichen Bewertungen auf das eigene Handeln im Sinne von »pack ich's an oder lähmt es mich?« reflektiert. Dadurch wird aufgezeigt, dass die persönliche Bewertung in der Situation einen Einfluss auf das Erleben und Verhalten hat. Psychoedukation: Bewertungen entstehen aus Erfahrungen und haben Einfluss auf das Erleben und Verhalten (ABC-Modell). Umsetzung und Visualisierung (siehe AB-8): • Auf dem Boden werden mit Seilen zwei Kreise ausgelegt. Diese bilden zwei mögliche Erfahrungspools – einen positiven und einen negativen. • Bezogen auf soziale Situationen sammeln die Jugendlichen sowohl positive (grüne Karten) als auch negative (rote Karten) persönliche Erfahrungen und ordnen sie dem jeweiligen Erfahrungspool zu. • Nun werden die Erfahrungspools mit einer fiktiven Herausforderung (zum Beispiel »Freeze«) konfrontiert. • Die Frage an die Jugendlichen: »Wie wird die Herausforderung aus dem negativen Erfahrungspool heraus bewertet und wie aus dem positiven?« • Der Therapeut visualisiert erneut mit zwei Seilen einen positiven und einen negativen Bewertungsstil (»Oh Gott, das kann ich nicht!« vs. »Ach super, mach ich!«). • Brainstorming mit den Jugendlichen bezüglich der Folgen: »Welche Gefühle und Verhaltensweisen ergeben sich aus den beiden Bewertungsmustern?« • Einführung des »Realitätschecks«: • Einzelarbeit und Bearbeitung einer konkreten Situation aus dem Alltag, bei der die kognitive Verzerrung ersichtlich wird (AB-9). • Material: zwei rote und zwei grüne Seile (circa 2–3 Meter), rote und grüne Papierkarten zur Visualisierung der Erfahrungen (Größe circa 21x7cm)
EP-Spiel	»Freeze« (EP-9)

6. Stunde: »Was hat mich geprägt?«

Ziel	Bedeutung der eigenen Lerngeschichte für das Erleben und Verhalten im Hier und Jetzt
Ablauf	1. Begrüßung und Aufklärung über das Thema der Stunde 2. Gegebenenfalls EP-Spiel »Das Netz, das mich trägt« 3. Intervention: Erstellung der »Lebenslinie« durch die Sammlung von prägenden Erfahrungen mit der sozialen Umwelt 4. Abschluss: »Schatzkiste« oder »Augenblick verändern«
Intervention	»Lebenslinie«
Anleitung	Die Jugendlichen beschäftigen sich mit der Frage »Wer und was prägt einen?« (Gedankensammlung in der Gruppe). Umsetzung und Visualisierung: • Jeder Jugendliche legt mit Hilfe eines Seils eine Linie – seine Lebenslinie (von der Geburt bis jetzt). • Jeder Einzelne macht sich Gedanken über positive und negative Erlebnisse, prägende Erfahrungen und Ereignisse. Diese schreibt er auf einzelne Karten und bestückt damit seine Lebenslinie chronologisch – links: Positives, rechts: Negatives. • Jetzt ist der Therapeut gefragt! Jeder Jugendliche stellt der Gruppe seine Lebenslinie vor und erarbeitet mit dem Therapeuten die Bedeutung der Prägungen für sein heutiges Erleben und Verhalten (beispielhafte negative Verknüpfungen wären »Ich fordere nichts, weil ich mich immer hintanstellen musste«; »Ich passe mich an, um niemanden zu enttäuschen«; »Ich fühle mich unsicher, da ich wenig Schutz hatte«). • Positive Prägungen erfahren Validierung vom Therapeuten. Beim Blick auf die negativen Prägungen wird mit dem Jugendlichen erarbeitet, was er damals zur Bedürfnisbefriedigung gebraucht hätte (typische Bedürfnisse: Verständnis, Wertschätzung, Freiraum, Vorbild, Geborgenheit etc.). Wichtig! Das Thema kann alte Wunden aufreißen und oftmals kann noch nicht mit einer Lösung abgeschlossen werden. Es hilft zu verstehen, was der Jugendliche hinsichtlich zentraler zwischenmenschlicher Bedürfnisse nicht beziehungsweise zu wenig bekommen hat. Gleichzeitig erfahren die Jugendlichen, dass sie mit dieser Frustration nicht alleine sind. Als Abrundungsübung zur Stabilisierung können die Übungen »Schatzkiste« oder »Augenblick verändern« dienen.
EP-Spiele	»Das Netz, das mich trägt« (EP-10), »Schatzkiste« (EP-11) oder »Den Augenblick verändern« (EP-12)

7. Stunde: »Was brauche ich, damit es mir gut geht?«

Ziel	Umgang mit zentralen Bedürfnissen
Ablauf	1. Begrüßung und Aufklärung über das Thema der Stunde 2. Gegebenenfalls EP-Spiel zur Aktivierung 3. Intervention: Erhebung zentraler Bedürfnisse und deren Befriedigungsmöglichkeiten durch »Mein Bedürfnistank« 4. Abschluss: Gemeinsame Sammlung alternativer Bedürfnisquellen
Intervention	»Mein Bedürfnistank« (AB-10)
Anleitung	Der Tank dient als Metapher und thematisiert: »Was brauche ich, damit es mir gut geht?« (Bedürfnisse) und »Wo kann ich diese Bedürfnisse stillen?« (Tankstellen). Umsetzung und Visualisierung: • Zunächst wird mit einem Seil ein großer Tank visualisiert (AB-10). • An die Jugendlichen wird die Frage gerichtet: »Was hat einen Tank?« Antwort: »Auto, Flugzeug, Schiff etc.« Und: »Wozu brauchen diese Fahrzeuge einen Tank?« Antwort: »Um voranzukommen.« An dieser Stelle spannt man die Brücke zwischen der Metapher und unseren eigenen Bedürfnissen: »Auch wir Menschen haben einen Tank und auch wir brauchen Treibstoff, um voranzukommen.« Hier soll verdeutlicht werden, dass »Mein Bedürfnistank« das Sammelbecken für die eigenen Bedürfnisse ist. • Erster Schritt: In Einzelarbeit gehen die Jugendlichen der Frage nach »Was brauche ich, damit es mir gut geht?« (Sammlung zentraler Bedürfnisse auf einzelne Karten). • Zweiter Schritt: Jeder Jugendliche stellt seine Bedürfnisse vor und legt sie in den Bedürfnistank. • Wichtig! Hier muss oftmals eine Korrektur erfolgen, nämlich zwischen Bedürfnissen als »Treibstoff« und Tankstellen als »Ort« der Bedürfnisbefriedigung (zum Beispiel Familie ist kein Bedürfnis, sondern eine Tankstelle. Das zugrunde liegende Bedürfnis könnte Verständnis oder Geborgenheit sein). • Dritter Schritt: In der Einzelarbeit überlegt sich jeder Jugendliche »Tankstellen« zur Befriedigung seiner Bedürfnisse und geht der Frage nach »Wer oder was gibt mir, was ich brauche? Woher bekomme ich meinen Treibstoff?« • Die individuellen Tankstellen werden der Gruppe vorgestellt und außerhalb des Tanks platziert. • Arbeitsblatt »Mein Bedürfnistank« zur Erstellung des persönlichen Bedürfnistanks mit den dazugehörigen Tankstellen (Einzelarbeit). • In Eigenarbeit erfolgt nun die kritische Reflexion »Wie sehr geben mir meine Tankstellen das, was ich brauche?« (Einschätzung erfolgt in Prozentangaben von 0 bis 100 auf dem Arbeitsblatt). • Gruppenarbeit: »Was sind die Konsequenzen für mich, wenn die Tankstellen mir nicht ausreichend das geben, was ich brauche?« (beispielhafte Äußerungen: »Ich muss versuchen, es mir mit mehr Deutlichkeit zu holen«, »Ich muss es mir woanders holen«, »Es macht mich traurig«).

	Wichtig! Das Thema kann emotional aufwühlend sein, da fehlende Tankstellen nicht umgehend ersetzt werden können. Es dient dem Verständnis, der Akzeptanz gegenwärtig frustran ablaufender Interaktionsprozesse mit zentralen Bezugspersonen und dem Aufbau von Veränderungsbereitschaft für aktive Bedürfnisbefriedigung sowie der Suche nach alternativen Bedürfnisquellen. Als Abrundungsübung für einen hoffnungsvollen Ausblick kann eine gemeinsame Sammlung alternativer Bedürfnisquellen dienen.
EP-Spiele	»Lass etwas entstehen« (EP-13) oder »Schwebender Stock« (EP-14)

8. Stunde: »Vom Eindruck zum Ausdruck«

Ziel	Zentrale Gefühle (Wut, Angst, Traurigkeit und Freude) wahrnehmen und alternative Ausdrucksmöglichkeiten im Kontakt mit anderen entdecken
Ablauf	1. Begrüßung und Aufklärung über das Thema der Stunde 2. EP-Spiel zum Einstieg in das Thema – Umgang mit zentralen Gefühlen 3. Intervention: »Architektur der Gefühle: Innenansicht vs. Außendarstellung« 4. Therapeutische Hausaufgabe: Achtsamkeit in der Gefühlsäußerung
Intervention	»Innenansicht vs. Außendarstellung« (Beispiel für Therapeut) (AB-11-I), »Innenansicht vs. Außendarstellung« (für TN) (AB-11-II), »Umbau der Außenfassade« (AB-12)
Anleitung	Gefühle, wie wir sie innerlich wahrnehmen und nach außen zeigen, können sehr unterschiedlich sein. Warum machen wir das? Oder was würde passieren, wenn wir das, was wir erleben und spüren, direkt zeigen würden? Welche Gefühle dürfen so »raus«, wie wir sie erleben? Bei welchen ist Vorsicht angebracht? Ziel der Übung ist ein selbstgeleitetes Entdecken: Die Jugendlichen sollen erarbeiten, was es bedeutet, wenn sie bestimmte – oftmals auch tabuisierte – Gefühle maskieren oder verbergen. Umsetzung und Visualisierung: Anhand des Arbeitsblattes »Innenansicht vs. Außendarstellung« (AB-11-II) setzen sich die Jugendlichen – jeder einzeln für sich – mit den vorgegebenen zentralen Gefühlen (Wut, Angst, Traurigkeit und Freude) auseinander. Sie gehen dabei der Frage nach, »Was macht das Gefühl mit mir?« und notieren ihre Gedanken. Anschließend stellt jeder Einzelne seine »Innenansicht« vor und setzt sich, angeleitet durch den Therapeuten, mit den beiden folgenden Fragen auseinander: • »Was wäre mir in diesem Moment wichtig?« • »Was würde ich in diesem Moment brauchen? (Bedürfnis)« Im dritten Schritt überlegt jeder Jugendliche für sich, wie er das Gefühl tatsächlich zum Ausdruck bringt, sprich was sein Gegenüber wahrnehmen würde. Anschließend stellt jeder Einzelne seine »Außenansicht« vor und setzt sich erneut, angeleitet durch den Therapeuten, mit den folgenden Fragen auseinander: • »Welches Signal sende ich an mein Gegenüber?« • »Wie wird mein Gegenüber deshalb reagieren?« • »Bekomme ich dadurch, was ich will und was ich brauche?« • »Ist mein Gefühlsausdruck hilfreich und zielführend?«

	Im vierten Schritt setzt sich jeder Jugendliche für sich mit den Vor- und Nachteilen seines gezeigten Gefühlsausdrucks auseinander und notiert diese in Stichpunkten. Abschließend stellt jeder Jugendliche, angeleitet durch den Therapeuten, Vor- und Nachteile seines Gefühlsausdrucks vor und reflektiert daran anschließend: »Warum maskiere ich manche Gefühle und manche nicht?« (Thematisierung von Beziehungsängsten, sozialer Erwünschtheit, bisheriger Erfahrungen etc.). Einführung Arbeitsblatt »Umbau der Außenfassade« (AB-12): »Wie kann das Gegenüber erkennen, was in mir vorgeht? Was ist der passende Ausdruck zu meinem Gefühl?« Anmerkung: Die Jugendlichen beschäftigen sich mit möglichen Alternativen für den bisherigen Gefühlsausdruck. Es soll noch nicht darum gehen, diese Alternativen sofort anzuwenden. Die Übung hat mehr einen aufklärenden Charakter. Direkte Ziele müssen noch nicht sofort abgeleitet werden. Reflexion in der Großgruppe: »Wie geht es mir mit dem Gedanken, den alternativen Gefühlsausdruck tatsächlich zu zeigen?«; Therapeutische Hausaufgabe: Jugendliche achten bewusst auf ihren Gefühlsausdruck
EP-Spiele	»Kofferpacken der Gefühle« (EP-15)

9. Stunde: »Hey, ich spür‘ da was!«

Ziel	Umgang mit Gefühlen – Gefühle erkennen, benennen und ausdrücken
Ablauf	1. Begrüßung und Aufklärung über das Thema der Stunde 2. EP-Spiel zum Einstieg in das Thema und zur Gefühlsdifferenzierung 3. Intervention: »Gefühlspyramide« und »Reaktionskette« 4. Therapeutische Hausaufgabe: »Welche Gefühle begleiten mich durch den Alltag?«
Intervention	»Gefühlspyramide« (AB-13-I, AB-13-II), »Reaktionskette« (AB-14-I)
Anleitung	Psychoedukation: Zusammenhang von Bedürfnissen und Gefühlen erläutern. Gefühle signalisieren, ob Bedürfnisse befriedigt oder frustriert sind. Umsetzung: • Die Jugendlichen gehen der Frage nach: »Woran merke ich, ob ich das habe, was ich brauche oder ob mir etwas fehlt?« (Wenn möglich Bezug zum Bedürfnistank). Gefühle als Hinweisgeber: »Ich bin traurig«, »Mir geht es gut«, »Ich bin zufrieden«, »Ich bin genervt«. Gemeinsame Sammlung positiver und negativer Gefühle im Kontext (Schule, Familie, Freundeskreis, Partnerschaft, Selbstbetrachtung). • Überleitung zum Arbeitsblatt »Gefühlspyramide«: »Welche Gefühle hast du sehr häufig? Welche Gefühle tauchen nur selten bei dir auf?« Darstellung der Ergebnisse in der Gruppe (häufig zeigt sich eine Tabuisierung von Wut). • Ausarbeitung erlaubter (häufiger) und verbotener (seltener) Gefühle: »Warum sind gewisse Gefühle eher erlaubt und andere eher verboten?« Zusammenhang herstellen zwischen eigenen Werten und inneren Einstellungen zu bestimmten Gefühlen (meistens zu Wut). • Überleitung zur »Reaktionskette« (siehe AB-14): Wut adäquat zu kanalisieren, hilft Selbstinteressen durchzusetzen. Wuthemmung hält die Frustration aufrecht und führt zur Verschlechterung der Stimmung. • Reflexion: »Wann ist Wut okay? Welchen Ausdruck kann Wut annehmen? Wann ist Wut (selbst-)zerstörerisch?« Therapeutische Hausaufgabe: Gefühle im Alltag bewusst wahrnehmen. Als Hilfestellung dienen Gefühlsprotokolle.
EP-Spiele	»Pantomime der Gefühle« (EP-16)

10. Stunde: »Mach den Dampfkessel auf!«

Ziel	Umgang mit Wut – Wut spüren, benennen und adaptiv ausdrücken
Ablauf	1. Begrüßung und Aufklärung über das Thema der Stunde 2. EP-Spiel zum Einstieg in das Thema Umgang mit Wut 3. Intervention: »Reaktionskette« erstellen und »Wut-Exposition« 4. Therapeutische Hausaufgabe: »Kleine« Wut-Exposition in vivo
Intervention	»Reaktionskette« (AB-14-II), »Wut-Exposition«
Anleitung	Rückgriff auf das Konstrukt »Reaktionskette« (AB-14-I) für den Gruppeneinstieg und zur Erläuterung der Funktion von Wut (Durchsetzen von Selbstinteressen vs. Wuthemmung = Frustrationssteigerung). Überleitung zur individuellen Erstellung einer Reaktionskette. Umsetzung und Visualisierung: • Der Therapeut legt Karten aus, um die Reaktionskette zu strukturieren. Diese dient als Vorlage und wird wie folgt beschriftet: »Situation« → »spontaner Impuls/ spontanes Gefühl« → »Antizipation: Was wäre, wenn…?« → »tatsächlich gezeigte Reaktion« → »Folgen« • Hilfestellung bei der Erfragung des spontanen Impulses: »Was wäre denn dein allererster Impuls oder Gedanke, auch wenn du ihn vielleicht nicht zeigst/ ausdrückst?« • Die Jugendlichen erarbeiten in Einzelarbeit zunächst eine Reaktionskette anhand eines konkreten Alltagsbeispiels. Die Jugendlichen schreiben die einzelnen Punkte (»Situation« → »spontaner Impuls« → ...) auf Karten auf. • Um die Funktion der Wut als Kraftgeber zur Durchsetzung von Selbstinteressen zu verdeutlichen, ist es wichtig, dass der Jugendliche die Situation als frustrierend erlebt hat. • Jeder Jugendliche beschreibt und legt seine Reaktionskette anhand der Vorlage aus, sodass sie für alle verständlich wird. Der Therapeut gibt dabei Hilfestellung. • In der anschließenden Gruppenarbeit wird diskutiert: »Welche alternative Reaktion müsste ich zeigen, um Selbstinteressen durchzusetzen und um mit mir selbst zufriedener zu sein?«

<table>
<tr><td></td><td>Die »Wut-Exposition« hilft, sich dem adaptiven Umgang mit Wut im geschützten Rahmen zu nähern. Wichtig! Wut muss noch nicht adäquat kanalisiert werden, sondern muss zunächst gespürt und überhaupt zugelassen werden. Der adaptive Umgang kann nachfolgend reflektiert werden.

Umsetzung:
• Als Einstieg in die Wut-Exposition dient die Situation aus der Reaktionskette. Diese frustrierende Situation muss imaginiert werden.
• Die Wut erhält eine Stimme (Schreien »AAHHHH«, »N-E-I-N!!!«, »Ich will das nicht!!!«, »Hör' mir zu!!!« etc.), eine Körperhaltung und ein imaginiertes Gegenüber (zum Beispiel leerer Stuhl), an das die Wut adressiert wird.
• Bei der Wut-Exposition des Einzelnen dient die Gruppe als Ganzes zunächst als Unterstützung im Wutausdruck – stimmlich und körperlich!
• Das läuft wie folgt ab: Der Jugendliche stellt sich im Raum auf. Die anderen Jugendlichen stehen leicht versetzt hinter und neben ihm. Jedes Gruppenmitglied legt eine Hand auf die Schulter des betreffenden Jugendlichen und signalisiert ihm damit Kraft und Unterstützung.
• Der betreffende Jugendliche formuliert seinen Wutausdruck (zum Beispiel »Ich will Nein schreien«) und zeigt seine Wuthaltung (zum Beispiel auf den Boden stampfen, nach vorne lehnen, Stopp-Signal mit der Hand etc.).
• Der Therapeut sagt: »Ich zähle bis drei, und nach drei unterstützt ihr alle XY [den betreffenden Jugendlichen], indem ihr mit ihm seinen Wutausdruck schreit und die gleiche Körperhaltung wie er einnehmt.«
• Runde für Runde tritt ein Jugendlicher zur Seite und lässt die Hand los, sodass am Ende der betreffende Jugendliche mit aller Kraft seine Wut ausdrückt. Der Jugendliche schreit dann alleine.

Reflexion: »Wo spüre ich Wut körperlich?«, »Wie fühlt es sich an, Wut herauszulassen?«, »Kann ich meine Befürchtungen (Antizipation: »Was wäre, wenn…?«) kurz vergessen?«, »Was ist ein adäquater Wutausdruck und wie kann dieser gelingen?«
Wichtig! Wut ist bei internalisierenden Störungen häufig stark gehemmt. Der Wutausdruck kann bei Jugendlichen emotional überschwemmend erlebt werden. Die Wut-Exposition ist absolut freiwillig.
Sollte es den Jugendlichen sehr schwerfallen, in die Wut-Exposition einzusteigen, so kann man nochmals auf das EP-Spiel »Schrei durch die Wand« zurückgreifen und das Spiel wiederholen. Im zweiten Durchgang, nach der Bearbeitung der Reaktionskette, soll dann jeder einzelne Jugendliche das Schreien und Aufstampfen im Gruppenspiel auf seine persönliche Reaktionskette beziehen und mit der frustrierend abgelaufenen Situation imaginativ verknüpfen.</td></tr>
<tr><td>EP-Spiele</td><td>»Schrei durch die Wand« (EP-17)</td></tr>
</table>

11. Stunde: »Wutventile«

Ziel	Umgang mit Wut – Wut spüren, benennen und adaptiv ausdrücken
Ablauf	1. Begrüßung und Aufklärung über das Thema der Stunde 2. EP-Spiel zum Einstieg in das Thema Umgang mit Wut 3. Intervention: »Wutventile« 4. Therapeutische Hausaufgabe: Neue Wutventile im Alltag ausprobieren
Intervention	»Wutventil« (AB-15)
Anleitung	Wuthemmung ist eine typische Reaktionsweise bei Jugendlichen mit internalisierenden Störungen. Wuthemmung kann, wie durch die Reaktionskette deutlich wurde, aber auch zur Symptombildung führen. Mithilfe der Übung »Wutventile« werden die Jugendlichen dazu ermutigt, adaptive Strategien im Umgang mit Wut gemeinsam zu entdecken und auszuprobieren. Umsetzung und Visualisierung: • Im Arbeitsblatt (AB-15) zeichnen und beschriften die Jugendlichen wie und wo im Körper sie Wut spüren und welche Gedanken dabei aufkommen. • Psychoedukation durch Therapeuten: Wuthemmung, »Wut schlucken« kann zu Symptombildung führen, da die Wut kein passendes Ventil hat. Wut braucht ein Ventil, wie ein Teekessel, um Dampf abzulassen. • Gruppenaufgabe: »Faltspiel – Wutventile sammeln« (im Sinne eines Cadavre Exquis mit Strategien) - Hierfür erhält jeder Jugendliche ein leeres Blatt DIN-A4-Papier, auf dem er ganz oben eine Alltagssituation notiert, die ihn sehr wütend gemacht hat. - Anschließend klappt jeder einzelne Jugendliche das Papier so um, dass die Alltagssituation nicht mehr zu lesen ist (ein paar Zentimeter also) und reicht das Papier jeweils an seinen rechten Nachbarn weiter. - Somit hat jetzt jeder das einmal gefaltet Papier seines Nachbarn in der Hand. Auf dieses wird eine Strategie im Umgang mit Wut notiert. Das Papier wird erneut um ein paar Zentimeter gefaltet, sodass die Strategie nicht mehr sichtbar ist. - Nun wandert das Papier zum nächsten Nachbarn, der es um eine Strategie ergänzt, es faltet und weitergibt, bis das Papier – je nach Gruppengröße – ein- bis zweimal reihum gegangen und wieder beim Absender angekommen ist. - Klappt jeder Jugendliche nun sein Papier auf, findet er eine Vielzahl an möglichen Strategien, wie er mit seiner Wutsituation umgehen kann. - Zum Abschluss kann jeder Jugendliche seine Situation und eine Auswahl passender Wutstrategien vorlesen. - Beispiele für Wutstrategien: Laut schreien, ins Kissen boxen, ums Haus laufen, Treppen schnell rauf und runter rennen, Musik hören, jemanden anrufen, sich mit Liegestützen und Kniebeugen auspowern, alles aufschreiben, zerknüllen und wegwerfen, Gelbe Seiten zerreißen, dem Gegenüber sagen, dass man wütend ist etc. Reflexion: »Welche Vorteile könnte es haben, diese Wutstrategien anzuwenden anstatt Wut runterzuschlucken?«; Therapeutische Hausaufgabe: Neue Wutstrategien im Alltag ausprobieren und Erfahrungen sammeln.
EP-Spiele	»Bataka-Kampf« (EP-18)

12. Stunde: »I will survive!«

Ziel	Persönliche Entwicklung – von der Überlebensregel zur Lebensregel
Ablauf	1. Begrüßung und Aufklärung über das Thema der Stunde 2. Gegebenenfalls EP-Spiel »Gordischer Knoten« 3. Intervention: Erarbeitung der »Überlebensregel« und der »Lebensregel« 4. Abschluss: »Was tue ich mir heute Gutes?« 5. Therapeutische Hausaufgabe: a) »Verstoße gegen die Verhaltensgebote deiner Überlebensregel« oder b) »Handle im Sinne deiner Lebensregel«
Intervention	Syntax der »Überlebensregel« (AB-16-I), Syntax der »Lebensregel« (AB-16-II), »Infoblatt Bedürfnisse, Wut und Angst« (AB-16-III), »Visualisierung der Überlebensregel« (AB-16-IV)
Anleitung	Das Konstrukt der dysfunktionalen Überlebensregel bildet sich aus Verhaltensgeboten und -verboten sowie impliziten Bedürfnissen und Vermeidungstendenzen (Beziehungsängste). Die dysfunktionale Überlebensregel fasst typische, maladaptive Verhaltens- und Erlebensmuster des Jugendlichen zusammen. Umsetzung und Visualisierung: Erarbeitung der Syntax der »Überlebensregel« • Rückgriff auf Themen der vorherigen Stunden: »Wir haben uns bereits mit zentralen Bedürfnissen (»Was brauche ich, damit es mir gut geht?«), mit erlaubten und tabuisierten Gefühlen und mit sozial erwünschten und verbotenen Verhaltensweisen (»Reaktionskette: Befürchtungen in Beziehungen«) beschäftigt. Heute greifen wir das alles nochmals auf und entwickeln eure persönliche Überlebensregel zur Beziehungsgestaltung und Bedürfnisbefriedigung.« • Zur didaktischen Anleitung (siehe AB-16-IV): In der Einzelarbeit visualisiert jeder Jugendliche im Folgenden seine Überlebensregel. Für das allgemeine Verständnis sollte die Syntax der Überlebensregel zunächst am Flipchart dargestellt werden. • Der Therapeut beginnt mit der Frage nach dem zentralen Bedürfnis: »Wir steigen mit der gleichen Frage ein: Was brauche ich in der Beziehung mit mir nahestehenden Menschen? Welche Bedürfnisse sind mir da wichtig?« Bei Bedarf können zentrale Bedürfnisse nochmals mit den Jugendlichen gemeinsam imaginiert werden (siehe AB-16-III). Jeder Jugendliche legt sein zentrales Bedürfnis im Kreis vor sich ab (zum Beispiel »Willkommensein«). • Im zweiten Schritt werden Verhaltensgebote erfragt, die dazu führen, das zentrale Bedürfnis zu bewahren (zum Beispiel »Ich passe mich immer an und halte mich zurück«). • Im dritten Schritt werden die Verhaltensverbote erhoben: »Was darfst du in Beziehungen nicht machen? Wie würdest du dich ungern verhalten? Was wäre ganz untypisch für dich, auch wenn es in der Situation angebracht und eine normale Reaktion wäre (zum Beispiel etwas fordern und deine Meinung sagen)?«

<table>
<tr><td></td><td>

- Im vierten Schritt werden die Beziehungsängste erfasst: »Welche Angst entsteht bei dem Gedanken, du würdest dein Verhaltensverbot brechen? Was würdest du damit in der Beziehung gefährden, welche Sorge hättest du (zum Beispiel abgelehnt zu werden oder das Gegenüber zu enttäuschen)?«
- Die Jugendlichen legen bei jedem Schritt ihre Karten (Bedürfnis, Verhaltensgebot und -verbot, Beziehungsangst), wodurch die Überlebensregel zunehmend sichtbarer wird.
- Die Syntax der »Überlebensregel« überträgt jeder Jugendliche in das Arbeitsblatt (AB-16-I). Beispielsweise:
»Nur wenn ich mich immer anpasse und zurückhalte (Gebot) und
niemals etwas fordere und meine Meinung sage (Verbot),
bewahre ich mir Willkommensein (Bedürfnis) und
verhindere abgelehnt zu werden und zu enttäuschen (Angst).«

Reflexion mit den Jugendlichen: »Welche Vor- und Nachteile bringt meine Überlebensregel mit sich?«, »Ist sie für mich, für meine persönlichen Ziele und Interessen sowie für meine Gefühlswelt förderlich oder hinderlich?«
Erarbeitung der Syntax der »Lebensregel«: Die Erarbeitung der »Lebensregel« kann von folgenden Fragen geleitet werden: »Was muss sich verändern, damit ich zufriedener werde?«, »Kann ich mir schon einen Verstoß gegenüber meiner »Überlebensregel« erlauben? Oder wäre das für mein emotionales Überleben noch zu gefährlich?«

- Die Syntax der »Lebensregel« wird auf dem Flipchart visualisiert. Es erfolgt eine ähnliche Anleitung wie bei der »Überlebensregel«. Ziel ist es jedoch, das Verhaltensgebot und -verbot zu »lockern« und mehr Flexibilität im Handeln zuzulassen.
- Verstoß gegen das Verhaltensverbot: »Ich kann – darf – will ... (zum Beispiel etwas fordern und meine Meinung sagen).«
- Lockerung des Verhaltensgebots: »Ich muss nicht immer ... (zum Beispiel mich anpassen und zurückhalten).«
- Reflexion der Bedürfnisbewahrung: »Und bekomme trotzdem, was ich brauche ... (zum Beispiel Willkommensein).«
- Kritisches Hinterfragen der Beziehungsangst: »Und es besteht keine große Gefahr, dass ... (ich zum Beispiel abgelehnt werde und jemanden enttäusche).«
- Die Syntax der Lebensregel wird in das Arbeitsblatt (AB-16-II) übertragen. Beispielsweise:
»Ich darf etwas fordern und meine Meinung sagen (Verstoß),
muss mich nicht immer zurückhalten und anpassen (Lockerung) und
bin trotzdem willkommen (Bedürfnis) und die Gefahr, abgelehnt zu werden und zu enttäuschen, ist nicht groß (Hinterfragung der Angst).«

Hinweis! Die Erarbeitung der »Überlebensregel« und der »Lebensregel« kann auch mehrere Stunden in Anspruch nehmen.
Wichtig! Auch diese Übung löst möglicherweise starke Gefühle aus und sollte dementsprechend zum Ende jeder Gruppensitzung abgerundet werden.
Abrundungsübung: »Was tue ich mir heute Gutes?« (Sammlung von Möglichkeiten zur Selbstfürsorge).
Therapeutische Hausaufgabe: Die Jugendlichen legen fest, ob sie entweder gegen das Verhaltensgebot ihrer »Überlebensregel« verstoßen oder ob sie bereits versuchen wollen, gemäß ihrer »Lebensregel« zu handeln.
</td></tr>
<tr><td>EP-Spiel</td><td>»Gordischer Knoten« (EP-19)</td></tr>
</table>

13. Stunde: »Alt gegen Neu«

Ziel	Persönliche Entwicklung – Förderung der Gefühls- und Bedürfniskommunikation
Ablauf	1. Begrüßung und Aufklärung über das Thema der Stunde 2. EP-Spiel zum Einstieg ins Thema (»Ich? Nein du!« oder »Peinlich hoch drei«) 3. Intervention: »Altes und neues Ich erleben« 4. Therapeutische Hausaufgabe: »Das neue Ich mit in den Alltag nehmen«
Intervention	»Altes und neues Ich erleben« (Kognitive Reflexion und Rollenspiele)
Anleitung	Einstieg in das Thema bildet die erlebnispädagogische Übung. Sie dient der Auflockerung, Enthemmung, Verbesserung der Körperwahrnehmung und Kommunikation in sozialen Situationen. Umsetzung: • Bezug herstellen zur Überlebensregel mit ihren dysfunktionalen Verhaltens- und Erlebensstrategien in der Großgruppe und Rückblick auf die vorherigen Stunden (Reaktionskette, Umgang mit Wut). • Verdeutlichung zwischen dem »alten Ich« (Überlebensregel) und dem »neuen Ich« (Lebensregel). • Die Jugendlichen erarbeiten den Alltagstransfer: »Wie handle ich nach meinem alten Ich? Und wie würde mein neues Ich in einer typischen Alltagssituation handeln?« • Die Jugendlichen bilden Paare und beschreiben sich gegenseitig eine typisch frustrierende Situation aus ihrem Alltag. Im nächsten Schritt fragen sich die Jugendlichen: »Wie würde ich heute mit meinem neuen Ich (Lebensregel) auf dieselbe Situation reagieren?« • Damit werden die alten und neuen Erlebens- und Verhaltensweisen gegenüberstehend betrachtet (»Alt gegen Neu«). • Die alten und neuen Erlebens- und Verhaltensweisen werden jeweils im Rollenspiel eingeübt und im Anschluss der Gruppe in beiden Versionen präsentiert. • Sowohl der Schauspieler als auch die Gruppe erhält den Auftrag, Unterschiede in der Körperhaltung, Sprache, Inhalt und Ergebnis der Interaktion zu erfassen, festzuhalten und zu berichten. Reflexion: »Welche Vorteile birgt das neue Ich in sich? Und gibt es auch Nachteile?«, »Wie sicher fühle ich mich mit dem neuen Ich?«, »Wo muss sich das neue Ich noch entwickeln und wachsen?« Therapeutische Hausaufgabe: In Mikrosituationen das »neue Ich« ausprobieren und in der nächsten Stunde davon berichten.
EP-Spiele	»Ich? Nein du!« (EP-20) oder »Peinlich hoch drei« (EP-21)

14. Stunde: »Üben, üben, üben«

Ziel	»Neues Ich erleben« – Alltagstransfer
Ablauf	1. Begrüßung und Aufklärung über das Thema der Stunde 2. Intervention: EP-Übung »Spinnennetz« oder »Pyramide aus Papier« 3. Therapeutische Hausaufgabe: »Im Alltag üben, üben, üben«
Intervention	»Neues Ich erleben«
Anleitung	Einstieg in das Thema bildet die therapeutische Hausaufgabe von der letzten Stunde (»Wie ist es euch gelungen, nach dem neuen Ich zu handeln?«). Umsetzung: • Schallplattenmetapher: Den Jugendlichen wird verdeutlicht, dass es nun wichtig ist, die Handlungsstrategien des »neuen Ichs« im Alltag immer wieder zu üben. Hierbei kann die Metapher mit der Schallplatte dienen. Das Verhalten des »alten Ichs« ist in der Schallplatte viel tiefer eingeschliffen als das »neue Ich«. Das alte und neue Ich werden in der Metapher mit zwei Rillen in der Schallplatte verglichen. Die Nadel des Schallplattenspielers wird durch das Üben in die neue Rille gesetzt. Diese ist jedoch noch nicht so tief. Wird der Schallplattenspieler erschüttert, passiert es, dass die Nadel in die alte und damit tiefe Rille zurückspringt. Es geht darum, die neue Rille zu vertiefen, sodass die Nadel auch bei einer Erschütterung nicht so leicht herausspringt. • Zu Beginn formuliert jeder Jugendliche in der Gruppe in drei Sätzen sein neues Ich (zum Beispiel »Mein neues Ich bringt sich ein, sagt seine Meinung und probiert etwas Neues aus!«). • Nun erhalten die Jugendlichen eine Teamaufgabe und die Anweisung, dabei möglichst viel ihr »neues Ich« einzusetzen. • Je nach räumlicher Situation, Wetterlage und Gruppengröße sollte zwischen den beiden EP-Übungen »Spinnennetz« (EP-22) oder »Pyramide aus Papier« (EP-23) ausgewählt werden. Reflexion: »Wie gut ist es mir gelungen, mein neues Ich einzusetzen?«, »Welche Erfahrungen habe ich damit gemacht?« ,»Welche Bedeutung haben die Erfahrungen aus der EP-Übung für meinen Alltag?« Therapeutische Hausaufgabe: In Mikrosituationen das »neue Ich« ausprobieren und in der nächsten Stunde davon berichten.
EP-Spiele	»Spinnennetz« (EP-22) oder »Pyramide aus Papier« (EP-23)

15. Stunde: »Mein Vorbild«

Ziel	Blick in die Zukunft – Perspektiven erarbeiten
Ablauf	1. Begrüßung und Aufklärung über das Thema der Stunde 2. Intervention: »Mein Vorbild« und »3 wichtige Charaktereigenschaften« 3. Therapeutische Hausaufgabe: Einsatz der »3 Charaktereigenschaften«
Intervention	»Mein Vorbild«, »3 wichtige Charaktereigenschaften« (AB-17)
Anleitung	Einstieg in das Thema bildet erneut die therapeutische Hausaufgabe der letzten Stunde (»Wie ist es euch gelungen, nach dem neuen Ich zu handeln?«). Im Anschluss daran wird das Thema »eigene Zukunft, Ziele und Werte« mit den Jugendlichen angesprochen und diskutiert. Umsetzung und Visualisierung: • Am Boden werden mindestens zwei Flipchartpapiere der Länge nach aneinandergeklebt. Ein Jugendlicher legt sich mit dem Rücken darauf. Ein zweiter malt den Umriss des ersten sichtbar nach. Der Umriss erhält die Überschrift »Mein Vorbild«. Der Umriss wird in der Mitte des Raumes ausgelegt. • Das Thema wird mit den Fragen eingeleitet: »Habt ihr ein Vorbild? Was macht es zu eurem Vorbild?« Zuerst wird in der Gruppe über den Nutzen und die Bedeutung eines Vorbilds diskutiert. Manche Jugendliche haben reale, manche fiktive und einige auch gar kein Vorbild. Letztere werden dann bei der Übung darum gebeten, ein »ideales Vorbild« für sich selbst zu entwerfen. • Im nächsten Schritt erfolgt die Überleitung in die Einzelarbeit. Jeder Jugendliche bekommt den Auftrag, auf einzelnen Papierkarten bedeutsame Charaktereigenschaften seines Vorbilds zu sammeln (»Welche wichtigen Eigenschaften hat dein Vorbild?«). • Nach der Einzelarbeit stellen die Jugendlichen der Gruppe ihr Vorbild und dessen Charaktereigenschaften vor und legen diese an beziehungsweise in den Umriss. Die Anordnung sollte am besten horizontal von links nach rechts erfolgen, sodass jeder Jugendliche seine Eigenschaften in einer Reihe hat. • Im Anschluss erfolgt die Gruppendiskussion erneut über die verschiedenen Charaktereigenschaften und deren mögliche Bedeutung für die eigene Zukunft (»Welche Charaktereigenschaften brauchst du, um ein bestimmtes Zukunftsziel zu erreichen?«). • Die Übung wird mit dem Arbeitsblatt »3 wichtige Charaktereigenschaften« (AB-17) abgeschlossen. Bei der zweiten Frage des Arbeitsblattes (»Was verstehen andere darunter«) tauschen die Jugendlichen die Blätter mit ihrem Nachbarn und lassen diesen die Einschätzung vornehmen. Therapeutische Hausaufgabe: Einsatz der Charaktereigenschaften im Alltag.

16. Stunde: »Zurück in die Zukunft«

Ziel	Entwicklungsschritte und Erfolge der Therapie erkennen
Ablauf	1. Begrüßung und Aufklärung über das Thema der Stunde 2. Intervention: »Therapielinie« und »Mein Anker«
Intervention	»Therapielinie«, »Mein Anker« (AB-18)
Anleitung	Einstieg des Therapeuten in das Thema: »Heute schauen wir uns euren Therapieweg an. Dafür bekommt jeder von euch eine Therapielinie (Seil).« Umsetzung und Visualisierung: • Jeder Jugendliche legt sein Seil vor sich aus. Anfang und Ende bilden Therapiebeginn und Therapieabschluss. • Die Jugendlichen beschäftigen sich mit den Fragen: »Was sind eure Errungenschaften auf eurem Therapieweg? Was habt ihr alles schon geschafft?« Hilfestellung kann gegebenenfalls die Roadmap liefern. • Die Jugendlichen sammeln ihre Errungenschaften und Erfolge einzeln auf Karten und stellen diese im Anschluss der Gruppe vor. Die Errungenschaften und Erfolge werden auf die rechte Seite der Therapielinie gelegt. • Im darauffolgenden Schritt beschäftigen sich die Jugendlichen mit den Fragen: »Was sind zukünftige Herausforderungen für euch? Welche (unbearbeiteten, ungelösten) Themen nehmt ihr noch mit auf den weiteren (therapeutischen) Weg?« • Die Jugendlichen sammeln ihre Herausforderungen und offenen Themen einzeln auf Karten und stellen diese danach der Gruppe vor. Die Herausforderungen und offenen Themen werden auf die linke Seite der Therapielinie gelegt. • Die Jugendlichen werden bei der Darstellung ihres Therapiewegs validiert und für den weiteren Weg bestärkt. • Abschließend kann das eben erarbeitete auf dem Arbeitsblatt »Mein Anker« festgehalten werden. Ausblick auf die letzte Stunde: Zum Ende der Stunde wird das Thema Abschied besprochen und wie die letzte Stunde gestaltet werden kann.

17. Stunde: »Abschied«

Ziel	Abschied und Rückfallprophylaxe
Ablauf	1. Begrüßung und Aufklärung über das Thema der Stunde 2. Intervention: Erarbeitung einer Rückfallprophylaxe (siehe Interventionen) und Abschied feiern
Intervention	»Brief an sich selbst«, »Zukunftsbaum« (AB-19), »Notfallkoffer« oder Gruppenintervention: »Gruppenfeedback Faltpapier«
Anleitung	Der Therapeut erklärt die Notwendigkeit und Wichtigkeit einer Rückfallprophylaxe zum Einstieg in die letzte Stunde. »Brief an sich selbst«: Jeder Jugendliche hält in einem persönlichen Brief an sich selbst seine Erfahrungen und Erfolge durch die Therapie fest und darüber hinaus das, woran er sich in drei Monaten erinnern möchte und was er sich bis dahin vornimmt. Der Brief wird von keinem gelesen, sondern in einen Briefumschlag gesteckt und adressiert. Die Aufgabe des Therapeuten ist es, den Brief in drei Monaten an den Jugendlichen zu verschicken. »Zukunftsbaum«: Der Zukunftsbaum als Arbeitsblatt (AB-19) ist selbsterklärend. Die Jugendlichen nehmen ihren Zukunftsbaum mit. »Notfallkoffer«: Jeder Jugendliche skizziert auf einem DIN-A4-Blatt die Umrisse eines Koffers. In diesen packt er alle hilfreichen Strategien, positiven Gedanken, wichtigen Erkenntnisse durch die Therapie, um eine Antwort darauf zu bekommen: »Was tue ich, wenn es wieder schlimmer wird?« Die Jugendlichen nehmen ihren »Notfallkoffer« mit. »Gruppenfeedback Faltpapier«: Jeder Jugendliche bekommt ein DIN-A4-Blatt und schreibt seinen Namen oben rechts auf das Papier und gibt es dem linken Nachbarn. Der linke Nachbar schreibt sein Feedback unterhalb des Namens in eine Zeile. Im nächsten Schritt wird die Zeile so umgefaltet, dass diese für den nächsten nicht sichtbar ist, dieser aber Platz hat darunter zu schreiben. Das Blatt macht so einmal die Runde. So entsteht eine Art Fächer mit persönlichen Rückmeldungen an jeden einzelnen. Die Rückmeldungen bleiben somit persönlich und werden nur vom jeweils betreffenden Jugendlichen gelesen. Das Vorgehen entspricht dem Cadavre Exquis aus der elften Gruppenstunde. Und jetzt gibt es Getränke, Kuchen, Eis und Spiele!!!

KAPITEL 5

Psychotherapeutische Eltern- und Familienarbeit

Vergegenwärtigt man sich die zentralen Entwicklungsaufgaben im Jugendalter, wie die emotionale Ablösung von den Eltern, die Integration in die Peergroup, das Eingehen von Zweierbeziehungen sowie die Individuation und Identitätsentwicklung, könnte der Eindruck entstehen, dass den Eltern in diesem Prozess keine große Rolle mehr zugeschrieben wird, geht es doch für den Jugendlichen darum, zunehmend in neue Lern- und Erfahrungsräume außerhalb der Familie einzutreten und sich darin autonom zu entwickeln. Jedoch sind auch Schritte auf Elternseite notwendig. Sie müssen lernen, die emotionale Ablösung zuzulassen, dem Jugendlichen Eigenverantwortung zu übertragen und ihm Raum zur Selbstständigkeit zu gewähren (ausführlich in Dreher & Dreher, 1985; Hurrelmann, 2010). Doch die adaptive Bewältigung all dieser Entwicklungsaufgaben erfordert eine diffizile Abstimmung in der Eltern-Jugendlichen-Beziehung und ein gemeinschaftliches »Bewältigungstempo«.

Aus unserer Erfahrung in der therapeutischen Arbeit mit Jugendlichen und ihren Bezugspersonen sind es häufig genau diese Entwicklungsschritte, die dem Familiensystem Schwierigkeiten bereiten und beim Jugendlichen zur Symptombildung führen. Die dafür notwendige Balance zwischen Autonomie und Bindung kann schnell zum Drahtseilakt werden und die bisherigen Bewältigungsstrategien der Familie übersteigen. Besonders das Jugendalter mit seiner hohen Dichte an Entwicklungsanforderungen gilt als Phase gravierender Umstrukturierungen und fordert allen Familienmitgliedern besondere Anpassungsleistungen ab (Seiffge-Krenke, 2006). Damit diese entwicklungstypischen, krisenhaften Umstellungs- und Übergangsprozesse erfolgreich bewältigt werden können, ist die Mitwirkung aller Familienmitglieder gefragt (Hurrelmann, 2006). Vor diesem Hintergrund behält die therapeutische Eltern- und Familienarbeit auch in der Lebensphase Jugend ihre Zentralität.

Psychotherapie mit Eltern und Familien stellt uns als Therapeuten in vielerlei Hinsicht vor Herausforderungen. So begegnen wir nicht nur Individuen mit persönlichen und ganz unterschiedlichen Lerngeschichten, sondern auch einem dynamischen Familienmodell mit einer gemeinsamen familiären Entwicklungs- und Erfahrungsgeschichte. Im Therapieprozess müssen diese verschiedenen »Weltbilder« Berücksichtigung finden. Getreu dem Motto: »Das Ganze ist mehr als die Summe seiner Teile!« Mit einem belasteten Jugendlichen kommen in der Regel sorgenvolle Eltern und ein aufgewühltes Familiensystem in die Therapie. Hier gilt es, Wünsche, Erwartungen und Nöte entgegenzunehmen und diese gemeinsam mit der Familie in sinnvolle Therapieziele zu übersetzen. Dabei müssen die Wünsche der Eltern nicht zwingend mit denen des Heranwachsenden übereinstimmen. Dennoch ist es das Ziel, die Familie zur Zusammenarbeit zu bewegen. Damit es der Familie gelingt, einen gemeinsamen Entwicklungsprozess zu vollziehen, muss sie verstehen, wie es zur Symptombildung gekommen ist. Daher ist es wichtig, ein hypothetisches familiäres Verständnismodell der psychischen Belastung des Heranwachsenden nicht nur therapeutisch zu erfassen, sondern dieses im Therapieverlauf auch gemeinsam mit der Familie zu entfalten. Die Symptomatik, aufgrund derer die Familie in Therapie gekommen ist, bildet dabei nur die Spitze des Eisbergs. Die Dynamik unter der Wasseroberfläche ist der Familie zum Vorstellungszeitpunkt meist noch gar nicht bewusst. So wird man beispielsweise einen möglichen Ablösekonflikt des Jugendlichen von seinen Eltern aufgrund übermäßigen »Festhaltens« durch einen psychisch belasteten Elternteil in konflikthafter Paarbeziehung auf dem Anamnesebogen unter »aktuellen Schwierigkeiten« nicht finden. Vielmehr sind diese zugrunde liegenden emotionalen Konflikte häufig sehr gut durch die Symptomatik verdeckt. Und genau hier setzt die psychotherapeutische Eltern- und Familienarbeit an.

Das folgende Kapitel skizziert die zentralen Aspekte der bedürfnis- und entwicklungsorientierten Eltern- und Familienarbeit im Jugendalter, deren Grundlinien von Richter-Benedikt (2009) gezeichnet wurden. Anhand eines Fallbeispiels wollen wir zunächst Möglichkeiten für die Erarbeitung eines hypothetischen familiären Verständnismodells darstellen. Im zweiten Schritt erläutern wir die Therapiezielplanung im Familiensystem, bevor die entwicklungsorientierte Eltern- und Familienarbeit beschreiben wird. Abschließend stellen wir ergänzend anhand der Elterngruppenstunden psychoedukative Elemente vor, die uns für die Elternarbeit im Jugendalter als zentral erscheinen. Dabei gilt, wie bereits bei der Einzel- und Gruppentherapie für die Jugendlichen, dass die inhaltlich beschriebenen Interventionen und Stunden nicht die Komplexität der individuellen Therapiearbeit erfassen können, sondern als roter Faden für die Eltern- und Familienarbeit dienen.

5.1 Schritte zur Erfassung eines familiären Verständnismodells psychischer Störungen

Die Familie begleitet als einziges soziales System den Heranwachsenden auf seinem Entwicklungsweg nahezu ein Leben lang (Schnabel, 2001). Die Beziehung zu den Eltern bildet dabei das zentrale Entwicklungsfundament. In Interaktion mit diesen erwirbt der Heranwachsende seinen charakteristischen Umgang mit Bedürfnissen, Gefühlen und sozialen Beziehungen (Stichwort Überlebensregel), der ihn zu dem Jugendlichen macht, der er heute ist (Grossmann & Grossmann, 2006; Lang & Heckhausen, 2005; Lang et al., 2005; Sulz, 1994). Diese früh erworbenen Muster der Lebens- und Beziehungsgestaltung nehmen bedeutsam Einfluss darauf, wie der Jugendliche mit den bevorstehenden Entwicklungsanforderungen umgeht (ausführlich in 2.1). Dadurch wird deutlich, dass die Familie, in ihrer Funktion als primäre Sozialisationsinstanz, den Heranwachsenden für seinen Entwicklungsweg wappnen kann, jedoch auch Potenzial hat, ihn zu schwächen und dadurch seine adaptive Entwicklung zu hemmen.

Im zweiten Kapitel hatten wir anhand der theoretischen Konzeption der SJT bereits verdeutlicht, wie der Heranwachsende in Interaktion mit seinen zentralen Bezugspersonen seine Überlebensregel erwirbt. Die Überlebensregel beinhaltet innere Handlungsgebote (zum Beispiel »sei lieb und pass dich an«) sowie Handlungsverbote (beispielsweise »fordere nichts ein«), anhand derer sich der Jugendliche seine zentralen Bedürfnisse in der Familie (zum Beispiel »Willkommensein und Liebe«) sichert und seine irrationalen Beziehungsängste (zum Beispiel »Angst vor Trennung, allein zu sein«) möglichst vermeidet. Zur Symptombildung kommt es, wenn die bisherige Überlebensregel eine adaptive Bewältigung der anstehenden Entwicklungsaufgaben unmöglich macht. Der Jugendliche kann einerseits nicht in seinem Entwicklungsprozess stehenbleiben, andererseits ist ihm der Verstoß gegen seine Überlebensregel (beziehungsweise deren Modifikation) noch nicht möglich. Das Symptom kann als »kreative Lösung« verstanden werden, um mit dieser Dissonanz und dem damit einhergehenden inneren Spannungszustand umzugehen (Sulz, 1994, 2017a). Diese Betrachtungsweise dient im Weiteren als Grundlage für die Erarbeitung eines hypothetischen familiären Verständnismodells.

»Ein System ist nicht ein Etwas, das dem Beobachter präsentiert wird, es ist ein Etwas, das von ihm erkannt wird« (Maturana, 1982, S. 175). Dieser Satz hebt hervor, was in den nächsten Schritten umgesetzt werden soll. Ein Modell dazu, welche Bedingungen im familiären Kontext zur Entstehung und Aufrechterhaltung der Symptomatik geführt haben, gibt es nicht, es muss erkannt werden. Und trotz aller hilfreichen Schritte, die dazu beitragen ein solches Modell zu konstruieren, bildet es am Ende nicht die absolute Wirklichkeit ab, sondern dient als Hypothese für ein Verständnismodell.

Zur praxisnahen Darstellung dient ein Fallbeispiel.

Fallvignette Louisa (16 Jahre) mit psychogenem Erbrechen und mittelgradig depressiver Episode

Louisa berichtete während ihrer Vorstellung zur Therapie davon, dass sie sich nach dem Essen unweigerlich übergeben muss. Dies geschehe nicht selbst induziert und willentlich, sondern vielmehr plötzlich aus einem unangenehmen inneren Gefühl heraus. Die Symptomatik würde fast täglich auftreten, vorwiegend im häuslichen Rahmen und insbesondere beim Abendessen mit der Familie. Jedoch hätten Ängste und Scham, auch in der Öffentlichkeit die Kontrolle über den eigenen Körper zu verlieren, dazu geführt, dass es außerhalb des familiären Rahmens zu Vermeidungsverhalten gekommen sei. So vermeide Louisa zunehmend den Schulbesuch und Verabredungen mit Freunden. Die Symptomatik sei erstmals aufgetreten, als der zwei Jahre ältere Bruder vor sechs Monaten für ein Schuljahr ins Ausland gegangen sei. Aktuell würde sie sich ein bis zwei Mal täglich übergeben. Sie stünde dann meist plötzlich vom Esstisch auf und laufe zur Toilette. Die Mutter würde ihr dahin folgen und sich im Anschluss um sie kümmern (Tee kochen, mit ihr Fernsehen, an ihrem Bett sitzen). Der Vater bliebe alleine in der Küche zurück, das Abendessen sei dann beendet. Louisa fühle sich ausschließlich von ihrer Mutter verstanden, den Rest der Familie würde es nicht interessieren, dass es ihr so schlecht gehe. Louisa hätte sich außerdem immer trauriger und antriebsloser gefühlt. Sie ziehe sich zuhause eher zurück und vermeide Familienzusammenkünfte. Sie leide unter negativen Gedanken und zweifle oft an sich selbst. Sie wisse einfach nicht, was mit ihr los sei. Sie wisse nur, dass es ihr sehr schlecht gehe.

Louisas Erzählungen wirkten dramatisch und waren begleitet von wiederholten Weinattacken. Dabei rückversicherte sie sich mit Blicken bei ihrer Mutter und vermied den Blickkontakt zum Vater. Louisas Mutter bestätigte die Erzählungen ihrer Tochter durch stetes Nicken und signalisierte viel Mitgefühl. Dabei hatte sie durchgehend einen Tränenspiegel in den Augen. Sie weinte, wenn Louisa weinte und gab sich hilflos, wenn Louisa dies tat. Der Vater atmete erkennbar schwer durch und schwieg.

Louisas Mutter äußerte große Sorgen um die körperliche und psychische Gesundheit ihrer Tochter. Sie beschrieb ausführlich, wie sehr sie sich um Louisa kümmere, wenn die Symptomatik auftrete. Zudem äußerte sie vorwurfsvoll, dass sie ihrem Mann immer wieder klarmachen müsse, dass Louisa nicht nur versuche Aufmerksamkeit zu erlangen. Sie selbst sei durch die Probleme ihrer Tochter so belastet, dass sie aktuell in der Arbeit krankgeschrieben sei. Dies bewertete sie als positiv, da sie sich so besser um Louisa kümmern könne.

Louisas Vater ließ sich nur äußerst skeptisch auf das Gespräch ein. Er betonte zu Beginn, dass es hier ja nicht um ihn gehe und er deshalb nicht viel erzählen werde. Außerdem sehe er keinen Anlass, regelmäßig zu solchen Gesprächen zu kommen. Hinsichtlich der Symptomatik zeigte er sich genervt abwertend und hob hervor, dass es kaum ein Abendessen gebe, bei dem er am Ende nicht alleine am Esstisch zurückbleibe. Sonst habe er mit Louisas Problemen wenig zu tun, da die Tochter Gespräche mit ihm darüber meide.

Während des Kennenlernprozesses lassen sich bereits viele wertvolle Beobachtungen über die Familien machen. Neben den erwähnten Aspekten der Symptomatik und dem familiären Umgang damit gewähren die ersten Gespräche auch Einblicke in die familiäre Dynamik. Diese gilt es auf sich wirken zu lassen.

Bei Louisa und ihren Eltern hinterließ der Erstkontakt den Eindruck eines starken Mutter-Tochter-Bündnisses, das kraftvoll gegen den Vater arbeitete. Mutter und Tochter wirkten auch in ihrem emotionalen Erleben stark miteinander verbunden. Die Grenzen zwischen dem Erleben von Louisa und ihrer Mutter erschienen sehr durchlässig: Das, was Louisa erlebte und fühlte, erlebte und fühlte auch die Mutter und umgekehrt. Der Vater schien von der dynamischen Frauenallianz auf die Anklagebank gesetzt worden zu sein und verteidigte sich, indem er das ganze »Psychozeug« skeptisch hinterfragte und die Nichtigkeit seiner Rolle für die Therapie betonte. Hinsichtlich aufrechterhaltender Bedingungen fiel die mütterliche Reaktion auf die Symptomatik der Tochter auf. Diese schien durch übermäßige Sorge, Zuwendung, Aufmerksamkeit und Versorgung charakterisiert zu sein. Louisa zog vor diesem Hintergrund also durchaus auch einen »Gewinn« aus der Symptomatik. Aus dem Gespräch ließen sich wichtige Fragestellungen ableiten, die für die weitere Erarbeitung eines familiären Verständnismodells von Bedeutung zu sein schienen.

Folgende Fragestellungen soll bei der *Konzeptualisierung eines hypothetischen familiären Verständnismodells* Orientierung bieten:

1. Welche familiären *lerngeschichtlichen Aspekte* führten zur Entstehung und Aufrechterhaltung der Symptomatik (makroanalytische Betrachtung)?

2. Wie werden *innerfamiliäre Beziehungen* gestaltet und zwischenmenschliche Bedürfnisse befriedigt?

3. Wie kam es zur *Symptombildung* und welche *Funktion* übernimmt das Symptom in der Familie?

Anhand dieser Fragestellungen wird im Folgenden ein hypothetisches familiäres Verständnismodell für das Fallbeispiel Louisa erarbeitet.

Lerngeschichtliche Aspekte

Die lerngeschichtliche Entwicklung des Jugendlichen, die zugleich auch einen Teil der familiären Entwicklungsgeschichte widerspiegelt, dient als wichtige Quelle für die Erarbeitung eines hypothetischen familiären Verständnismodells. Die lerngeschichtlichen Aspekte fließen in die makroanalytischen Überlegungen ein (siehe ausführlich 2.2). Durch die Makroanalyse lässt sich verstehen, welche personeninternen und sozialen Bedingungen zur Entstehung und Aufrechterhaltung der psychischen Belastung des Heranwachsenden geführt haben.

Zentrale Aspekte der lerngeschichtlichen Entwicklung von Louisa

Louisas Mutter habe kurz bevor sie mit Louisa schwanger geworden sei einen anderen Mann kennengelernt. Sie sei damals sehr unentschlossen gewesen, mit welchem Mann sie weiterhin zusammen sein wolle. Da sich der neue potenzielle Partner deutlich weniger für die Schwangerschaft interessierte, habe sich die Mutter aus Vernunft für ihren Ehemann entschieden. Eine Klärung der konflikthaften Paarbeziehung sei damals ausgeblieben, gezählt habe zu diesem Zeitpunkt nur die Schwangerschaft. Die Mutter beschrieb die Trennung von dem neuen Mann und die Wiedervereinigung mit ihrem Ehemann als eine emotional belastende Zeit voller Zweifel. Sie habe sich depressiv gefühlt und sich zunächst wenig freuen können, als Louisa auf die Welt kam. Louisas Vater habe zu Beginn große Schwierigkeiten gehabt, Louisa als seine Tochter anzunehmen. Ihn hätten Zweifel geplagt, ob Louisa sein Kind sei. Er habe sich in Louisas ersten Lebensmonaten vorwiegend mit seinem Sohn beschäftigt. Die Mutter habe sich von ihrem Mann in dieser Zeit allein gelassen gefühlt.

Als Kleinkind sei Louisa ein Mama-Kind gewesen. Sie habe viel Aufmerksamkeit und Beachtung verlangt. Die Mutter habe deshalb unter einem stetig schlechten Gewissen dem älteren Sohn gegenüber gelitten und habe versucht, besonders viel Zeit mit diesem zu verbringen. Louisa habe dies nach anfänglichen Protesten angenommen und sich eher zurückgezogen. Die Beziehung der Geschwister untereinander sei von Eifersucht geprägt. Beide würden um die Gunst der Mutter buhlen. Der ältere Bruder leide seit einem Jahr unter Depressionen und würde die Mutter zunehmend als Ansprechpartnerin nutzen. Louisa habe in dieser Zeit vermehrt unter Bauchschmerzen und Übelkeit gelitten und viel Fürsorge benötigt. Seitdem der Bruder für ein Schuljahr ins Ausland gegangen sei, würde Louisa unter der Symptomatik des Erbrechens leiden.

Die Paarbeziehung der Eltern sei durch Konflikte geprägt. Der Vater sei leicht reizbar und impulsiv und würde bei Kleinigkeiten mit Wutausbrüchen, Beleidigungen und Abwertungen reagieren. Diese würden sich hauptsächlich gegen seine Frau richten. Jedoch komme es immer wieder vor, dass er dieses Verhalten auch gegenüber seinen Kindern zeige. Die Mutter fühle sich dann machtlos und zwischen den Stühlen stehend. Sie entscheide sich dann meist dafür, sich nicht einzumischen. In solchen Momenten erlebe sie ihren Mann als hilflos und verteidige ihn eher als ihn zu verurteilen. In der Paarbeziehung fühle sie sich von ihrem Mann emotional nicht verstanden und bespreche daher solche Themen lieber mit ihren Kindern, vorwiegend mit Louisa. Louisas Vater fühle sich häufig ausgeschlossen aus diesem Frauenverbund und ziehe sich daher in der Familie zurück. Er habe nach eigener Aussage damit aufgehört, sich aktiv für die Belange der Familienmitglieder zu interessieren, da weder seine Frau noch seine Kinder ihm davon berichten würden.

Aus *makroanalytischer Perspektive* kann bei Louisa angenommen werden, dass die frühkindliche Mutter-Kind-Interaktion aufgrund psychischer und emotionaler Belastungen der Mutter beeinträchtigt war. Es kann vermutet werden, dass das mütterliche Interaktionsverhalten einerseits durch Phasen emotionaler Abwesenheit und fehlender Zuneigung und andererseits durch Phasen von Zuwendung, in denen die Mutter Nähe und Trost bei ihrem Säugling suchte, charakterisiert war. Des Weiteren kann von einer ablehnenden Haltung des Vaters gegenüber dem für ihn vermeintlichen »Kuckuckskind« sowie unzureichender emotionaler Zuwendung ausgegangen werden. Bei Louisa lässt sich ein unsicher-ambivalenter Bindungsstil vermuten. Dieser zeigt sich heute darin, dass Louisa stets versucht, die Bedürfnisse und Stimmungen der Mutter einzuschätzen und sich an diese anzupassen (»wir fühlen gleich«), gleichzeitig jedoch wenig selbstverständliche Versorgung von der Mutter erwartet oder direkt einfordert (familiärer Rückzug). Sie wartet ab und hofft darauf, von der Mutter emotional zu bekommen, was sie braucht. Frustrierendes Elternverhalten zeigt sich durch den verbal abwertenden und bedrohlichen Vater und die dabei hilflose und nicht eingreifende Mutter. Schutz und Sicherheit der sozialen Umwelt waren so nicht gewährleistet. Louisa machte die Erfahrung, sich selbst überlassen zu sein, sich anzupassen und darauf zu hoffen, das zu bekommen, was sie braucht, um emotional in der Familie überleben zu können.

Als *frühkindlich frustrierte Bedürfnisse* von Louisa können aus diesen ersten Überlegungen die Zugehörigkeitsbedürfnisse nach »Willkommensein«, »Geborgenheit«, »Schutz und Sicherheit«, »Liebe und Zuneigung«, »Beachtung und Aufmerksamkeit« sowie die Homöostasebedürfnisse nach »einer nicht bedrohlichen Bezugsperson« und »einer nicht aggressiven Bezugsperson« abgeleitet werden (Übersicht siehe 2.1).

Für ein umfassendes familiäres Verständnismodell muss der lerngeschichtliche Blickwinkel jedoch noch erweitert werden. In der Entwicklungsgeschichte des Heranwachsenden spielen die Eltern die zentrale Rolle. Ihre Interaktionen sind wiederum durch eigene lerngeschichtliche Aspekte gefärbt. Vor diesem Hintergrund ist es bedeutsam, auch die *Lerngeschichte der Eltern* zu berücksichtigen. Was hat die Eltern auf ihrem Entwicklungsweg geprägt, welche frustrierenden Elternerfahrungen haben sie selbst gemacht und welche charakteristischen Umgangsweisen der Emotionsregulation und Beziehungsgestaltung haben sie erworben? Dieser erweiterte Blickwinkel ermöglicht es uns, in der Therapie die Ressourcen und Grenzen der elterlichen Erziehungsfertigkeiten zu berücksichtigen, realistische elterliche und familiäre Therapieziele abzuleiten und uns auf das individuelle »Tempo« der Familie hinsichtlich Veränderungen einzulassen.

Zentrale Aspekte der lerngeschichtlichen Entwicklung der Eltern

Louisas Mutter berichtet, als einziges Kind ihrer Eltern häufig im Mittelpunkt gestanden zu haben. Besonders zu ihrer Mutter habe sie eine sehr enge Bindung gehabt. Sie seien wie Freundinnen gewesen und hätten alles voneinander gewusst. Ihren Vater habe sie als zurückhaltend, verschlossen und angepasst in Erinnerung. Persönliche Themen hätten sie selten miteinander besprochen. Die Paarbeziehung ihrer eigenen Eltern habe sie als sehr harmonisch erlebt. Meinungsverschiedenheiten und Diskussionen seien von allen Familienmitgliedern weitgehend vermieden worden. Hätte es doch mal Streitigkeiten gegeben, wäre nach einer Weile alles wieder gut gewesen, auch ohne darüber sprechen zu müssen. Sie habe dieses Familienklima immer als Idealbild für ihre eigene Familie vor Augen gehabt und sei enttäuscht, dass sich dies nicht erfüllt habe.

Louisas Vater gibt an, den Kontakt zu seiner Familie vor Jahren abgebrochen zu haben. Er habe in seiner Kindheit unter der stetigen Bedrohung des gewalttätigen Vaters gelebt. Die Beziehung zu seiner Mutter sei schwierig gewesen, da die Mutter aus eigener Angst vor dem Vater zu diesem gehalten hätte. Der große Bruder sei früh ausgezogen, weshalb er lange Zeit allein die »Schikanen« seines Vaters habe aushalten müssen. Diese mündeten in heftigen Auseinandersetzungen, wenn er nicht den Mund hielt und sich in sein Zimmer verkroch. In seiner Familienerinnerung habe es nie gemeinsame Familienzeiten gegeben, jeder sei froh gewesen, wenn er zu Hause seine Ruhe hatte. Er habe gelernt, Probleme mit sich selbst auszumachen und lebe dies auch heute noch so.

Aus der lerngeschichtlichen Entwicklung von Louisas Mutter lassen sich Parallelen hinsichtlich der Mutter-Kind-Beziehung ableiten. Louisas Mutter hat die Erfahrung einer sehr engen und intimen Beziehung zu ihrer eigenen Mutter gemacht und führt dies in ihrem Elternverhalten fort, indem sie Louisa als emotionale Ansprechpartnerin für ihre eigenen Themen nutzt. Dabei sind die Rollen Mutter und Tochter unklar verteilt und das emotionale Erleben wenig voneinander getrennt. Eine ähnliche Parallele zeigt sich hinsichtlich der Bedeutung der männlichen Rolle im Familiengefüge. Die mütterlichen Erfahrungen eines passiven und zurückhaltenden Vaters, der in das emotionale Erleben der Frauen nicht miteingebunden wird, spiegeln sich in der Paarbeziehung von Louisas Eltern wider. Die Paarbeziehung wird nicht zur gegenseitigen Bedürfnisbefriedigung genutzt. Vielmehr greift die Mutter zur Befriedigung ihrer Zugehörigkeitsbedürfnisse nach Verständnis, Liebe und Zuneigung gegenwärtig auf Louisa zurück. So gesehen zieht nicht nur Louisa einen »Gewinn« aus der bestehenden Symptomatik, sondern auch die Mutter. Bei Louisas Mutter ist zudem von einem großen Bedürfnis nach familiärer Harmonie auszugehen, das sich als Idealbild aus ihrer Herkunftsfamilie eingeprägt hat. Zur Aufrechterhaltung der vermeintlichen familiären Harmonie dient ein vermeidender Problemlösestil. Dieser zeigt sich zum Beispiel darin, dass die Mutter nicht einschreitet, wenn der Vater bedrohlich gegenüber den Kindern auftritt, und dass sie das Verhalten des Vaters mit Hilflosigkeit rechtfertigt und Klärungsgespräche in der Familie ausbleiben.

In der Betrachtung der Lerngeschichte des Vaters werden die möglichen Grenzen seiner elterlichen Erziehungsfertigkeiten rasch deutlich. Ohne ein Modell für eine adäquate Gefühls- und Bedürfniskommunikation sowie für Problemlösungen gehabt zu haben, wird es dem Vater nur schwer möglich sein, adaptive Strategien im Umgang mit Emotionen und Problemen einzusetzen. Gegenüber seiner Familie zeigen sich »Angriff« (Impulsivität, Bedrohung) oder »Flucht« (Rückzug) gegenwärtig als einzige Strategien. Adäquate Problemkommunikation und -bewältigung finden nicht statt, was zur Verschärfung der konfliktgeladenen Beziehungen mit den restlichen Familienmitgliedern führt. Der Vater gerät dadurch mehr und mehr auf die »Anklagebank« der Familie (»Er versteht uns nicht«). Eine ähnliche Rolle lässt sich auch für die Eltern- und Paarbeziehung vermuten. Das väterliche Bild von Familie hat mit dem familiären Idealbild der eigenen Frau nichts gemeinsam. Auf dieser Grundlage erscheint es wenig verwunderlich, dass die Entwicklung einer elterlichen Allianz nicht ausreichend gelungen ist. Die Enttäuschung der Ehefrau über das unerfüllte Familienideal wird mit großer Wahrscheinlichkeit auf dem »Minuskonto« des Ehemanns verbucht. Das frustrierte Bedürfnis nach Zugehörigkeit aus der eigenen Erfahrungswelt bestätigt sich für den Vater auch im Hier und Jetzt. Er scheint nicht nur aus dem familiären System als Ansprechpartner ausgeschlossen zu sein, sondern auch aus der Partnerschaft. Dadurch bleiben seine Zugehörigkeitsbedürfnisse unzureichend befriedigt.

Mit dem Blick auf die Eltern- und Familienarbeit ist dieses erweiterte Verständnis unumgänglich, um Ziele für die Elternarbeit zu formulieren, die sich günstig auf den Entwicklungsverlauf des Heranwachsenden auswirken. So könnte es für Louisas Familie beispielsweise sinnvoll sein, die elterliche Beziehung zu stärken, indem der Vater mehr zum Ansprechpartner der Mutter wird und gegenseitige Bedürfnisbefriedigung auf Paarebene stattfinden kann. Dadurch wären Erwachsenenthemen auf Elternebene angesiedelt und die Rollenverteilung adäquater. Eine verbesserte Eltern- und Paarbeziehung könnte dazu beitragen, der Mutter die emotionale Ablösung von Louisa zu erleichtern und trotzdem Bedürfnisbefriedigung (durch den Partner) zu erfahren. Louisa bekäme dadurch die Möglichkeit, den Fokus auf eigene Bedürfnisse und Gefühle zu richten, zu lernen diese als wichtig und richtig wahrzunehmen und ihnen zu folgen. Dies könnte die Verbesserung adaptiver Emotionsregulation und Beziehungsgestaltung zur Folge haben.

Analyse der innerfamiliären Beziehungen

Die im Entwicklungsverlauf gemachten Erfahrungen des Einzelnen, wie die soziale Umwelt auf seine Bedürfnisse und Gefühle reagiert und unter welchen Umständen diese die eigenen Bedürfnisse, Wünsche, Erwartungen und Ziele erfüllt, spiegeln sich in der charakteristischen Form der Beziehungsgestaltung wider. Die Beziehungsgestaltung organisiert das innere Erleben und Verhalten und dient dazu, die verfügbaren Beziehungen zu aktivieren, zu nutzen oder zu schützen, um bestmögliche Bedürfnisbefriedigung zu gewährleisten und um mit der sozialen Umwelt im Einklang zu stehen und die eigene Entwicklung in Gang zu bringen (siehe auch Lang & Heckhausen, 2005; Lang, et al., 2005; Richter-Benedikt, 2009; Sulz, 1994). Aus psychotherapeutischer Sicht gibt besonders die Betrachtung der Beziehungen im Familiensystem Aufschluss darüber, wie Beziehungen gelernt wurden und gelebt werden. Für ein bedürfnis- und entwicklungsorientiertes hypothetisches familiäres Verständnismodell ist es außerdem von Bedeutung, welche Bedürfnisse und Gefühle für die jeweiligen Familienmitglieder handlungsleitend sind und wie jeder Einzelne versucht, in Interaktion mit den anderen Familienmitgliedern diese zu befriedigen.
Die Analyse innerfamiliärer Beziehungsgeflechte bedeutet, in intime Bereiche der Familie vorzudringen. Eine gute therapeutische Beziehung, die ein hohes Maß an Vertrauen ausdrückt, ist hier fraglos notwendig. Dennoch können wir von den einzelnen Familienmitgliedern nicht ausnahmslose Selbstöffnung erhoffen oder erwarten. Die Familie wird immer nur das preisgeben, wozu sie im aktuellen Therapie- und Entwicklungsprozess bereit ist. Vor diesem Hintergrund ist es sinnvoll, die Beziehungen über den Therapieverlauf hinweg mehr als einmal gemeinsam zu reflektieren.
Für die Erarbeitung innerfamiliärer Beziehungen im Therapieprozess kann die Übung zum emotionalen Erleben wichtiger Beziehungen Hilfestellung geben (Sulz, 2011, S. 255). Das emotionale Erleben kann assoziativ durch eine Imaginationsübung erfasst werden, indem sich die Person in bequemer Sitzhaltung bei geschlossenen Augen die jeweiligen Personen vorstellt und die Sätze in Gedanken ergänzt. Ebenso kann das emotionale Erleben im Gespräch erfasst und reflektiert sowie anschließend schriftlich festgehalten werden.
Folgende Satzergänzungen zum emotionalen Erleben wichtiger Beziehungen stehen dabei im Fokus und dienen als Orientierung:

- »Wenn ich an dich denke, fühle ich …«
- »Ich brauche von dir …«
- »Ich fürchte von dir …«
- »Ich will von dir nicht …«
- »Ich mag an dir nicht …«
- »Ich mag an dir …«
- »Du bist für mich …«

Weitere wertvolle anamnestische Ergänzungen können zudem aus den diagnostischen Erhebungen zu »frustrierendem Elternverhalten«, »zentralen und handlungsleitenden Bedürfnissen«, »zentralen Beziehungsängsten« und »impliziten Wutimpulsen« (siehe 2.1 und 2.2) entnommen werden und in die Erhebung und Reflexion miteinbezogen werden (Sulz, 2013).
Die Erarbeitung der familiären Beziehungen und Umgangsweisen mit Bedürfnissen und Gefühlen kann sowohl im Einzel- als auch im Familiengespräch stattfinden. Aus unserer Erfahrung hat es sich als produktiv erwiesen, diese Analysen in mehreren Schritten durchzuführen. Dabei ist keine bestimmte Reihenfolge vorgegeben.

Im *ersten Schritt* könnten die innerfamiliären Beziehungen mit dem Jugendlichen im Einzelgespräch sowie mit den Eltern als Einheit durchgeführt und reflektiert werden. Im Fokus steht das emotionale Erleben des Jugendlichen gegenüber seinen Eltern und umgekehrt das emotionale Erleben der Eltern ihrem Kind gegenüber.
Zum Beispiel:

- »Mama, ich brauche von dir Freiraum.«
- »Mama, ich mag an dir nicht, dass du immer alles wissen willst.«
- »Tochter, ich brauche von dir Ehrlichkeit und Offenheit.«
- »Tochter, ich fürchte von dir nicht mehr gebraucht zu werden.«

Im *zweiten Schritt* kann das Familiengespräch dazu dienen, dass sich die einzelnen Familienmitglieder wichtige Aspekte der individuellen Beziehungsgestaltung gegenseitig mitteilen.
Zum Beispiel:

- »Mama, ich brauche mehr Freiraum und wünsche mir, dass du mir vertraust und zutraust selbstständiger sein.«
- »Kind, ich brauche von dir Ehrlichkeit und Offenheit und wünsche mir, dass du mir wichtige Dinge erzählst, sodass ich mir nicht so viele Sorgen machen muss.«

Im *dritten Schritt* kann es sinnvoll sein, das emotionale Erleben in der Partnerschaft zu erheben. Dies ist für die Eltern- und Paararbeit anamnestisch relevant. Das emotionale Erleben des Paares kann im familiären Verständnismodell Aufschluss über mögliche aufrechterhaltende Bedingungen geben, die die Entwicklung des Heranwachsenden hemmen (beispielsweise Parentifizierung).
Zum Beispiel:

- »[...Name der Person], ich fürchte, von dir verlassen zu werden.«
- »[...Name der Person], du bist für mich mein sicherer Hafen.«

Bei allen drei Schritten ist es wichtig zu beachten, dass die Auseinandersetzung mit zentralen Beziehungen starke Gefühle wie Trauer, Hilflosigkeit oder Wut hervorrufen kann und die emotionale Not im eigenen Familiensystem verdeutlicht (»Ich habe niemanden, der mich versteht«). Diese starken Gefühle sind wertvoll und notwendig, um im Therapieprozess Trauerarbeit, Akzeptanz und Neuorientierung zu ermöglichen. Aber auch gerade deshalb ist es ebenso wichtig, die Beziehungsressourcen und positiven Gefühle der Familienmitglieder nicht außer Acht zu lassen.

Die Erhebungen zum emotionalen Erleben wichtiger Beziehungen und die unterstützenden Reflexionsfragen zu zentralen Bedürfnissen und Gefühlen dienen der Klärung innerfamiliärer Beziehungen. Insbesondere im Jugendalter können dadurch zum Beispiel Wünsche nach Autonomie und Selbstständigkeit vom Jugendlichen erkannt und gegenüber seinen Eltern formuliert werden. Andersherum können die Eltern vielleicht erkennen, dass es die eigenen Sorgen hinsichtlich der Selbstständigkeitsentwicklung des Jugendlichen sind, die es ihnen schwermachen, dieses Bedürfnis des Heranwachsenden zu befriedigen. Auf diese Weise werden die eigenen Bedürfnisse und Gefühle (wie Ängste oder Wut) sowie die des Gegenübers aufgedeckt. Die Familienmitglieder können dadurch verstehen, was sie selbst und das Gegenüber brauchen. Ferner werden die Bedürfnisse und Gefühle an das Gegenüber formuliert, wodurch die innerfamiliäre Bedürfnis- und Gefühlskommunikation gefördert wird. Die Analyse der familiären Beziehungen dient der Erweiterung des hypothetischen familiären Verständnismodells, welches Einblick in die Beziehungsressourcen und Bedürfnisfrustrationen gibt. Des Weiteren können Überlegungen hinsichtlich der Funktion des Symptoms zur Regulation innerfamiliärer Beziehungen und aufrechterhaltender familiärer Bedingungen angestellt werden.

Analyse familiärer Beziehungen am Fallbeispiel Louisa

In der Familienarbeit mit Louisa und in der Arbeit mit ihren Eltern wurden alle drei Schritte der Analyse familiärer Beziehungen vorgenommen. Im Folgenden werden einige zentrale Aspekte dargestellt, die für das hypothetische familiäre Verständnismodell sowie für die spätere Therapieplanung bedeutsam erscheinen.

Tochter-Mutter-Beziehung

Für Louisa war ihre Mutter die Quelle der Versorgung. Sie kümmerte sich um sie, wenn es ihr schlecht ging. Als handlungsleitend zeigten sich die Zugehörigkeitsbedürfnisse nach Willkommensein, Geborgenheit und Liebe. Gleichzeitig erlebte Louisa Ängste, von ihrer Mutter nicht mehr versorgt zu werden (»Ich fürchte von dir vergessen und übersehen zu werden«) und sie spürte zugleich Wut darüber, von der Mutter für deren eigene Belange benutzt zu werden (»Ich mag an dir nicht, dass du immer bei mir Rat und Trost suchst, das belastet mich«).

Die Mutter betrachtete ihre Tochter als emotionalen Ansprechpartner für ihre handlungsleitenden Zugehörigkeitsbedürfnisse nach Verständnis, Zuwendung und Liebe (»Du bist für mich wie eine Freundin, der ich alles sagen kann«). Beziehungsängste der Mutter zeigten sich hinsichtlich des möglichen Verlusts dieser zentralen Bedürfnisquelle (»Ich fürchte von dir, dass ich dir irgendwann nicht mehr so wichtig bin«). Das Erleben von Wut wurde von der Mutter externalisiert (»Ich mag an dir nicht, dass du dich von deinem Umfeld so belasten lässt«), wodurch die symbiotische Beziehung aufgewertet wurde (»Ich mag an dir, dass wir beide immer zusammenhalten«).

Tochter-Vater-Beziehung

Für Louisa und den Vater war es schwierig, sich mit der Beziehung zueinander auseinander zu setzen. Dem Vater fiel der Zugang zum eigenen emotionalen Erleben schwer und Louisa kämpfte mit positiven Aspekten in der Beziehung zum Vater. Louisa erlebte sich im Loyalitätskonflikt gegenüber ihrer Mutter (»Er hilft mir, wenn ich was brauche, aber gegenüber meiner Mutter ist er gemein«).

Louisas Ängste und Wutimpulse, die sie als erstes benennen konnte, bezogen sich auf die bedrohliche Seite des Vaters: »Ich mag an dir nicht, dass du uns beleidigst und bedrohst«, »Ich fürchte von dir, dass du ausrastest«. Louisas Bedürfnisse nach Schutz und Sicherheit sowie Angst- und Aggressionsfreiheit spiegelten sich in ihrem Wunsch nach Distanz wider (»Ich brauche von dir, dass du mich und Mama in Ruhe lässt«). Gefühle gegenüber dem Vater erfasste Louisa durch den »Beziehungsstatus« des Vaters in der Familie (»Wenn ich an dich denke, fühle ich Mitleid und deine Hilflosigkeit«, »Du bist für mich einsam und alleine«).

Bei Louisas Vater nahm das Bedürfnis nach Zugehörigkeit einen zentralen Stellenwert in der Beziehungsanalyse ein. Seine Bedürfnisse (»Ich brauche von dir, Teil deines Lebens sein zu dürfen«) und seine Beziehungsängste (»Ich fürchte von dir, dass du mich für immer ignorierst«) verdeutlichten dies. Dieser Wunsch nach Zugehörigkeit und Teilhabe tauchte wiederholt in der Beziehungsanalyse auf (»Du bist für mich meine Tochter«, »Ich mag an dir, dass wir gemeinsam gerne ins Kino gehen«).

Eltern und Paarbeziehung

Zentrale Bedürfnisse in der Beziehung der Mutter zu ihrem Ehemann waren Verständnis, Zuwendung und Unterstützung. Ihre Resignation hinsichtlich der Befriedigung dieser Bedürfnisse wurde in einer kritischen Reflexion des »Beziehungsstaus« deutlich (»Wenn ich an dich denke, fühle ich mich dennoch alleine«, »Du bist für mich zu wenig da«, »Ich mag an dir nicht, dass ich für alles in der Familie zuständig bin«). Als Beziehungsressource hob die Mutter die Unterstützung ihres Mannes für den Sohn hervor.

Die Analyse der Beziehung des Vaters zu seiner Ehefrau zeigte erneut Zugehörigkeit als zentrales Bedürfnis. Beziehungsängste und Wutimpulse drehten sich um den Ausschluss des Vaters aus der Paarbeziehung und dem Familiensystem (»Ich fürchte von dir, dass du mir nichts erzählst«, »Ich mag nicht an dir, dass ich nichts davon erfahre, was du mit unserer Tochter besprichst«). Als Beziehungsressource betrachtete der Ehemann gelegentliche intensive Gespräche des Paares über die beiden Kinder.

Auf die Darstellung der Beziehungskonstellationen zum älteren Bruder wird an dieser Stelle verzichtet.

Interpretation der innerfamiliären Bedürfnisregulation

Die Analyse der innerfamiliären Beziehungen verdeutlicht, aus welchen Bedürfnissen und Gefühlen heraus die einzelnen Familienmitglieder ihre Beziehungen so gestalten, wie sie es tun. Die Familiendynamik wird klarer und deren Interpretation kann in das hypothetische familiäre Verständnismodell einfließen.

Louisas symbiotische Beziehung zu ihrer Mutter wurde von beiden Seiten stark aufrechterhalten. Louisas Lerngeschichte war geprägt durch Bedürfnisfrustrationen hinsichtlich zentraler Zugehörigkeitsbedürfnisse nach Willkommensein, Geborgenheit und Liebe. Sie hatte gelernt, ihre zwischenmenschlichen Bedürfnisse durch emotionale Anpassung an die Mutter bestmöglich befriedigt zu bekommen. Dies gelang teilweise, indem sie für die Mutter als emotionaler Ansprechpartner zur Verfügung stand. Darüber hinaus stellte die Symptomatik ein Instrument zur Bedürfnisbefriedigung dar: Ein »krankes« Kind wird von seiner Mutter versorgt. Für die Mutter diente die enge Beziehung zur Tochter der Befriedigung eigener Bedürfnisse, die in der Partnerschaft frustriert wurden (Verständnis, Zuwendung, Liebe). Aus der eigenen Lerngeschichte der Mutter wurde der männliche Part in der Familie als emotionaler Ansprechpartner weniger anerkannt und genutzt. So übernahm die Mutter-Tochter-Beziehung verstärkend die Rolle der Partnerschaftsbeziehung. Dem Vater wurde dabei zunehmend die Rolle des Außenseiters innerhalb der Familie zugeteilt. Diese Rolle wurde durch den ungenügenden Beziehungsaufbau zu seiner Tochter weiter verstärkt. Der wenig beziehungsförderliche Prozess, sich unsicher bezüglich der Abstammung des Kindes zu fühlen, wurde aufgrund der maladaptiven emotionalen Kompetenzen des Vaters fortgeführt. Louisas Loyalitätskonflikte gegenüber ihrer Mutter als einziger Versorgungsquelle trugen zusätzlich dazu bei, dass dem Vater keine funktionale Rolle im Familiensystem zugeschrieben wurde. Dadurch wurde das väterliche Familienbild aus der eigenen Entwicklungsgeschichte bestätigt und damals erworbene Strategien zur Bedürfnisbefriedigung reaktiviert (Rückzug als Möglichkeit der stillen Teilhabe, Angriff als inadäquater Versuch beteiligt zu sein).

Diese Erkenntnisse eröffnen uns nun die Möglichkeit, einen Schritt weiter zu gehen und Hypothesen hinsichtlich der Symptombildung und deren Funktion im familiären System aufzustellen.

Symptombildung und ihre Funktion für die Regulation innerfamiliärer Beziehungen

Zur Vervollständigung des hypothetischen familiären Verständnismodells interessiert uns in diesem Schritt der zugrunde liegende Konflikt, der zur Symptombildung geführt hat, sowie die Funktion, welche die Symptomatik im Familiensystem übernimmt.
Als theoretische Basis dienen uns auch hier die Grundannahmen der affektiv-kognitiven Entwicklungstheorie zur Genese psychischer Störungen nach Sulz (1994, 2011, 2017a), die im zweiten Kapitel ausführlich erläutert wurden. Demnach ist die *Symptombildung* als »kreative Lösung« eines zugrunde liegenden Konfliktes zu verstehen. Der Jugendliche ist in seiner Entwicklung vor (soziale) Anforderungen gestellt, die er mit seiner bisherigen Überlebensregel nicht meistern kann. Es kommt zum Konflikt. Ohne Bewältigung der Anforderung kann der Jugendliche in seiner Entwicklung nicht voranschreiten, genauso wenig ist es ihm möglich, seine Entwicklung anzuhalten. Er kann sprichwörtlich weder vor noch zurück, wo soll er also hin? Der damit verbundene innere Spannungszustand bedroht seine psychische Homöostase und zwingt ihn zu einer Lösung. Durch die »Flucht ins Symptom« kann die Auseinandersetzung mit dem aktuellen Entwicklungskonflikt zunächst vermieden werden. Im Fokus steht nun das Symptom. Das homöostatische Gleichgewicht konnte aufrechterhalten werden, ohne dass ein Bruch mit der bisherigen Überlebensregel notwendig wurde. Somit führt die Symptombildung kurzfristig zur Entlastung (Sulz, 1994, 2011, 2017a).

Welche *Funktion* übernimmt das Symptom? Die Symptombildung führt nicht nur kurzfristig zur Entlastung, sondern auch zu Reaktionen der sozialen Umwelt. Die Eltern reagieren intuitiv auf die Symptomatik der Heranwachsenden durch Aufmerksamkeit, Sorge und Fürsorge. Altersspezifische Anforderungen erfahren häufig Schonung und familiäre Konflikte geraten in den Hintergrund. Davon profitiert möglicherweise nicht nur der Jugendliche, sondern auch seine Eltern. Diese können beispielsweise bei der Klärung ihrer konflikthaften Paarbeziehung pausieren oder durch das Mehr an Zuwendung und Versorgung die schmerzhafte emotionale Ablösung des Jugendlichen etwas hinauszögern. Die einzelnen Familienmitglieder sorgen auf diese Weise für die Befriedigung ihrer eigenen zentralen Bedürfnisse (zum Beispiel Zuwendung und Versorgung bekommen, gebraucht zu werden) und verhindern, dass zentrale Beziehungsängste (zum Beispiel Trennung oder Alleisein) wahr werden. Das Symptom hat im Familiensystem also eine Funktion übernommen und wird aufrechterhalten.

Anhand des Fallbeispiels Louisa werden im Folgenden die theoretischen Annahmen zur Symptombildung und deren Funktion im Familiensystem praxisorientiert dargestellt. Zur Orientierung dienen die Abbildungen 5.1 und 5.2.

Um eine Hypothese darüber aufzustellen, wie es zur Symptombildung gekommen ist, sind die bisherigen hypothetischen Annahmen aus der Lerngeschichte sowie aus der Analyse der familiären Beziehungen von Bedeutung. Alle bisherigen Erkenntnisse bilden die Grundlage für ein Modell zur Symptombildung und Aufrechterhaltung. Dabei stehen besonders die handlungsleitenden Bedürfnisse sowie die zentralen Beziehungsängste und Wutimpulse aus der Entwicklungsgeschichte im Vordergrund. Sie bilden die »treibenden Kräfte« des inneren Erlebens und Verhaltens und bestimmen die Emotionsregulation und Beziehungsgestaltung der Person.

Blicken wir nun auf Louisas hypothetisches Modell der Symptombildung in Abbildung 5.1. Louisas normative *Entwicklungsanforderungen* sind durch die Stufen der Entwicklungstreppe dargestellt. Der nächste Entwicklungsschritt im Jugendalter beinhaltete für Louisa autonome Themen wie Individuation, Ablösung und Identitätsbildung. Dabei spielte die emotionale Ablösung von den Eltern eine wesentliche

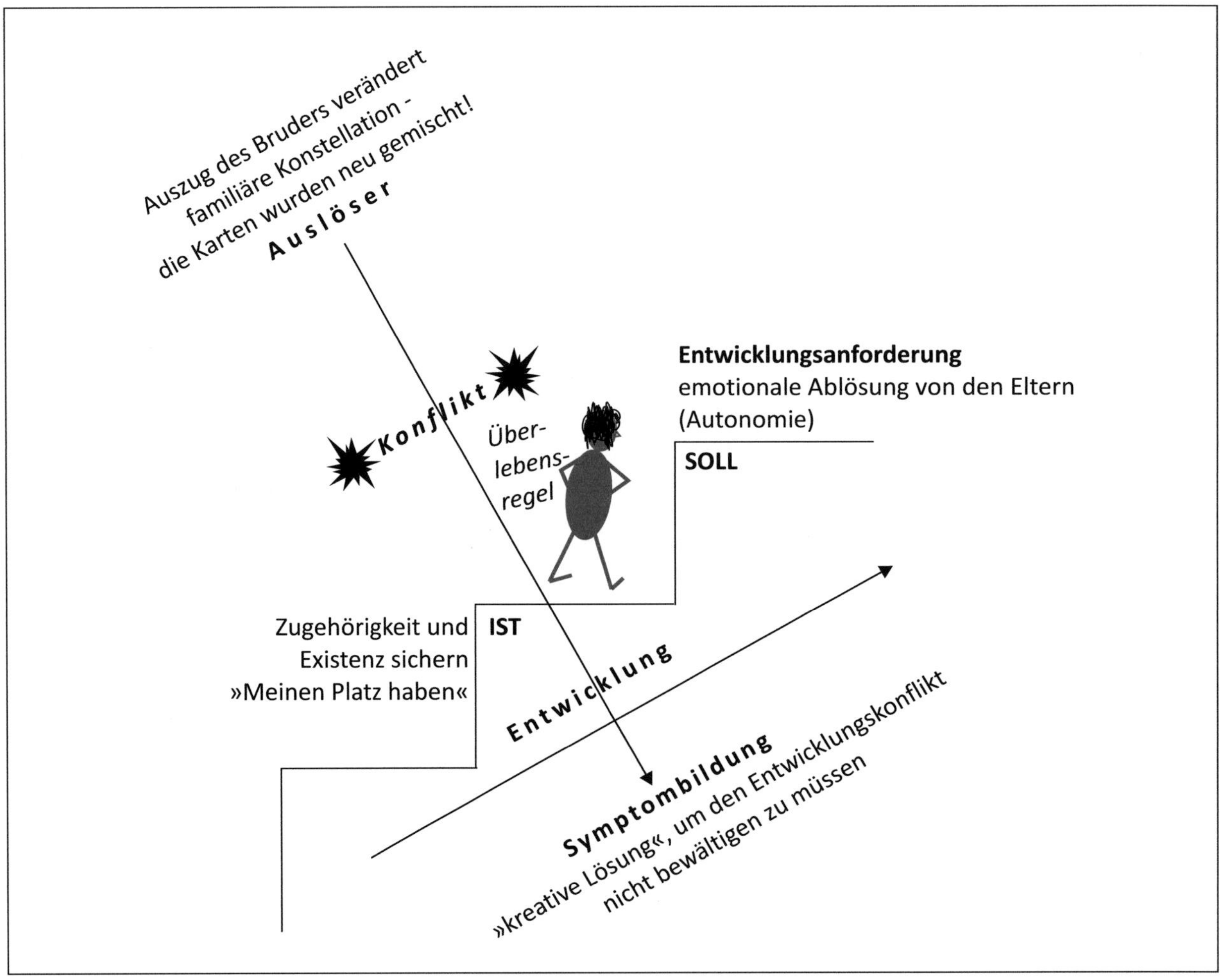

Abbildung 5.1: Symptomentstehung – zentraler Konflikt

Rolle. Demgegenüber standen Louisas zentrale Zugehörigkeitsbedürfnisse, die sie so mühevoll versuchte befriedigt zu bekommen und derer sie sich nicht ohne Weiteres gewiss sein konnte.

Als möglicher *Auslöser* für die Symptombildung kann der Auszug des älteren Bruders betrachtet werden. Louisa hatte die Veränderung der Familienkonstellation als einschneidend erlebt: »Plötzlich war alles anders. Mama hat sich viele Sorgen um meinen Bruder gemacht und ständig mit ihm telefoniert. Sogar Papa hat interessiert nachgefragt und war besorgt. Für mich hat sich quasi niemand mehr interessiert. Ich wusste nicht, ob ich traurig oder froh war, dass er weg ist«. Durch die Fokusverlagerung der Eltern auf den psychisch belasteten Bruder sah Louisa die Befriedigung ihrer Bedürfnisse nach Willkommensein, Geborgenheit und Liebe gefährdet. Dies führte zur Verstärkung ihrer Beziehungsängste, nicht versorgt, sondern übersehen und vergessen zu werden und dadurch den »Platz« in der Familie zu verlieren (Existenzverlust). Der Existenzverlust fühlte sich für Louisa real an.

Es entstand ein *Konflikt*, der sich als Autonomie-Ablösungskonflikt beschreiben lässt. Zu Louisas zentralen Entwicklungsaufgaben hätte auch die emotionale Ablösung von den Eltern gehört und damit ebenso die Aufgabe, sich um sich selbst zu kümmern, sich zu versorgen versus sicher zu stellen, Versorgung zu erhalten. Dieser Entwicklungsschritt erschien jedoch vor dem Hintergrund der erhöhten Beziehungsangst (Existenzangst), den »Platz« in der Familie zu verlieren und der Gefahr erneuter Bedürfnisfrustration, unmöglich. Damit entstand für Louisa die Anforderung, Autonomie anzustreben, obwohl die Zugehörigkeit bedrohlich erschien.

Die Unvereinbarkeit und der damit verbundene innere Spannungszustand bedrohten die psychische Homöostase und drängten zur Handlung. Louisas bisherige »emotionale Überlebensstrategie«, sich daran anzupassen, was die Mutter braucht, ihr als emotionaler Ansprechpartner zur Verfügung zu stehen und selbst nur darauf zu hoffen, dass die eigenen Bedürfnisse erfüllt werden, erschienen nicht mehr ausreichend. Zu hoch war die Gefahr der Bedürfnisfrustration und zu groß die Beziehungsangst, die eigene Existenz zu verlieren. Die *Symptombildung* des psychogenen Erbrechens bildete die »kreative Lösung«, um sich einerseits nicht mit der Entwicklungsanforderung der emotionalen Ablösung von den Eltern auseinandersetzen zu müssen und andererseits die eigene Bedürfnisbefriedigung zu sichern sowie die Beziehungsangst klein zu halten.

Die Funktion der damit verbundenen Konsequenzen wird in Abbildung 5.2 deutlich.

Bei Louisa ist das Symptom des psychogenen Erbrechens in den Mittelpunkt des Familiengeschehens gerückt und drückte anschaulich die Situation aus. »Es ist zum Kotzen!« Die Symptomatik tauchte vorwiegend beim Abendessen auf, der einzigen Zeit des Tages, in der die Familie versammelt war. Louisa sprang plötzlich vom Esstisch auf und lief ins Badezimmer, um sich nach eigener Aussage zu übergeben. Die Mutter eilte ihr in der Regel hinterher, um sich um Louisa zu kümmern. Der Vater blieb am Esstisch zurück.

Louisa und ihre Eltern waren besorgt und alarmiert, der Fokus war einzig auf die Symptomatik gerichtet. Die Beziehungen im Familiensystem wandelten sich. Louisa wurde zum kranken Kind und die Eltern zu den besorgten Angehörigen. Louisa bekam durch die besorgte Mutter ihre Bedürfnisse nach Willkommensein, Geborgenheit und Liebe befriedigt, indem diese ihr sehr viel Beachtung schenkte und sie übermäßig versorgte (Tee kochen, an ihrem Bett sitzen, im Gespräch mit ihr sein).

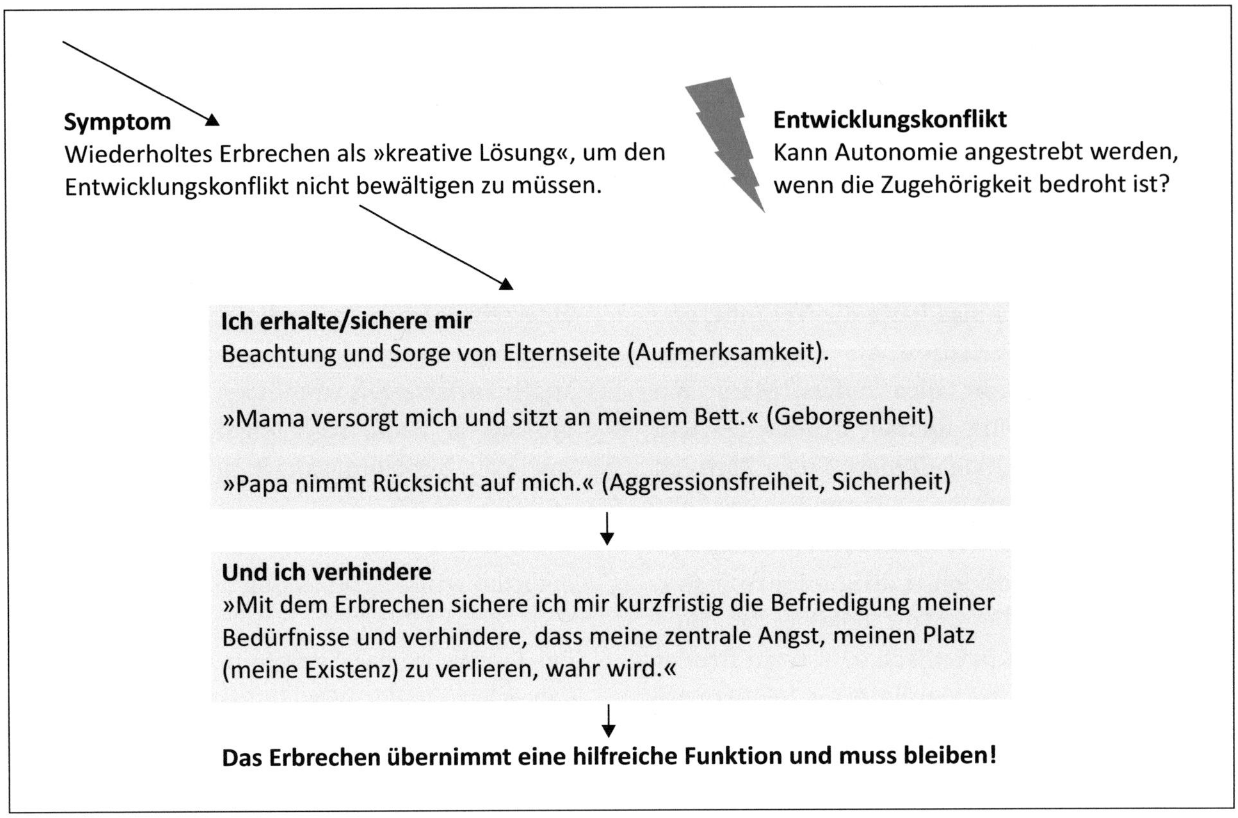

Abbildung 5.2: Funktion der Symptomatik

Louisas Bedürfnisse nach Schutz und Sicherheit sowie nach Angst- und Aggressionsfreiheit erfuhren Befriedigung, indem der Vater Rücksicht auf Louisa nahm und sich eher besorgt zurückzog. Louisas Beziehungsängste, zu wenig Versorgung und Beachtung zu erhalten sowie der schutzlosen Umwelt ausgeliefert zu sein, konnten dadurch im Zaum gehalten werden.

Die Bedürfnisse der Mutter nach Verständnis und Liebe wurden durch eine dankbare Tochter und einen einsichtigen Ehemann (»Meine Frau muss sich jetzt um Louisa kümmern und für sie da sein«) befriedigt. Die mütterliche Beziehungsangst, alleine zu sein und ihren emotionalen Ansprechpartner zu verlieren, wurde dadurch kleiner, dass Louisa versorgt werden wollte und die Mutter das Gefühl bekam, dringend gebraucht zu werden. Auch die Bedürfnisse nach Zugehörigkeit und Teilhabe des Vaters erfuhren Befriedigung. Durch Louisas Symptomatik und der damit verbundenen Sorge aller Familienmitglieder kam es zu mehr Gesprächen zwischen den Eltern. Diese beratschlagten sich, was hinsichtlich der Symptomatik zu tun sei und teilten ihre Sorgen. Der Vater fand zudem über das Symptom Gesprächsthemen mit Louisa, auf welche sich die Jugendliche bereitwillig einließ. Der Vater musste in dieser familiär besorgten Situation nicht fürchten, ausgeschlossen, ignoriert oder verlassen zu werden. Er durfte teilhaben.

Neben der bedürfnissichernden Wirkung des Symptoms für jedes einzelne Familienmitglied, kann auch von der Befriedigung des *Familienbedürfnisses* ausgegangen werden (ausführlich in Sulz, 2011, S. 431f.). Aus der Entwicklungsgeschichte der Familie entwickeln sich bestimmte zentrale Familienbedürfnisse. Die Befriedigung der zentralen Bedürfnisse führt wiederum zur Selbsterhaltung und zur Stabilisierung des Familiensystems. Welches Familienbedürfnis im Vordergrund steht, hängt davon ab, auf welcher Entwicklungsstufe sich die Familie befindet und vor welchen Entwicklungsherausforderungen diese steht. Zugehörigkeitsbedürfnisse (wie Willkommensein, Geborgenheit etc.) dienen der Zugehörigkeit und Integration in die Familie, während Unabhängigkeitsbedürfnisse auf die Autonomie und Differenzierung der Familie abzielen (Sulz, 2011). Bei Louisas Familie kann als kollektives Familienbedürfnis Willkommensein/Dazugehören (Zugehörigkeit) angenommen werden. Die Familie versucht sich mit der (maladaptiven) Gestaltung ihrer innerfamiliären Beziehungen dieses Bedürfnis zu befriedigen. Der anstehende Entwicklungsschritt der Individuation würde allerdings autonome Bedürfnisse erfordern. Die Familiendynamik deutet darauf hin, dass die Familie dieser Herausforderung auf ihrer derzeitigen Entwicklungsstufe möglicherweise noch nicht gewachsen ist.

Durch das Symptom entstand ein Gegengewicht zum symptomauslösenden Konflikt. Die emotionale Ablösung von den Eltern rückte in den Hintergrund und Louisas Überlebensregel musste keine Korrektur erfahren. Die familiären Beziehungen waren nicht mehr durch Veränderungsdruck gefährdet. Die Symptomatik führte zu einem Wandel der familiären Beziehungsgestaltung, weil alle Familienmitglieder gemeinsam an der Behebung des Symptoms arbeiteten. Gleichzeitig dienten die Konsequenzen der Symptomatik der Befriedigung der Bedürfnisse sowie der Abschwächung der Beziehungsängste. Bedürfnisbefriedigung konnte gewahrt und Beziehungsverlust verhindert werden. Hierin lag die rettende Funktion der Symptombildung. Durch sie stabilisierte sich kurzfristig das soziale System und der innere Spannungszustand baute sich ab. Die Psyche konnte die Konfliktzone verlassen (Sulz, 2011, S. 34).

Mit den Überlegungen zur Symptombildung und zur Funktion der Symptomatik im Familiensystem wurde das letzte »Puzzlestück« für ein hypothetisches familiäres Verständnismodell thematisiert. Angefangen vom ersten Eindruck der Familie und ihrer Familiendynamik konnte Schritt für Schritt ein Verständnismodell für die Entstehung und Aufrechterhaltung der psychischen Belastung des Jugendlichen im familiären Kontext erarbeitet werden. Die Betrachtung lerngeschichtlicher Aspekte hat es ermöglicht zu verstehen, welche zentralen Bedürfnisse, Beziehungsängste und Wutimpulse die jeweiligen Familienmitglieder in ihrer Entwicklungsgeschichte erworben haben. Über die Analyse familiärer Beziehungen konnten die jeweils charakteristischen Formen der Beziehungsgestaltung und ihre zugrunde liegenden Motive vor dem Hintergrund der individuellen Lerngeschichte herausgearbeitet werden. Auf der Grundlage dieser Erkenntnisse wurde es möglich, ein hypothetisches Verständnismodell der Symptombildung zu entwerfen, das die Funktion der Symptomatik im Familiensystem erfasste.

Das hypothetische familiäre Verständnismodell dient nun als Ausgangspunkt für die weitere Therapieziel- und Behandlungsplanung in der Eltern- und Familienarbeit.

5.2 Therapiezielplanung in der Eltern- und Familienarbeit

Die Familie kommt aus einem Anlass in die Therapie. Dies kann ein ausschlaggebendes Ereignis (zum Beispiel Schulverweigerung) oder eine deutliche Symptomentwicklung sein, die zum Leidensdruck führt (zum Beispiel soziale Ängste). Der *Vorstellungsanlass* alleine ist jedoch noch nicht Ausgangspunkt der Therapiezielplanung, selbst wenn wir Therapeuten spätestens mit den Erzählungen der Familie bereits Ideen und Herangehensweisen in unserem Hinterkopf haben.

Als Basis für die Therapiezielplanung mit der Familie sind die Anliegen und Aufträge der jeweiligen Familienmitglieder zu betrachten. Den ersten Schritt bildet demnach eine gute *Auftragsklärung* »Was möchte die Familie in der Therapie erreichen und was erwartet sie von dem Therapeuten?« Neben der Auftragsklärung gehört besonders bei der Arbeit mit mehreren Personen, wie Paaren oder Familien, auch die *Auftragsverhandlung* zu diesem

Schritt. Ein Familiensystem bringt oft vielfältige und teils widersprüchliche Ziele, Wünsche und Erwartungen mit in die Therapie. Diese können explizit ausgesprochen, häufig aber unausgesprochen sein. Ziel der Therapiezielplanung ist es, ein Commitment aller Beteiligten einzuholen und eine gemeinsame Richtung zu formulieren. Nicht zuletzt beinhaltet dieser Schritt auch die *Behandlungsvereinbarung* mit dem Therapeuten. Kann die Therapie Hilfestellung für diese Problembewältigung geben, kann der Therapeut leisten, was die Familie sich wünscht und ist er dazu bereit? Sind die Wünsche und Erwartungen der Familie realistisch und umsetzbar oder müssen die Möglichkeiten und Grenzen genauer abgesteckt werden? Am Ende soll die gemeinsame Vereinbarung eine Richtung für die Therapiearbeit sowie die Mitwirkungsmöglichkeiten und -notwendigkeiten aller am Therapieprozess Beteiligten beinhalten (unter anderen Dattilio, 2013; Hanswille, 2016; von Schlippe & Schweitzer, 2013).

Anhand des Fallbeispiels von Louisa und ihren Bezugspersonen wird das eben beschriebene Vorgehen für die Therapiezielplanung skizziert.

Vorstellungsanlass

Louisa kam in die Therapie, da sie sich seit über einem halben Jahr fast täglich beim gemeinsamen Abendessen mit ihren Eltern plötzlich und nicht selbst herbeigeführt übergeben musste. Da Louisa Sorge hatte, dass ihr das auch in der Öffentlichkeit passieren könnte, vermied sie den Schulbesuch und soziale Aktivitäten. Außerdem fühlte sie sich sehr traurig und weinte ständig ohne Grund. Sie litt unter Gefühlen der inneren Leere und unter Selbstzweifeln. Sie fühlte sich in ihrem Leid häufig nicht verstanden.

Louisas Eltern machten sich große Sorgen um die Gesundheit ihrer Tochter. Sie wollten nicht länger dabei zusehen, wie es ihrer Tochter immer schlechter ging. Die ganze Symptomatik belastete das Familiensystem. Sie fühlten sich hilflos.

Zum Vorstellungszeitpunkt stand bei Louisas Familie das Symptom ganz im Vordergrund. Es bildete die bereits beschriebene Spitze des Eisberges, ohne dass der Familie die zugrunde liegende Dynamik zu diesem Zeitpunkt bewusst gewesen wäre.

Auftragsklärung und Auftragsverhandlung

Louisa Wunsch bestand nicht in erster Linie darin, das Symptom des Erbrechens loszuwerden. Vielmehr war es ihr wichtig, dessen Tragweite zu demonstrieren. Sie äußerte, dass sie froh wäre, wenn es ihr nicht so schlecht gehen würde, ohne dabei jedoch greifbare Ziele anzugeben. Durch die Abfrage konkreter Veränderungswünsche für sich selbst, in der Familie sowie hinsichtlich Schule/Freizeit legte sie für sich folgende Ziele fest:

- »Ich möchte Strategien lernen, die gegen das Erbrechen helfen können.«
- »Ich wünsche mir mehr Lebensfreude und will wieder aktiv sein.«
- »Ich will meine negativen Gedanken loswerden.«
- »Ich will wieder in die Schule gehen, wieder Freude daran haben, mich wieder mit Freunden treffen.«
- »Ich will weniger Streit mit meinem Vater.«

Ihre Erwartungen an die Therapie waren, dass der Rest der Familie, mit Ausnahme ihrer Mutter, verstehen würde, wie schlecht es ihr geht und dass sie für ihre Ziele Hilfestellung bekommt.

Louisas Mutter äußerte als Erwartung an die Therapie, dass herauszufinden sei, warum sich Louisa immer übergeben müsse. Außerdem hatte sie den Wunsch, dass auch ihr Ehemann lerne zu verstehen, warum es Louisa so schlecht gehe. Folgende konkrete Veränderungswünsche konnten gemeinsam mit der Mutter herausgearbeitet werden:

- »Louisa soll nicht mehr erbrechen müssen und ihre Gesundheit nicht länger gefährden.«
- »Louisa soll wieder alles machen können, was sie gerne tut.«
- »Die Streitigkeiten in der Familie sollen aufhören und der Vater muss verständnisvoller werden.«

Louisas Vater konnte zunächst keine Wünsche und Ziele benennen. Er war ganz damit beschäftigt, seine Rolle aus der Therapie »rauszuhalten«. Er betonte, nicht mit einbezogen werden zu wollen, da all dies nichts mit ihm zu tun habe. Als konkreten Veränderungswunsch formulierte er, dass es seiner Tochter wieder besser gehe. Als Erwartung an die Therapie äußerte er, dass herausgefunden werden soll, warum sich Louisa immer übergeben müsse

Hinsichtlich der Symptombehandlung wurden von allen Familienmitgliedern explizite Themen formuliert. Hier konnte ein Konsens hergestellt werden. Die elterliche Sorge um die Tochter und die gemeinsamen Veränderungswünsche diesbezüglich wurden validiert und als wichtiges Therapieziel angeführt. Als unausgesprochene und tabuisierte Themen schienen die Konflikthaftigkeit innerhalb der Familie und die Rolle des Vaters in der Luft zu schweben. Diese Themen wurden gezielt aufgegriffen und angesprochen (Stichwort: der Elefant im Raum). In ihren Wünschen und Zielvorstellungen in Bezug auf die Therapie kam mehrfach zur Sprache, dass sie sich weniger Konflikte in der Familie wünschen. »Ich habe noch keine richtige Vorstellung davon, wie diese Konflikte aktuell aussehen. Für die Bestimmung eines Sollzustands, also wohin es gehen soll, wäre es hilfreich, den Istzustand zu kennen. Können Sie mir darüber bitte etwas mehr erzählen?« Weitere Fragen dienten der Differenzierung des Soll- und Istzustands: »Welche Themen innerhalb der Familie könnten ihre Tochter belasten?«, »Was müsste sich in der Familie verändern, damit sie sich alle entlasteter fühlen?«, »Wie könnten diese Veränderungen erreicht werden, was müssten sie als Familie dafür tun?«

Louisa und ihrer Mutter gelang es während des Gesprächs, die Belastungen im häuslichen Rahmen in Interaktion mit dem Vater offen und klar zu benennen. Impulsive Durchbrüche, verbal abwertende und bedrohliche Attacken gegenüber der Mutter und bedrohliches und unvorhersehbares Verhalten gegenüber den Kindern. Daraus abgeleitete Wünsche von Louisa und ihrer Mutter konnten als mögliche weitere Therapieziele festgehalten werden:

- »Wir wollen in der Familie auch ohne Schreien, Drohen und Schlagen Probleme lösen können.«
- »Wir wollen uns zuhause nicht fürchten müssen, wenn wir mal etwas gegen Papa sagen.«

Louisas Vater hatte sich bis zu diesem Zeitpunkt still verhalten und wirkte unruhig und angespannt. Die Situation wurde aufgegriffen, indem die unangenehme Position der »Anklagebank« im Beisein einer fremden Person (des Therapeuten) thematisiert wurde. Die Schwierigkeit der Situation wurde validierend benannt und das Ziel des Gesprächs, nämlich die Sichtweisen aller Beteiligten sowie deren Wünsche und Ziele kennen zu lernen, hervorgehoben. Für den Vater schien es entlastend zu wirken, dass die Erzählungen von Louisa und ihrer Mutter (zunächst!) nicht bewertet wurden. Der Vater wurde gezielt nach seiner Sicht auf die Konflikte und seinen persönlichen Veränderungswünschen in der Familie gefragt und konnte folgenden Punkt benennen:

- »Ich möchte wieder als Teil der Familie gesehen werden und erfahren, was die Familie beschäftigt.«

Durch die differenzierte Auftragsklärung konnten nicht nur Therapieziele hinsichtlich der Symptomatik erarbeitet werden, sondern auch wichtige Therapieziele für die Familie hinsichtlich der zugrunde liegenden Konfliktdynamik. Die Wünsche, Ziele und Erwartungen aller Familienmitglieder wurden am Ende nochmals zusammengefasst und auf familiären Konsens hin überprüft, bevor sie als zentrale Therapieziele festgehalten wurden. Louisa und ihre Mutter sahen ihre Wünsche in den Therapiezielen erfüllt. Der Vater wirkte weiterhin skeptisch bezüglich der Therapieinhalte, konnte sich jedoch für die Richtung des Therapieprozesses positiv aussprechen.

Behandlungsvereinbarung

»Unter welchen Bedingungen kann an den Therapiezielen der Familie gearbeitet werden?« Mit dieser Frage wird der zentrale Klärungsauftrag der Behandlungsvereinbarung erfasst. Auf der Grundlage der erarbeiteten Therapieziele muss überprüft werden, ob die Ziele der Familie auch Ziele im Rahmen einer psychotherapeutischen Behandlung sind. Ferner ob die Ziele realistisch sind und ob der Therapeut leisten kann, was die Familie von ihm erwartet. Möglicherweise müssen an dieser Stelle noch Feinjustierungen vorgenommen oder die Grenzen und Möglichkeiten einer Psychotherapie verdeutlicht werden. Auch müssen gegebenenfalls Ziele, die andere Unterstützungsleistungen benötigten (zum Beispiel Leistungen der Jugendhilfe oder Sozialhilfe), als solche benannt werden.

Im Fall von Louisa und ihren Eltern schienen die herausgearbeiteten Ziele inhaltlich sinnvoll und in ihrer Umsetzung zumindest theoretisch realisierbar. Was uns zum nächsten wichtigen Aspekt der Behandlungsvereinbarung bringt. Vor dem Hintergrund des hypothetischen familiären Verständnismodells zur Entstehung und der Aufrechterhaltung der Symptomatik, schien die therapeutische Arbeit im Falle Louisas mit den Eltern und der Familie die zentrale Säule darzustellen. Abgeglichen mit den Therapiezielen der Familie wurde unumstritten die Notwendigkeit der Mitwirkung aller Familienmitglieder in der Therapie deutlich. Es stellte sich also die Frage, ob die Therapieziele erreicht werden können, wenn der Vater keine Compliance für die Therapie hat und ob auf dieser Basis die notwendigen Bedingungen für die Therapie noch gegeben sind. Die Antwort war schnell klar, der Vater musste »mit ins Boot« geholt werden.

Für die folgenden Aushandlungsschritte ist es sinnvoll, wenn sich der Therapeut über seine persönlichen Behandlungsbedingungen im Klaren ist und diese gut vertreten kann: »Unter diesen und jenen Bedingungen sehe ich die Therapie als sinnvoll an.« Dabei ist gerade bei therapieskeptischen Familien häufig ein schrittweises Herantasten an die Bereitschaft zur Mitarbeit (Compliance) und an das Therapieengagement (Commitment) erforderlich. Hier empfiehlt es sich, die Angstschwelle zu reduzieren, indem der Charakter der Freiwilligkeit und Mitgestaltung von Psychotherapie verdeutlicht wird – zum Beispiel durch die Absicherung, sich auch gegen eine Therapie entscheiden zu dürfen, die inhaltlichen Ziele mitgestalten zu können und sich die Therapie auch zunächst erst einmal »ansehen« zu dürfen. Kurzum, es darf nicht das Gefühl entstehen, einen Vertrag mit dem »Teufel« einzugehen.

Sehr ähnlich gestaltete es sich in der Behandlungsvereinbarung mit Louisa und ihren Eltern. Für den Vater schien das Einlassen auf die Therapie mit vielen Ängsten und Unsicherheiten verbunden zu sein, die er versuchte, durch Ausreden und Rechtfertigungen zu vertuschen. Die Reaktanz, sich auf den therapeutischen Prozess einzulassen, war nachvollziehbar. Denn er saß ja schon in seiner Familie auf der »Anklagebank« und hatte, aufgrund der Schilderungen seiner Frau und seiner Tochter, zu befürchten, dass ihm nun in der Therapie der »Prozess« gemacht wird. Für den Aushandlungsprozess stellte sich somit die Frage, was der Vater zunächst benötigen würde, um diesen angstbesetzten Schritt gehen und sich auf die Therapie einlassen zu können: die Klärung der Bedeutung seiner Rolle und darüber hinaus Wertfreiheit, Transparenz und Mitgestaltungsmöglichkeiten. Die Bedeutung seiner Rolle für die Therapie wurde durch die Bedeutung der Mitwirkung aller Familienmitglieder zur Erreichung familiärer Therapieziele hervorgehoben. Dabei wurden auch die Konsequenzen für seinen Therapiewunsch, »dass ich auch mitbekomme, was in der Familie los ist und was besprochen wird und nicht davon ausgeschlossen werde«, bei fehlender Mitwirkung thematisiert. Dysfunktionale Reaktionsmodi konnten dem Vater aufgezeigt werden: Er wäre wieder ausgeschlossen gewesen und hätte somit nicht erfahren, was in der Familie vor sich geht. Durch Validierung der bisherigen Bereitschaft und seiner Ziele sowie durch Nichtbewertung seines

Verhaltens in der Familie wurde Wertfreiheit gewährleistet. Um Transparenz herzustellen, wurde der Vater ausführlich über die nächsten Schritte der Therapie sowie den Umfang der Eltern- und Familiengespräche aufgeklärt. Durch Hervorhebung seiner persönlichen Wünsche und Ziele für die Therapie und deren Berücksichtigung im Therapieverlauf wurde die Möglichkeiten der Mitgestaltung verdeutlicht. So konnte mit dem Vater am Ende der Therapiesitzung die Vereinbarung getroffen werden, dass dieser an den nächsten drei Terminen teilnehmen wird, bevor er eine Entscheidung für oder gegen seine Mitwirkung in der Therapie trifft.

Durch das Fallbeispiel wird ersichtlich, wie wichtig eine ausführliche Auftragsklärung zu Beginn der Therapie ist, um im weiteren Verlauf an gemeinsamen und sinnvollen Therapiezielen unter bestmöglichen Behandlungsbedingungen und ausreichender familiärer Compliance zu arbeiten.

Therapeutische Haltung

Im Prozess der Therapiezielplanung und weiterführend auch im Behandlungsverlauf wird der Therapeut in der Arbeit mit Eltern und Familien vor besondere Herausforderungen gestellt, auf die wir hier abschließend kurz eingehen möchten. Durch die Arbeit mit dem System Familie müssen vom Therapeuten nicht nur zahlreiche verschiedene Perspektiven eingenommen werden, dieser muss auch die Dynamik des Gesamtsystems im Blick haben (Metaposition) und gleichzeitig seine eigene Rolle in diesem dynamischen Geschehen finden.

So ist der Therapeut vor die Herausforderung gestellt, die Wünsche, Ziele und Erwartungen jedes Familienmitglieds gleichermaßen zu berücksichtigen und in die Therapieplanung mit einfließen zu lassen. Bei unterschiedlichen und teils widersprüchlichen Anliegen kommt ihm eine Art *Vermittlerfunktion* zu, damit es der Familie gelingt, trotz unterschiedlicher Anliegen eine gemeinsame Richtung für die Therapie festzulegen. Im Umgang mit den unterschiedlichen Anliegen und Ansichten im Therapieprozess wird dem Therapeuten die Fähigkeit zur *Allparteilichkeit* abverlangt. Diese Fähigkeit drückt aus, »für alle Familienmitglieder gleichermaßen Partei zu ergreifen, die Verdienste jedes Familienmitglieds anzuerkennen und sich mit beiden Seiten ambivalenter Beziehungen identifizieren zu können« (von Schlippe & Schweitzer, 2013, S. 205). Diese Haltung fördert ein vertrauensvolles und stabiles Arbeitsbündnis mit dem betroffenen Jugendlichen und gleichsam mit seinen Bezugspersonen. Um eine angemessene Metaposition zur Familiendynamik mit ihren Schwierigkeiten zu bewahren, bedarf es außerdem der *Neutralität* des Therapeuten. Die neutrale Haltung erfordert, sich trotz aufwühlender Erzählungen, emotionaler Prozesse oder subjektiver Leidensgeschichten auf keine Seite zu schlagen und diese damit zu bevorzugen beziehungsweise sich nicht von einer Seite einnehmen zu lassen. Dies bedeutet jedoch keinesfalls emotionale Kühle und Distanz, vielmehr müssen alle Seiten empathisch und einfühlsam berücksichtigt werden. Dabei kann schnell ein schmaler Grat entstehen. Nämlich dann, wenn die Neutralität zum Schutz des Patienten aufgegeben werden muss. Situationen, in denen der Therapeut klar *Position beziehen* muss, sind jene, in denen Gefahr für den Heranwachsenden oder sein Umfeld besteht, beispielsweise bei Gewalt, sexuellem oder emotionalem Missbrauch in der Familie (vgl. dazu Hanswille, 2016, S. 23ff.). In solchen Fällen kann es auch dazu kommen, dass der Therapeut zum »Anwalt des Kindes« wird und sich gegen die familiären Lösungswege positioniert und damit eindeutig eine Seite vertritt. All diese Aspekte verlangen persönliche Kompetenzen und eine gut balancierte Therapeutenhaltung.

Eine gute Metaposition in der Eltern- und Familienarbeit einzunehmen bedeutet außerdem, die Ressourcen und Grenzen der einzelnen Mitglieder sowie des ganzen Systems im Blick zu haben. *Familienpathogenetische Aspekte,* wie zum Beispiel die psychische Belastung eines Elternteils, eine konflikthafte Paarbeziehung, die Trennung der Eltern, durch die der

Heranwachsende zum Vermittler geworden ist, oder ungeklärte Sorgerechtsregelungen müssen bei der Therapie- und Behandlungsplanung Berücksichtigung finden. Ferner müssen auch die *familiären Rahmenbedingungen,* wie zum Beispiel finanziell oder wohnlich ungünstige Bedingungen, Gefahren im direkten familiären Umfeld, die soziale Position der Familie oder die Mitwirkung von Institutionen, vom Therapeuten beachtet werden. Auf dem zum Teil beschwerlichen Therapieweg bilden die Grenzen der Familie den unebenen Untergrund, während die Ressourcen das feste Schuhwerk darstellen. Die Familie wird diesen Weg immer nur nach ihren individuellen Möglichkeiten und in ihrem persönlichen Tempo gehen können. Weiß der Therapeut um die Ressourcen und Grenzen der Familie, so wird er die Familie auf dem Therapieweg nicht verlieren.

Von der Therapiezielplanung möchten wir nun in die Behandlung von Eltern und Familien übergehen. Damit dieser Schritt gelingen kann, müssen alle bisherigen Erkenntnisse mit in die Behandlungsplanung eingeschlossen werden.

5.3 Entwicklungsorientierte Eltern- und Familienarbeit

Eine entwicklungsorientierte Eltern- und Familienarbeit zielt nach den Grundprinzipien der SJT grob gefasst darauf ab, Bedingungen zu schaffen, die eine Symptombewältigung und Entwicklung des Heranwachsenden möglich machen. Wie diese entwicklungsfördernden Bedingungen in der Einzeltherapie mit dem Jugendlichen erarbeitet werden können, wurde bereits sehr ausführlich im zweiten Kapitel unter 2.3 aufgeführt. Der folgende Gliederungspunkt richtet seine Scheinwerfer auf die Erarbeitung entwicklungsfördernder Bedingungen mit den Eltern und dem Familiensystem.

Nach Richter-Benedikt (2009, 2016) zielt die Elternarbeit in der SJT darauf ab, den Eltern die Möglichkeit zu eröffnen, adaptive Entwicklungsbedingungen für ihre Heranwachsenden zu erkennen, zu reflektieren und im Verlauf zu fördern. In diesem Prozess sollen die Eltern ein Verständnis für die Symptombildung und -aufrechterhaltung sowie für den Entwicklungsabschnitt Jugend erwerben. Dabei geht es nicht nur darum zu verstehen, an welchen Herausforderungen der Jugendlichen gegenwärtig scheitert und was er braucht, um den anstehenden Entwicklungsschritt adaptiv bewältigen zu können, sondern auch darum, welche familieninternen Bedingungen möglicherweise zur Entwicklungshemmung beitragen und wie die Eltern Einfluss darauf nehmen können respektive müssen. Dabei stehen die Eltern mit ihrer charakteristischen Art der Emotionsregulation und Beziehungsgestaltung genauso im Fokus der therapeutischen Arbeit wie der Jugendliche selbst. In der Familienarbeit der SJT geht es darum, die aufgebauten Fertigkeiten der Emotionsregulation und Beziehungsgestaltung im gemeinsamen Miteinander familiärer Interaktionen zu erproben und zu festigen. Dabei gilt es für beide Seiten – Eltern wie Jugendliche – ihren Beitrag zur Gestaltung förderlicher Bedürfnis- und Gefühlskommunikation sowie zu einem förderlichen Familienklima zu leisten, damit günstige Bedingungen für die Entwicklung des Jugendlichen gegeben sind.

Im Folgenden werden zentrale Aspekte der Eltern- und Familienarbeit nach den Prinzipien der SJT dargestellt. Anhand des Fallbeispiels Louisa wird aus den vorherigen Therapiezielen ein Behandlungsplan für die Eltern- und Familienarbeit abgeleitet und einzelne Schritte daraus werden praxisnah dargestellt. Anschließend werden die psychoedukativen Elterngruppenstunden erläutert. Dabei folgen die Vorgehensweise und ihre Interventionen keinem starren Ablauf, sondern dienen der Orientierung und Ideengenerierung für eine individuelle Eltern- und Familienarbeit.

Behandlungsplan

Aus den Therapiezielen leitet sich der therapeutische *Behandlungsplan* für die Eltern- und Familienarbeit ab. Dieser dient als »Roadmap«

für die Behandlung und zeigt auf, »wo es hingehen soll«. Dabei stellt der Behandlungsplan kein festgelegtes Vorgehen dar, das Schritt für Schritt eingehalten werden muss. Vielmehr kann der Behandlungsplan im Verlauf Wandlung erfahren, indem beispielsweise neue Themen hinzukommen, bisher unbeachtete Themen in den Vordergrund rücken oder für vorgesehene Themen die familiäre Compliance noch nicht ausreichend gegeben ist. Dennoch fördert ein klarer und transparenter Behandlungsplan die Therapie- und Veränderungsmotivation des Familiensystems. Ferner dient er dem Therapeuten als Orientierungshilfe, um die Wünsche und Ziele der Familie sowie die eigenen therapeutischen Ideen und Interventionsansätze berücksichtigen zu können.

Bezogen auf den Fall Louisa konnten folgende Punkte aus der Therapieziel- und Behandlungsplanung mit den Eltern und dem Familiensystem festgehalten werden:

- Erarbeitung und Vermittlung eines hypothetischen familiären Verständnismodells zur Symptomentstehung und Aufrechterhaltung
- Klärung der innerfamiliären Beziehungen, gegenseitigen Bedürfnisse, Wünsche und Erwartungen durch die Analyse und Reflexion innerfamiliärer Beziehungen
- Verbesserung des Selbstverständnisses der Eltern hinsichtlich der eigenen Emotionsregulation und Beziehungsgestaltung durch Gefühls- und Bedürfnisarbeit
- Abbau frustrierenden Elternverhaltens durch Verbesserung der Emotionsregulation und Beziehungsgestaltung und Aufbau alternativer Bedürfnisbefriedigung im Familiensystem
- Stärkung der familiären Beziehungen durch Förderung der Bedürfnis- und Gefühlskommunikation auf Paar-, Eltern- und Familienebene
- Stärkung der familiären Bewältigungskompetenzen durch (Re-)Aktivierung der familiären Ressourcen

Einige Interventionsansätze werden nachfolgend anhand der Paar- und Elternarbeit sowie anhand der Familienarbeit mit Louisas Familie praxisnah skizziert.

Entwicklungsorientierte Interventionen

Paararbeit

Von einer tragfähigen und sich gegenseitig unterstützenden Paarbeziehung zwischen Louisas Eltern konnte man zu Beginn der Behandlung kaum sprechen. Es schien, als säßen sich zwei Personen gegenüber, die gegenwärtig kaum etwas über die jeweilige Befindlichkeit ihres Gegenübers wussten. Und so war es auch. Es stellte sich heraus, dass das Paar schon sehr lange nicht mehr über ihre Beziehung und damit verbundene Wünsche und Erwartungen gesprochen hatte. Dies galt es schrittweise nachzuholen und zu etablieren. Hierfür konnte zunächst die Intervention zur Analyse familiärer Beziehungen herangezogen werden. Das Paar hatte diese Imaginationsübung auch für die Beziehung zueinander vorgenommen. Zur Erinnerung: Die zentralen Bedürfnisse in der Beziehung der Mutter zu ihrem Ehemann waren Verständnis, Zuwendung und Unterstützung, auf deren Befriedigung sie jedoch schon nicht mehr zu hoffen wagte. Das zentrale Bedürfnis des Vaters war Zugehörigkeit. Seine Beziehungsangst bezog sich auf den Ausschluss aus der Paargemeinschaft und dem Familiensystem. Die Ähnlichkeit der gegenseitigen Wünsche war dem Paar zum gegenwärtigen Zeitpunkt nicht bewusst.
Und hier setzt die Intervention des *Gefühls- und Bedürfnisfeedbacks* an. Für einen konstruktiven Gefühls- und Bedürfnisaustausch ist eine vertrauensvolle, wertschätzende und anerkennende Atmosphäre unerlässlich. Der Therapeut ist wacher Beobachter und unterstützt das Paar darin, über die einzelnen Aussagen ins Gespräch zu kommen und achtet darauf, dass eine konstruktive Atmosphäre erhalten bleibt. Das Paar teilt sich gegenseitig seine Gefühle und Bedürfnisse nach dem Schema der Imaginationsübung mit:

- »Wenn ich an dich denke, fühle ich …«
- »Ich brauche von dir …«
- »Ich fürchte von dir …«
- »Ich will von dir nicht …«
- »Ich mag an dir nicht …«
- »Ich mag an dir …«
- »Du bist für mich …«

Dabei wird nach den einzelnen Aussagen Raum und Platz dafür gegeben, die gesprochenen Worte ankommen zu lassen. Der Partner hört zunächst zu. Der Therapeut erfasst fragend, wie die Formulierungen zu Bedürfnissen und Gefühlen beim Gegenüber ankommen, welche Gefühle und Gedanken die Aussagen auslösen und wie es dem Zuhörer mit den Wünschen und Erwartungen des anderen geht.

Im weiteren Schritt findet *Gefühls- und Bedürfnisreflexion* statt. Im Dialog mit dem Paar werden zunächst die Ressourcen der Partnerschaft erhoben (»Was können wir gut, was mögen wir aneinander?«) und validiert. Anschließend werden die gegenseitigen (frustrierten) Bedürfnisse, Angsttendenzen und Wutimpulse herausgearbeitet (»Was fehlt uns, was befürchten wir voneinander und was macht uns am Gegenüber wütend?«). Alternativ können auch die jeweiligen Überlebensregeln erarbeitet werden (siehe Kapitel 2). Dabei ist es von besonderer Bedeutung, dass sich das Paar dieser Bedürfnisse, Ängste und Wutimpulse nicht nur bewusst wird, sondern auch deren Dynamik im Miteinander versteht (»Welche Reaktionen löst mein Verhalten beim Gegenüber aus und wie reagiere ich auf dessen Reaktionen und Verhaltensweisen?«).

Im dritten Schritt folgt die *Modifikation auf Gefühls- und Bedürfnisebene*. Es starten sozusagen die »Verhandlungen«. Das Paar verhandelt über Verhaltensweisen, die ihre Beziehung destabilisieren, sowie über beziehungsfördernde und stabilisierende Verhaltensweisen. Darüber hinaus wird erarbeitet, durch welche Verhaltensmodifikationen gegenseitige Bedürfnisbefriedigung gelingen könnte (»Was kann ich tun, um dem Gegenüber zu geben, was es braucht?«). In der Regel lassen sich daraus erste Übungen für den Alltag ableiten. Diese können sich auf einen achtsameren Umgang miteinander beziehen, auf gemeinsame qualitative Zeiten oder konkrete Vereinbarungen hinsichtlich der Kommunikationsstruktur (vgl. dazu Sulz, 2011, Kapitel 18).

Bei Louisas Eltern war es zunächst sehr wertvoll, den Eltern den Raum zu geben, sich wieder einmal aktiv als Paar zu begreifen, um zu erkennen, dass sie noch etwas füreinander empfinden und voneinander brauchen. Louisas Eltern erkannten in diesem Prozess, dass die jeweiligen Verhaltensweisen zu Frustrationen ihrer zentralen Bedürfnisse führten. Indem sich die Mutter mit ihren persönlichen Themen von ihrem Mann abwandte und ihrer Tochter zuwandte und der Vater sich verletzt zurückzog und dies gewähren ließ, holte sich das Paar immer weniger das voneinander, was es sich eigentlich wünschte (Verständnis, Zuwendung, Zugehörigkeit). Aus dieser Erkenntnis konnten Möglichkeiten zur Bedürfnisbefriedigung abgeleitet werden. Als erste Schritte wurden gemeinsame Gesprächszeiten für einen täglichen Austausch am Abend eingeführt. Im weiteren Verlauf folgten qualitative Elternzeiten (Essen gehen, Kinobesuch) und zunehmend auch die Vereinbarung, Paar- und Elternthemen auf Elternebene zu besprechen. Diese einzelnen Vorhaben wurden engmaschig in den therapeutischen Paar- und Elternstunden reflektiert. Dabei wurde das Paar durchgehend darin angeleitet, dem Gegenüber dabei empfundene Gefühle und Bedürfnisse adaptiv mitzuteilen, sowie diese adäquat anzuerkennen. Auf diese Weise konnten Louisas Eltern die Stärken ihrer Paarbeziehung (sich um praktische Dinge kümmern, für die Kinder etwas organisieren, die Kinder unterstützen) aktivieren und ebenso die Grenzen erkennen, betrauern und akzeptieren. Zum Beispiel die Unvereinbarkeit der weniger stark ausgeprägten Emotionalität des Mannes (»Kopfmensch«) und der großen emotionalen Bedürftigkeit der Frau (»Herzmensch«). Ziel war es, adäquate Bedürfnisbefriedigung auf der Paarebene zu sichern, um damit zusammenhängendes frustriertes Elternverhalten (zum Beispiel Louisa als emotionalen Versorger zu nutzen) abzubauen und adaptive Bedürfnisbefriedigung für Louisa aufzubauen. Dadurch konnte die Autonomieentwicklung der Jugendlichen weiter vorangebracht werden.

Elternarbeit

Aus entwicklungsorientierter Perspektive zielt die Elternarbeit darauf ab, bedürfnisfrustrierendes Elternverhalten ab- und bedürfnisbefriedigendes und entwicklungsförderndes Elternverhalten aufzubauen. Elternverhalten ist jedoch kein starres Konzept, das über die Entwicklung des Heranwachsenden hinweg beibehalten wird, sondern muss an den jeweiligen Entwicklungsabschnitt des Heranwachsenden angepasst werden. Autonomie und Bindung bilden die beiden Pole, zwischen denen die Eltern immer wieder ein Gleichgewicht herstellen müssen. Ein diffiziler Akt!

Mit dem Jugendalter entwickeln sich Autonomietendenzen. Aus den Kindern, die Nähe bei ihren Eltern suchen, sind Jugendliche geworden, die sich dafür an ihre Freunde wenden und sich an diesen orientieren. Jugendliche, die erst einmal den Eindruck hinterlassen, mit ihren Eltern nicht mehr viel zu tun haben zu wollen. Der Individuationsprozess des Jugendlichen geht mit qualitativen Veränderungen der emotionalen Bindung, jedoch weniger mit quantitativen Veränderungen einher. Die Bindung zu den Eltern bleibt trotz der Autonomieentwicklung bestehen, verändert sich jedoch in ihren Inhalten (Richter-Benedikt, 2009). Für die Eltern bedeutet dies, einen veränderten Zugang zu ihren Heranwachsenden zu finden.

Um dies zu ermöglichen, liegt der Schwerpunkt zu Beginn der Elternarbeit auf *Psychoedukation zum Entwicklungsabschnitt Jugend.* Damit die Eltern verstehen, welches Bedürfnis im jeweiligen Entwicklungsabschnitt im Vordergrund steht, müssen sie zunächst über den gegenwärtigen Entwicklungsabschnitt mit seinen Herausforderungen und Krisenpotenzialen Bescheid wissen. Hierzu wird die Übersicht der jugendlichen und elterlichen Entwicklungsanforderungen aus den Eltern-Gruppenstunden eins und zwei als Hilfestellung herangezogen.

Ferner dient die Erarbeitung und Vermittlung des *hypothetischen familiären Verständnismodells* dazu, den Eltern ein besseres Verständnis für die Symptombildung und die Aufrechterhaltung der Symptomatik im Entwicklungsabschnitt Jugend zu ermöglichen (siehe 5.1).

Beides bildet die Grundlage für die *Reflexion des Elternverhaltens.* Im Fokus stehen dabei einerseits die Bedürfnisse des Jugendlichen (»Was braucht mein Kind?«) sowie die elterliche Reaktion auf diese Bedürfnisse (»Wie gelingt es uns, ihm das zu geben?«). Kurzum: »Geben wir unserem Kind das, was es gerade braucht?« Aus dieser Reflexion kann frustrierendes Elternverhalten, das möglicherweise durch ein »Zuviel« oder ein »Zuwenig« charakterisiert ist, abgleitet werden. So frustrieren beispielsweise Eltern das Zugehörigkeitsbedürfnis nach Verständnis, wenn sie jugendliches Verhalten und Erleben völlig aus der Erwachsenenperspektive betrachten und dementsprechend erwachsene Umgangsweisen von ihrem Jugendlichen einfordern. Andererseits kann es zur Frustration des Autonomiebedürfnisses nach Selbstbestimmung kommen, wenn dem Jugendlichen keine Möglichkeit eingeräumt wird, eigene Entscheidungen zu treffen. Eine Übersicht über mögliches frustrierendes Elternverhalten bietet Tabelle 2.1. In dem Reflexionsprozess mit den Eltern pendelt der Therapeut zwischen den Polen Validierung und wohlwollender Konfrontation und bewahrt dabei durchgehend eine validierende Grundhaltung (Stichwort Dialektik). Für die Haltung des Therapeuten ist seine Sicht auf die Eltern bedeutsam. Er sollte immer davon ausgehen, dass die Eltern, nach ihren individuellen Möglichkeiten und vor dem Hintergrund ihrer Entwicklungsgeschichte, bestmöglich darum bemüht sind, die Bedürfnisse ihres Heranwachsenden zu befriedigen.

Im Anschluss an die Reflexion des Elternverhaltens folgt die *Modifikation des Elternverhaltens.* Diese Elternstunden beschäftigen sich mit der Frage »Wie können wir unserem Kind das geben, was es gerade braucht?« Inhaltlich geht es darum, Elternverhalten aufzubauen, dass die Zugehörigkeits-, Autonomie- und/oder Homöostasebedürfnisse des Kindes adäquat berücksichtigt und zur günstigen Entwicklung des Heranwachsenden beiträgt. So lernen Eltern beispielsweise durch einen Perspektivenwechsel die kindlich-jugendliche Erlebenswelt besser zu begreifen und dem Heranwachsenden mehr Verständnis für sein Verhalten und Erleben entgegenzubringen. Zugleich müssen die Eltern lernen, die Autonomiebedürfnisse ihres Heranwachsenden zu berücksichtigen, indem sie mehr Zutrauen entwickeln und ihm eigene Entscheidungen übertragen. Diese elterlichen Entwicklungsschritte bedürfen einer stetigen Reflexion, da mit ihnen in der Regel elterliche Beziehungsängste verbundenen sind (zum Beispiel Angst, allein zu sein). Ist die Angst handlungsleitend für das Elternverhalten, wird der Elternteil solange keine Veränderung zulassen können, bis beispielsweise alternative »Bedürfnisquellen« zur Angstreduktion gefunden und auf Elternebene etabliert worden sind (Zum Beispiel »Ich bin nicht allein, ich habe ja noch meinen Partner«). Ebenso werden die Eltern nicht selbstverständlich auf Elternverhalten verzichten, das zur Befriedigung eigener wichtiger Bedürfnisse führt. Auch hier werden möglicherweise Alternativen benötigt, um frustrierendes Elternverhalten abzubauen. Einfach ausgedrückt kann den Eltern nichts weggenommen werden, ohne vorher alternative Bezugsquellen bereitzustellen. Dieser Prozess erfordert vom Therapeuten eine gute Metaposition. Er muss neben den Bedürfnissen des Jugendlichen auch die Bedürfnisse und Bedürfnisfrustrationen der Eltern im Blick haben. Eltern, wie Louisas Mutter, werden dem Heranwachsenden kein »Mehr« an Autonomie gewähren können, wenn der Heranwachsende als emotionaler Ansprechpartner zur Befriedigung eigener zentraler Zugehörigkeitsbedürfnisse nach Verständnis und Liebe fungiert. Analog zur Paararbeit wird anhand von entwicklungsfördernden Interventionen ein schrittweises Üben zur Umsetzung im Alltag abgeleitet. So kann beispielsweise zunächst die elterliche Wahrnehmung und Sicht auf ihre Heranwachsenden korrigiert werden, indem Eltern sich auf positive Aspekte der Eltern-Jugendlichen-Beziehung konzentrieren oder den Fokus auf selbstständige Verhaltensweisen des Jugendlichen richten. Weiterführend können qualitative Eltern-Jugendlichen-Zeiten implementiert oder die Übergabe von Eigenverantwortung ermöglicht werden. Die Eltern müssen in den Schritten zur Modifikation ihres Elternverhalten engmaschig begleitet werden und mit ihren Bedürfnissen und Beziehungsängsten dort abgeholt werden, wo sie stehen. Dabei kann es je nach Paardynamik und inhaltlicher Themensetzung sinnvoll sein, die Eltern für einzelne Stunden getrennt voneinander einzuladen.

In der Reflexion des Elternverhaltens konnten respektive mussten Louisas Eltern erkennen, dass sich Louisa durch ihr Symptom die Befriedigung zentraler Zugehörigkeits- und Homöostasebedürfnisse sichert. Mit beiden Elternteilen konnte ihr verzweifelter Versuch, durch das psychogene Erbrechen Willkommensein, Geborgenheit und Liebe von ihrer Mutter sowie Schutz, Schonung und Aggressionsfreiheit von ihrem Vater zu erhalten, herausgearbeitet werden. In der Reflexion des Elternverhaltens wurde die väterliche Bedürfnisfrustration der Homöostasebedürfnisse von Louisa transparent und konfrontativ aufgedeckt. An dieser Stelle galt es therapeutisch Position zu beziehen und Neutralität aufzugeben. Impulsives, verbal-aggressives und beleidigend-abwertendes Verhalten wurde als frustrierendes Elternverhalten klar benannt und dessen Wirkungen auf Louisas Entwicklung psychoedukativ mit dem Vater besprochen. In der Reflexion des Elternverhaltens der Mutter wurde das »Zuviel« an mütterlicher Symptomzuwendung sowie die unklare Rollenverteilung in der Mutter-Kind-Beziehung herausgearbeitet.

Zur Modifikation des frustrierenden väterlichen Elternverhaltens wurde das Thema Wut und Umgang mit Wut intensiv besprochen. Ferner wurden Strategien zur besseren Selbststeuerung und Selbstkontrolle erarbeitet. Außerdem wurde Louisas Mutter mehr in die Verantwortung genommen, ihre Tochter in diesen Momenten zu schützen, statt frustrierendes Elternverhalten gewähren zu lassen. Die Bedürfnisse des Vaters, an Louisas Leben teilzuhaben, wurden seinem frustrierenden Elternverhalten gegenübergesetzt. Davon ausgehend konnten mit dem Vater funktionale und dysfunktionale Verhaltensweisen erarbeitet werden. Des Weiteren wurde alternatives adäquates Elternverhalten betrachtet. Hierbei stand die vollkommene Gewährleistung von Schutz, Sicherheit und Aggressionsfreiheit im Fokus, bevor im weiteren Verlauf an positiver Beziehungsgestaltung und qualitativen Vater-Tochter-Zeiten gearbeitet wurde. Zum Aufbau von entwicklungsförderndem, mütterlichem Elternverhalten mussten durchgehend die ausgeprägten Zugehörigkeitsbedürfnisse der Mutter sowie die Bedürfnisfrustrationen in der Paarbeziehung berücksichtigt werden. Die Mutter wurde psychoedukativ über die Notwendigkeit der Unterscheidung zwischen Eltern- und Paarthemen und die Jugendliche betreffenden Themen aufgeklärt. Durch die Sortierung dieser Inhalte konnten sowohl einige Themen klar für die Erprobung der Paarkommunikation benannt werden, als auch altersadäquate Mutter-Tochter-Themen festgelegt werden. Für die Mutter galt es, ihren Mann zunehmend als »alternative Bedürfnisquelle« zu nutzen und sich weniger Bedürfnisbefriedigung in der Beziehungsgestaltung zu Louisa zu sichern. Dies war vor dem Hintergrund der belasteten Paarbeziehung, besonders in emotional aufwühlenden Zeiten, ein schwieriger und teilweise frustraner Prozess für die Mutter. Entgegen des symptomaufrechterhaltenden Versorgungsverhaltens der Mutter wurde alternatives Verstärkungsverhalten erarbeitet. Durch qualitative Mutter-Tochter-Zeiten und altersadäquate Gespräche lernte die Mutter, symptomfreie Zeiten angemessen zu verstärken und auf die Symptomatik passend zu reagieren. Ziel war es, der Mutter die Erfahrung zu ermöglichen, auch ohne intime und altersinadäquate Themen Bindung und Beziehung zur Tochter herstellen zu können. Louisa sollte dadurch erleben können, auch ohne Symptomatik von der Mutter das zu bekommen, was sie braucht.

In der entwicklungsorientierten Arbeit mit Louisas Eltern wurde nochmals deutlicher, dass die Stärkung der Paar- und Elternebene die zentrale Säule des Therapieprozesses darstellte. Nur so erschien es zu Beginn möglich, frustrierendes Elternverhalten abzubauen und den Eltern eigene Bedürfnisbefriedigung zu ermöglichen. Außerdem konnte adäquates Elternverhalten im Umgang mit den Bedürfnissen der Jugendlichen aufgebaut und dadurch die Autonomieentwicklung von Louisa sowie gleichsam die adaptive Bewältigung der anstehenden Entwicklungsschritte in Gang gesetzt werden.

Familienarbeit

Sowohl in der Einzeltherapie als auch in der Eltern- und Paararbeit steht die Verbesserung der Emotionsregulation und Beziehungsgestaltung im Fokus der entwicklungsorientierten Therapie. Diese neu aufgebauten Fertigkeiten gilt es in der Konfrontation mit den anderen Familienmitgliedern zu erproben und zu festigen. Einfach ausgedrückt, das, was jeder gelernt hat, soll nun auch miteinander gelingen. Unserer Erfahrung nach ist es, im Anschluss an das anfängliche Kennenlernen der gesamten Familie, zunächst sinnvoll, die Bedürfnis- und Gefühlsarbeit des Jugendlichen von der mit seinen Eltern zu trennen. Einerseits kann so Raum für persönliche und intime Themen gegeben werden, wodurch die natürliche Grenze zwischen dem Jugendlichen und seinen Eltern aufrechterhalten bleibt, andererseits kann jedes Familienmitglied zunächst im geschützten Raum neue Fertigkeiten erproben und Erfahrungen sammeln und somit gestärkt und vorbereitet in die Familienarbeit starten. Im weiteren Therapieprozess erachten wir es jedoch als unumgänglich, gemeinsame Familienstunden durchzuführen. Schließlich muss die Familie auch nach der Therapie gemeinschaftlich ihr »Therapiewerkzeug« anwenden können. Der Zeitpunkt für einen Übergang von der Einzel- in die Familienarbeit ist dabei je nach Familie, Themen und Dynamik sehr unterschiedlich und auch unterschiedlich sinnvoll.

Um das Entwicklungspotenzial der Familie zu fördern, erscheint auch in der Familienarbeit zunächst die *Klärung der innerfamiliären Beziehungen* wertvoll. Das Vorgehen wurde bereits unter 5.1 ausführlich erläutert.

Für die Familienarbeit können Schwerpunkte aus der Einzelarbeit mit dem emotionalen Erleben wichtiger Bezugspersonen abgeleitet werden. So kann aus der Arbeit mit den einzelnen Familienmitgliedern beispielsweise deutlich werden, dass sich der Jugendliche mehr Selbstständigkeit wünscht, die Eltern jedoch gegenwärtig wenig Zutrauen in den Heranwachsenden haben und ihn nur schwer loslassen können. Das Thema Autonomieentwicklung steht dann im Zentrum der Klärung der innerfamiliären Beziehungen. Der Jugendliche lernt, durch Formulierung seiner Anliegen seinem Bedürfnis zu folgen und dieses seinem Gegenüber mitzuteilen. Die Eltern erhalten Einblick in die Wünsche und Bedürfnisse des Jugendlichen, können ihre Ängste und Gedanken reflektieren und sie ihm mitteilen. Es entsteht also eine gemeinsame »Wissensbasis«, von der ausgehend die Familie Entwicklungsmöglichkeiten erarbeiten kann, bei denen sowohl die Bedürfnisse des Jugendlichen als auch die Ängste der Eltern berücksichtigt werden. Zum Beispiel in kleinen Schritten mehr Eigenverantwortung übernehmen, Kompromisse schließen, angemessenes elterliches Monitoring vereinbaren.

Damit einher gehen Interventionen zur *Förderung der Gefühls- und Bedürfniskommunikation*. Kommunikationsfertigkeiten gehören zu den zentralen Bestandteilen funktionierender Beziehungen. Um den dynamischen Prozess der Kommunikation produktiv verlaufen zu lassen, benötigen beide Seiten – Sprecher und Zuhörer – wichtige Kommunikationsstrategien. Die Familienmitglieder müssen möglicherweise erst lernen, achtsam miteinander ins Gespräch zu gehen, subjektive Gefühle und Gedanken zu beschreiben, andere Ansichten anzuerkennen, sich gegenseitig zuzuhören oder sich klärende Fragen zu stellen, statt vorschnell zu interpretieren und Behauptungen aufzustellen. Der Therapeut hat hier die Aufgabe, individuelle Kommunikationsdefizite aufzudecken und konkrete Strategien zur Verbesserung der Kommunikation und Interaktion zu vermitteln und deren Umsetzung zu begleiten (vgl. dazu auch Dattilio, 2013; von Schlippe & Schweitzer, 2013). Das Familiengespräch bietet hierfür einen äußerst fruchtbaren Übungsrahmen (Stichwort: prozessuale Aktivierung; Grawe, 1998). Die Familie befindet sich in einem Entwicklungsprozess, der Veränderungen und Wandlungen in den Beziehungen mit sich bringt. Die Familie kann darin begleitet und angeleitet werden. »Welche Ängste und Sorgen löst die plötzliche Selbstständigkeit des Jugendlichen bei den Eltern aus? Wie erlebt der Jugendliche die neuen Herausforderungen und fühlt er sich diesen gewachsen? Wie erfahren die Eltern, wenn der Heranwachsende dennoch Unterstützung benötigt oder andersherum, wenn ihm ihre Unterstützungsangebote zu viel werden?« Um diesbezüglich Klarheit für alle Familienmitglieder zu schaffen, muss jeder Einzelne in die Lage versetzt werden, seine Gefühle und Bedürfnisse zu formulieren, und jeder Einzelne sollte auch als Gegenüber im Stande sein, diese anzunehmen, zu akzeptieren und angemessen darauf zu reagieren. Somit kann jedes Familienmitglied einen Beitrag zur Gestaltung förderlicher Familienbedingungen leisten.

Die Familie wäre nicht so weit gekommen, wenn sie nicht auch über Ressourcen verfügen würde. Die *(Re-)Aktivierung von Familienressourcen* ist ein weiterer Bestandteil der entwicklungsorientierten Familienarbeit. Die Familie begibt sich sozusagen auf gemeinsame Entdeckungsreise, um zu erkunden, was sie als Familie gut kann, was sie als Familie ausmacht, was sie als Familie gerne macht. Im weiteren Schritt soll die Familie ihre Ressourcen aktivieren und nutzbar machen. Dies kann beispielsweise durch Planung gemeinsamer Aktivitäten, Umsetzung gemeinsamer Projekte oder auch Vergegenwärtigung gemeinschaftlicher Ansichten geschehen. Die Familie soll sich wieder als produktives System sehen, in dem durch Zusammenhalt und Einheit Kräfte zur Bewältigung anstehender Herausforderungen frei gegeben werden. Ziel ist es, die Familie zu befähigen, Probleme zusammen zu lösen, um den Entwicklungsabschnitt Jugend gemeinsam zu meistern.

Bei Louisas Familie nahm die Klärung der innerfamiliären Beziehungen und der damit verbundenen Übungen zur Bedürfnis- und Gefühlskommunikation viel Raum ein. Die Eltern konnten ihr emotionales Erleben in der Beziehung zu anderen Familienmitgliedern gut reflektieren und frustriertes Elternverhalten in Interaktionen mit Louisa erkennen. Jedoch fiel ihnen die Umsetzung von entwicklungsförderlichem Verhalten deutlich schwerer. Dies gelang den Eltern eher in Phasen stabilerer Paarbeziehung, sprich wenn sich die Partner gegenseitig Bedürfnisse befriedigen konnten. Das Verhalten kippte jedoch, sobald es zu Schwierigkeiten auf Paarebene kam. Diese Situationen wurden in jeder Familienstunde gemeinsam betrachtet. Jedes Familienmitglied wurde darin unterstützt, sein subjektives Erleben (zum Beispiel Wut, Scham, Schuld, Hilflosigkeit) zu formulieren und Wünsche für die therapeutischen Hausaufgaben zu äußern (»Darauf achtet jeder Einzelne bis zum nächsten Mal«). Besonders Louisa musste darin unterstützt werden, auch in konflikthaften Elternzeiten ihre Bedürfnisse klar zu formulieren. Sie erprobte sich schrittweise darin, Grenzen gegenüber ihren Eltern zu setzen. So setzte sie zum Beispiel Grenzen gegenüber ihrem Vater, wenn dieser in sein abwertendes Verhaltensmuster verfiel (»Ich verlasse den Raum, wenn du damit anfängst«). Louisa setzte gegenüber ihrer Mutter Grenzen, wenn diese sie für ihre eigenen Belange benutzte (»Ich möchte nicht alles von dir wissen«, »Ich möchte nicht, dass du mit mir über deine Sorgen mit Papa sprichst«). Louisa wurde in den therapeutischen Stunden stetig validiert und darin bestärkt, ihrem eigenen Bedürfnis zu folgen und dieses zu formulieren. Für die Eltern galt es, die Bedürfnisse, Wünsche und Grenzen ihrer Tochter anzunehmen. Obwohl die Eltern ausführlich darüber aufgeklärt wurden, wie wichtig es für Jugendliche ist, sich abzugrenzen und abzulösen und wie es Eltern gelingen kann, ein adäquates Gleichgewicht von Freiheit und Grenzen herzustellen, gelang es den Eltern zu Beginn nicht, adäquat auf Louisas Versuche der Ablösung und Abgrenzung zu reagieren. Besonders der Vater hatte diesbezüglich anfangs Schwierigkeiten, da er Louisas Abgrenzung als Akt der Aggression wertete und mit Gegenaggression reagierte. Therapeutisch war es hier wichtig, immer wieder Position zu beziehen, mit dem Vater ins Gespräch zu gehen und Vereinbarungen zum Schutz von Louisa zu treffen. Auch kam es durch die Reaktionen der Mutter zur kurzfristigen Verstärkung der Beziehungsangst von Louisa (»Ich fürchte von dir vergessen und übersehen zu werden«). Auf Louisas Abgrenzung gegenüber der Mutter reagierte diese zu Beginn mit Trauer, Rückzug und kurzfristigem Kontaktabbruch. Mit den Eltern wurde daraufhin erneut frustrierendes Elternverhalten reflektiert und an der Modifikation des Elternverhaltens gearbeitet. Louisa hingegen wurde in ihren Versuchen validiert und darin unterstützt, auch im erweiterten sozialen Umfeld diesbezügliche Erfahrungen zu sammeln. Hier konnte sie rasch positive Erfahrungen damit machen, ihrem Bedürfnis zu folgen und dieses klar zu formulieren (»Ich kann auch »Nein« sagen, mich abgrenzen und anderer Meinung sein, ohne dass die Beziehung gleich kaputtgeht oder ich Gegenaggression zu erwarten habe«).

Bei der Darstellung der Eltern- und Familienarbeit nach den Grundprinzipien der SJT haben wir einen sehr entwicklungsorientierten Fokus eingenommen. Dabei spielen Bedürfnisse und Gefühle sowie der Umgang mit ihnen eine wesentliche Rolle. Natürlich bildet auch in der Eltern- und Familientherapie die Symptomtherapie einen weiteren wichtigen Schwerpunkt, auf den wir jedoch an dieser Stelle nicht näher eingehen (siehe dazu Kapitel 1).

5.4 Psychoedukative Elterngruppenstunden

Dieser Gliederungspunkt beschreibt die psychoedukativen Gruppenstunden mit den Eltern. Sie wurden von Annette Richter-Benedikt (2009) in die SJT eingeführt. Diese Stunden ähneln im Aufbau den Gruppentherapiestunden mit den Jugendlichen. Die Beschreibung der Gruppenstunden beinhaltet das zentrale Ziel der Stunde sowie eine kurze Darstellung des psychoedukativen Inhalts und dessen Darbietung. Zu jeder psychoedukativen Elterngruppenstunde gibt es ein Handout, das den Eltern am Ende der Stunde ausgehändigt werden kann. Auf den Handouts ist das Wesentliche der Gruppenstunde anschaulich zusammengefasst. Die Handouts sind nummeriert und im Anhang zu finden.

Die Elterngruppenstunden umfassen sechs Doppelstunden. Der zeitliche Umfang pro Elterngruppenstunde beträgt 100 Minuten. Wir führen die Elterngruppenstunden immer zu zweit durch, jedoch ist es auch möglich, eine Stunde mit einer Kleingruppe allein durchzuführen. Die Inhalte der Gruppenstunden können sowohl in Groß- als auch Kleingruppen angewandt werden. Außerdem ist es jederzeit möglich, die Inhalte der Elterngruppenstunde auch für die Einzelarbeit mit den Eltern anzuwenden beziehungsweise die Inhalte dort noch weiter zu vertiefen.

Wir machen sehr positive Erfahrungen mit den Elterngruppenstunden. Den Erwachsenen geht es zu Beginn meist nicht anders als ihren Heranwachsenden. Eine neue Gruppe löst zunächst Zurückhaltung und Unsicherheit aus. Merken die Eltern jedoch, dass sie ganz ähnliche Themen, Sorgen und Fragen verbindet, entsteht schnell ein Wir-Gefühl (»Universalität des Leidens«). Dieses Wir-Gefühl ist wesentlicher Motor der Elterngruppenstunden. Wir haben erlebt, dass sich die Eltern im Verlauf recht gut auf die Gruppeninhalte einlassen und ihren Beitrag dazu leisten, sodass die Gruppe in »Bewegung« bleibt. Dabei muss es gar nicht immer ernst und problemorientiert zugehen, Humor ist ein nicht zu unterschätzender Kohäsionsfaktor. Welchen Wert die psychoedukativen Stunden für die Eltern haben, können wir auch ganz ohne Statistik daran festmachen, dass die Eltern häufig auch noch nach der Gruppenstunde zusammenstehen, sich austauschen oder den gemeinsamen Heimweg antreten. Genauso wie wir das von den Jugendlichen kennen.

Nach unserer Kenntnis kann es äußerst produktiv sein, wenn beide Elternteile an den Elterngruppenstunden teilnehmen und sie die Stunde somit mit dem gleichen Wissensstand verlassen. Jedoch kann es in manchen Fällen sinnvoll sein, eine alternative Möglichkeit zu finden. Dies könnte der Fall sein, wenn die Eltern so zerstritten sind, dass sie sich nicht vorstellen können, in einem Raum miteinander zu sein oder wenn eine destruktive Paardynamik so vordergründig ist, dass sie den Elterngruppenrahmen sprengen würde. In diesem Fall können Eltern auch getrennt voneinander in die Elterngruppenstunden eingeladen werden und die verpassten Inhalte im Einzelelterngespräch besprochen werden.

1. Stunde: »Entwicklungsabschnitt Jugend und Symptomentwicklung«

Ziel	Verständnis herstellen für die Entwicklung und Funktion der Symptomatik
Ablauf	1. Begrüßung und Erläuterung der Rahmenbedingungen 2. Vorstellungsrunde der Eltern – gegenseitiges Kennenlernen 3. Themensammlung (bedürfnisorientiert: Was brauchen die Eltern? Welche Fragen bringen sie mit?) 4. Überleitung zum Thema »Symptomentwicklung«
Handout	»Psychoedukation: Entwicklungsabschnitt Jugend und Symptombildung« (HO-1)
Anleitung	Die Doppelstunde mit den Eltern beginnt mit der Begrüßung und Klärung der Rahmenbedingungen. Damit die Eltern »ankommen« können, erfolgt eine Vorstellungsrunde und eine Themensammlung offener Fragen. Die Eltern erhalten damit Raum für die Themen, die sie in Bezug auf ihre Kinder haben. Gleichzeitig sollen die Eltern die Erfahrung machen, »wir sind mit diesen Themen nicht allein, anderen geht es auch so«. Damit sind folgende Ziele verbunden: Schaffung einer Gruppenkohäsion, Abbau von Scham und Schuldgefühlen, Aufbau der Offenheit, eigene Themen einzubringen sowie Bereitschaft für Veränderungen. Wichtig! Das Handout der jeweiligen Elterngruppenstunden sollte erst gegen Ende der Stunde ausgeteilt werden. Inhalte des Handouts werden interaktiv und individuell erarbeitet und an einem Whiteboard/Flipchart vom Therapeuten skizziert. Vorgehensweise: • Anhand der »Entwicklungstreppe« (siehe HO-1) wird den Eltern zunächst verdeutlicht, dass das Kind von Geburt an Entwicklungsaufgaben zu meistern hat. Hierzu werden Beispiele aus jeder Entwicklungsstufe herangezogen, die bisher bewältigt werden mussten. Alltagspraktische Beispiele für die Eltern könnten sein: - Säuglingsalter: Schritte von der Fremd- zur Selbstregulation (wie Schlafen, Essen, Selbstberuhigung) - Kleinkindalter: erste autonome Schritte wie Krabbeln, Laufen und die »Welt« erkunden, trotzig sein dürfen, elterliches »Nein« akzeptieren lernen - Kindergartenalter: Raus aus dem geschützten Familiennest und hinein in den Kindergarten-»Wahnsinn« (zum Beispiel gemeinsames Spiel, Kooperation, Teilen lernen) - Schulalter: Der »Erprobungsrahmen« erweitert sich durch den Umgang mit schulischen Anforderungen und Erwartungen (Lesen, Schreiben, Rechnen, Regeln und Pflichten, Einordung in die Klasse, Unterordnung gegenüber der Lehrkraft), die zunehmende soziale Kooperation und die Etablierung fester Freundschaften, den Aufbau von Selbstbewusstsein und Selbstsicherheit (»Ich bin fleißig«, »klug«, »wild« etc.) - Jugendalter: Umgang mit körperlichen Veränderungen, emotionale Ablösung von den Eltern, Integration in die Gruppe der Gleichaltrigen (Cliquenbildung),

	Eingehen von Zweierbeziehungen, Identitätsentwicklung (»Wer bin ich? Was kann ich? Was unterscheidet mich von anderen?), Umgang mit zunehmenden Leistungserwartungen und Schulstress, Erarbeitung einer schulisch/beruflichen Perspektive, Umgang mit Widersprüchlichkeiten aus unterschiedlichen Rollenerwartungen (Eltern vs. Schule vs. Clique vs. Freundin/Freund) • Im zweiten Schritt wird verdeutlicht, wo der Jugendliche auf der Entwicklungstreppe steht, mit welchen Strategien er bisherige Herausforderungen zu meistern versucht hat und vor welchen Herausforderungen er jetzt steht. Die Entwicklungsaufgaben werden gemeinsam mit den Eltern gesammelt. Entwicklungsaufgaben speisen sich aus verschiedenen Quellen (siehe Beispiele). • Die Eltern schätzen reihum ein, bei welchen Entwicklungsanforderungen ihr eigenes Kind aktuell Probleme hat. • Psychoedukation: Warum entsteht Veränderungsdruck? Entwicklung ist ein fortlaufender Prozess. Der Entwicklungsprozess »schiebt von hinten an«. Es gilt, die Entwicklungsstufe mit ihren Anforderungen zu erklimmen. Die bisherigen Strategien reichen dafür jedoch nicht aus. Was kann der Jugendliche tun? Er ist gefangen. Er kann die Stufe nicht erklimmen, aber zugleich kann Entwicklung nicht rückwärts stattfinden. Hier entsteht der Konflikt. Es braucht eine kreative Lösung, beispielsweise die Flucht ins Symptom. Die »Pausentaste« der Entwicklung wurde gedrückt! • Aufzeigen kurzfristiger Vorteile: Die Entwicklungsanforderungen müssen nicht angegangen werden, denn im Fokus steht nun die Symptomatik. Außerdem erfährt der Jugendliche darüber viel Zuwendung und Unterstützung durch sein unmittelbares soziales Umfeld sowie Schonung und Vermeidung anstrengender beziehungsweise unangenehmer Anforderungen. • Aufzeigen mittelfristiger Nachteile: Symptomatik verfestigt sich, bleibt bestehen und »erweitert« sich gegebenenfalls noch. Jugendtypische Entwicklungsaufgaben werden nicht absolviert. Reflexion: Gemeinsam mit den Eltern wird die Funktion der Symptomatik herausgearbeitet. Die Eltern überlegen, welche Vorteile ihr Kind von der Symptomatik haben könnte und durch welches Elternverhalten diese Vorteile möglicherweise verstärkt werden. Offene Fragen zur Symptomentwicklung können abschließend noch geklärt werden. Am Ende werden die Handouts verteilt. Wichtig! Es gibt verschiedene Erklärungsmodelle. Das Entwicklungsmodell kann als ein Erklärungsmodell fungieren, das aber auch gut mit anderen Ätiologiemodellen (zum Beispiel Diathese-Stress-Modell) kombiniert werden kann (zum Beispiel bei Traumafolgestörungen und Depression).

2. Stunde: »Entwicklung als gemeinsame Aufgabe«

Ziel	Verständnis schaffen für den Entwicklungsabschnitt Jugend
Ablauf	1. Begrüßung 2. Reflexionsrunde: »Wo steht jeder einzelne Elternteil? Gibt es offene Themen und Fragen vom letzten Treffen?« 3. Überleitung zum Thema »Entwicklung als gemeinsame Aufgabe«
Handout	»Entwicklung als gemeinsame Aufgabe« (HO-2)
Anleitung	Die Doppelstunde mit den Eltern beginnt mit der Begrüßung und der Klärung oben genannter Fragen. Typische Themen, die immer wieder auftreten, sind: »Fortschritte werden gesehen, jedoch bestehen Sorgen vor erneuten Rückschritten«, »Angst loszulassen«, »Wie viel kann ich meinem Kind schon zutrauen? Wo muss ich es noch schonen? Oder soll ich es gar nicht mehr schonen?«, »Wunsch nach Fakten: Wie ist die Aussicht auf Genesung?« Wichtig! Das Handout der jeweiligen Elterngruppenstunden sollte erst gegen Ende der Stunde ausgeteilt werden. Vorgehensweise: • Durch Bezugnahme zur vorherigen Elterngruppenstunde werden gemeinsam mit den Eltern erneut die Entwicklungsaufgaben im Jugendalter gesammelt, am Whiteboard/Flipchart visualisiert und durch den Therapeuten ergänzt. Dadurch soll für die Eltern nochmals sichtbar werden, vor welchen Herausforderungen ihre Kinder stehen. • Im zweiten Schritt werden mit den Eltern Ideen gesammelt, worin ihre Aufgaben in diesem Entwicklungsabschnitt bestehen. Die Sammlung wird am Whiteboard/Flipchart visualisiert und durch den Therapeuten ergänzt. Zum Beispiel: Verantwortung abgeben, Vertrauen haben, Grenzen setzen, Rückhalt geben etc. Mit den Eltern wird anschließend reflektiert, wie es ihnen mit ihren eigenen Anforderungen geht, welche Gedanken und Gefühle bei ihnen entstehen. • Daran anknüpfend wird das Prinzip der »Passung« erläutert. Die Bedürfnisse, die der Jugendliche hat, müssen von den Eltern erkannt und im weiteren Schritt angemessen beantwortet werden (siehe HO-2). Dabei besteht das übergeordnete Ziel darin, ein Gleichgewicht zwischen Bindung und Autonomie zu finden, herzustellen beziehungsweise zu halten. • Im vierten Schritt werden die möglichen Risikofaktoren erläutert, die das Gleichgewicht gefährden können. Zum Beispiel: übermäßige elterliche Fürsorge und Abnahme von Anforderungen, elterliche Überforderung und Stressbelastung, ungünstige Gefühls- und Bedürfniskommunikation (siehe HO-2). Wichtig! Die Stunde sollte positiv abgerundet werden, sodass die Eltern nicht mit Schuldgefühlen zurückbleiben. Beispielsweise könnte sich die abschließende Reflexion darum drehen, in welchen Situationen es den Eltern bereits gelingt, ein gutes Gleichgewicht zwischen Bindung und Autonomie herzustellen. Eine andere abschließende Frage wäre, welche Entwicklungsaufgaben der Jugendliche und die Eltern bereits erfolgreich gemeistert haben.

3. Stunde: »Gleichgewicht halten zwischen Bindung und Autonomie«

Ziel	Verständnis schaffen für die Bedeutung von Bindung und Autonomie im Jugendalter
Ablauf	1. Begrüßung 2. Reflexionsrunde: »Wo steht jeder einzelne Elternteil? Gibt es offene Themen und Fragen vom letzten Treffen?« 3. Überleitung zum Thema »Bindung und Autonomie«
Handout	»Gleichgewicht halten zwischen Bindung und Autonomie« (HO-3)
Anleitung	Die Doppelstunde mit den Eltern beginnt mit der Begrüßung und einer Reflexionsrunde. Wichtig! Das Handout der jeweiligen Elterngruppenstunden sollte erst gegen Ende der Stunde ausgeteilt werden. Vorgehensweise: • Die Stunde wird damit begonnen, dass eine Waage, symbolisch für das Gleichgewicht zwischen Bindung und Autonomie, an das Whiteboard/Flipchart gezeichnet wird. • Im zweiten Schritt wird mit den Eltern gemeinsam überlegt: »Wie schaffen wir es als Eltern, Bindung herzustellen?«, »Was bedeutet Bindung für uns als Eltern?« (siehe HO-3). Hier zeigt sich, dass Eltern oftmals ein altersinadäquates Verständnis von Bindung haben. Dieses Verständnis wurde durch die Symptomentwicklung meist noch weiter verzerrt. • Im dritten Schritt wird der gleichen Fragestellung nachgegangen, dieses Mal jedoch nur auf die Autonomie bezogen. Ergänzungen durch den Therapeuten sind oftmals hilfreich für die Eltern. • Im vierten Schritt benennen die einzelnen Elternteile, welche Seite der Waagschale – Bindung oder Autonomie – bei ihnen gegenwärtig im Umgang mit ihrem Kind mehr Gewicht hat. Häufig erleben sich die Eltern im Bindungsmodus (»Mein Kind braucht mich jetzt umso mehr, da es die Symptome hat«). An dieser Stelle wird die Funktion des Symptoms in Erinnerung gerufen: »Was versucht sich ihr Kind durch das Symptom zu holen?« • Brückenschlag: Der Autonomiemodus der Eltern muss gestärkt werden. Die Eltern müssen sich mit ihren eigenen Ängsten auseinandersetzen, da diese möglicherweise den Autonomiemodus aktuell beeinträchtigen. • An die Eltern werden folgende Fragen gerichtet: »Wie geht es Ihnen damit, wenn Sie daran denken, der Autonomieseite mehr Raum zu geben? Welche Gedanken, Gefühle kommen Ihnen dabei? Was bedeutet für Sie als Eltern ›mein Kind loslassen‹?« • Typischerweise erleben die Eltern hierbei einerseits Sorgen und Ängste, dass die Kinder es nicht ohne sie schaffen, sowie Gefühle, nicht gebraucht zu werden und selbst einsam zu sein; andererseits empfinden sie auch Erleichterung, Entlastung und sehen die Möglichkeit, wieder mehr Zeit für sich zu haben. Sehr häufig tritt an dieser Stelle auch die durch das Symptom vernachlässigte Paarbeziehung in den Vordergrund. • Abschließend werden gemeinsam mit den Eltern Ideen gesammelt, durch welche Haltungen und Verhaltensweisen Eltern ihren Kindern Autonomie gewähren können. Des Weiteren wird besprochen, was sie selbst bräuchten, um ihren Kindern Autonomie zu gewähren (siehe HO-3).

4. Stunde: »Umgang mit Wut und Wuthemmung«

Ziel	Verständnis schaffen für die Bedeutung von Wut und adäquaten Wutausdruck
Ablauf	1. Begrüßung 2. Reflexionsrunde: »Wo steht jeder einzelne Elternteil? Gibt es offene Themen und Fragen vom letzten Treffen?« 3. Überleitung zum Thema »Umgang mit Wut oder Wuthemmung«
Handout	»Umgang mit Wut und Wuthemmung« (HO-4)
Anleitung	Die Doppelstunde mit den Eltern beginnt mit der Begrüßung und einer Reflexionsrunde. Wichtig! Die Erläuterung zum Umgang mit Wut bezieht sich in dieser Gruppenstunde explizit auf Jugendliche mit internalisierenden Störungen und somit auf Jugendliche mit einer überwiegend ausgeprägten Wuthemmung. Die Bearbeitung des Themas »Umgang mit Wut bei Jugendlichen mit externalisierenden Störungen« bedarf eines abgewandelten Vorgehens, da bei diesen Jugendlichen die Wut zu häufig impulsiv zum Ausdruck kommt. In beiden Fällen besteht das Lernziel darin, Wut adäquat kanalisieren zu können. Einzig die Ausgangslage ist bei den Störungsgruppen unterschiedlich. Vorgehensweise: • Psychoedukation (siehe auch HO-4): Gemeinsam mit den Eltern werden die verschiedenen Facetten der Wut besprochen. Dies beinhaltet sowohl den adäquaten als auch den inadäquaten Umgang mit Wut. • Wut hat eine Signalfunktion, sie weist daraufhin, dass Bedürfnisse nicht befriedigt werden, sie dient als Ventil bei Frustration. Was passiert bei Wuthemmung? Auch dieser Aspekt wird mit den Eltern gemeinsam erörtert. Dabei wird auch der Zusammenhang mit der Symptomatik hergestellt (Wuthemmung kann zur Symptombildung führen). • Visualisierung: Der Therapeut zeichnet ein Strichmännchen ans Whiteboard/Flipchart und unterteilt es mit zwei horizontalen Strichen in drei Ebenen (siehe HO-4). • Man beginnt mit dem unteren Drittel. Hier wird der adäquate Umgang mit Wut erfasst: Wut wird gespürt, zugelassen, benannt und kanalisiert – das heißt, zum Ausdruck gebracht. Die Vorteile des adäquaten Umgangs mit Wut werden mit den Eltern besprochen. • Das mittlere Drittel bleibt frei. Es bildet das Kontinuum zwischen adäquatem und inadäquatem Umgang mit Wut ab. • Im oberen Drittel wird der inadäquate Umgang mit Wut thematisiert. Zunächst wird hier die inadäquate Wutverarbeitung skizziert: Wut wird nicht oder kaum gespürt, Wutimpulse werden unterdrückt, nicht zugelassen, Wut wird nicht zum Ausdruck gebracht (»Wut wird runtergeschluckt«) und Konfliktsituationen werden vermieden. • Die Konsequenzen der wiederkehrenden Wuthemmung werden im Anschluss mit den Eltern anhand der Reaktionskette visualisiert und erläutert (siehe HO-4).

	Wichtiger Hinweis! Oftmals neigen Jugendliche mit internalisierenden Störungen zur massiven Wuthemmung. Es kann durchaus sein, dass der Jugendliche im familiären Rahmen Wut bereits impulsiv ausdrückt, dann würde hier der Entwicklungsschritt darin bestehen, dass der Jugendliche lernt, seine Wut souverän und somit zielführend einzusetzen. Die einzelnen Aspekte der Reaktionskette und deren Konsequenzen können gemeinsam mit den Eltern erarbeitet werden. Vorgehensweise bei der Legung der Reaktionskette: • Auswahl einer sozialen Interaktion/Situation, die für den Jugendlichen insgesamt unbefriedigend verlaufen ist. Zum Beispiel: »Die Freundin kommt zu einem gemeinsamen Treffen 20 Minuten zu spät, ohne Bescheid zu sagen oder sich zu entschuldigen.« • Überlegungen zum spontanen Impuls und zum spontanen Gefühl. »Was fühle ich und was wäre mein spontaner Impuls, meine spontane Reaktion?«, »Was würde ich am liebsten sagen oder tun, auch wenn ich es in Wirklichkeit nie machen würde?« Zum Beispiel: »Ich finde es echt blöd von dir, dass du mich einfach warten lässt.« (Ärger). • Überlegungen zu Befürchtungen und Antizipation (irrationaler Gedanke): »Was passiert, wenn ich das sage oder mache?« Zum Beispiel: »Dann ist meine Freundin sauer und geht. Die Freundschaft ist dann kaputt.« • Ableitung des blockierenden Gefühls (Beziehungsängste, Schuld- und Schamgefühle). Zum Beispiel: »Ich habe Angst, dass die Freundschaft kaputtgeht.« (Angst vor Trennung, Verlassenwerden). • Überlegung zur tatsächlich gezeigten Reaktion, mit der versucht wird, die (irrationalen) Beziehungsängste und Befürchtungen nicht wahr werden zu lassen. Zum Beispiel: »Ich schlucke meinen Ärger runter, sage nichts und bin wie immer.« • Ableitung der Folgen: »Welche kurz- und mittelfristigen Folgen ergeben sich aus diesem Wut gehemmten Verhalten für den Jugendlichen und seine charakteristische Art der Lebens- und Beziehungsgestaltung?« Zum Beispiel: »Unterdrückte Wut sucht sich ein anderes Ventil wie etwa Traurigkeit«, »Der Jugendliche lernt dadurch nicht, eigene Wünsche, Interessen oder Bedürfnisse durchzusetzen.« • Abschließend wird mit den Eltern gemeinsam reflektiert, welche Gefühle bei ihnen selbst entstehen, wenn das Kind Wut zeigt und wie angemessene Elternreaktionen auf gezeigte Wut aussehen können.

5. Stunde: »Elterliche Selbstfürsorge«

Ziel	Verständnis schaffen für die Notwendigkeit und Legitimation von elterlicher Selbstfürsorge
Ablauf	Begrüßung Reflexionsrunde: »Wo steht jeder einzelne Elternteil? Gibt es offene Themen und Fragen vom letzten Treffen?« Überleitung zum Thema »Ideensammlung zur elterlichen Selbstfürsorge«
Handout	»Elterliche Selbstfürsorge« (HO-5)
Anleitung	Die Doppelstunde mit den Eltern beginnt mit der Begrüßung und einer Reflexionsrunde. Wichtig! Das Handout der jeweiligen Elterngruppenstunden sollte erst gegen Ende der Stunde ausgeteilt werden. Vorgehensweise: • Einleitend werden die Eltern gebeten, der Runde eine Rückmeldung darüber zu geben, wann sie in letzter Zeit für sich selbst etwas Gutes getan haben. In der Regel wird hierbei rasch deutlich, dass die Eltern eigene Selbstfürsorge durch die Sorge um ihr Kind weit hintangestellt haben. • Den Eltern wird anschließend validierend und wertschätzend aufgezeigt, dass die Symptomentwicklung des Kindes häufig zu einer veränderten Rolle der Eltern führt. Auf ein krankes Kind reagieren Eltern zunächst intuitiv mit Zuwendung, Schonung, Versorgung, Hilfestellung, Fürsorge und Aufmerksamkeit. All das kostet Kraft, die die Eltern jedoch möglicherweise nicht dauerhaft aufbringen können. An dieser Stelle wird auf die Bedeutung und Notwendigkeit von elterlicher Selbstfürsorge eingegangen, um langfristig ein starkes Gegenüber für das Kind sein zu können. Möglicherweise ist es an dieser Stelle auch wichtig, Eltern über symptomaufrechterhaltendes Verhalten aufzuklären. • Im nächsten Schritt sollen die Eltern Aktivitäten, Hobbies etc. sammeln, die ihnen guttun, Pausen im Alltag verschaffen, Zeit für sich ermöglichen oder den Kopf freimachen. Der Therapeut schreibt alle genannten Punkte am Whiteboard/Flipchart mit. • Anschließend sollen die Eltern der Reihe nach Rückmeldung geben, wie viel Platz ihre Form der Selbstfürsorge gegenwärtig im Alltag hat und was sie außerdem gerne (wieder) mehr in ihren Alltag einbauen würden. • Als nächstes wird die Elterngruppe gefragt, ob es für sie vorstellbar ist, sich genau das zu »erlauben«: wieder mehr Zeit für sich in Anspruch zu nehmen und etwas nur für sich selbst zu tun. Häufig kommen hier Zweifel der Eltern auf, ob dies der richtige Zeitpunkt dafür ist, da das Kind doch krank ist. Außerdem kann die Vorstellung, sich selbst etwas Gutes zu tun, mit Schuldgefühlen verbunden sein, da es dem Kind doch schlecht geht. Hier ist es wichtig, die Eltern darin zu bestärken, gerade in dieser schwierigen Zeit auch an die eigenen Kraftreserven zu denken, um den Jugendlichen bei der bevorstehenden Bewältigung der anstehenden Herausforderungen kraftvoll unterstützen zu können. • Abschließend bekommen die Eltern die »Hausaufgabe«, mindestens zwei der gesammelten Aktivitäten für sich auszuwählen und bis zur nächsten Gruppenstunde umzusetzen.

6. Stunde: »Expertenrunde und Abschied«

Ziel	Reflexion der Elterngruppenstunden, Ausblick und Abschied
Ablauf	1. Begrüßung 2. Reflexionsrunde: »Wo steht jeder einzelne Elternteil? Gibt es offene Themen und Fragen vom letzten Treffen?« 3. Überleitung zum Thema »Expertenrunde und Abschied«
Handout	»Expertenrunde« (HO-6)
Anleitung	Die Doppelstunde mit den Eltern beginnt mit der Begrüßung und einer Reflexionsrunde. Wichtig! Das Handout der jeweiligen Elterngruppenstunden sollte erst gegen Ende der Stunde ausgeteilt werden. Vorgehensweise: • In der letzten Elterngruppenstunde werden die Eltern nun zu Experten für den Entwicklungsabschnitt Jugend »gekürt«. Sie werden darin validiert und bestärkt, sich die Zeit genommen zu haben, mehr über die Herausforderungen zu erfahren, mit denen ihr Kind und sie selbst als Eltern konfrontiert sind. • Anschließend können folgende Fragen mit den Eltern in der Gruppe besprochen und diskutiert werden: »Was nehme ich für mich aus der Elterngruppe mit?«, »Was gelingt mir schon besser und worauf möchte ich in Zukunft in Interaktion mit meinem Kind achten?«, »Was kann ich Hilfreiches für mich tun?«, »Was war gut für mich in der Elterngruppe, was hat mir gefehlt, was hätte ich mir anders gewünscht?« Dabei ist es wichtig, dass die Eltern erkennen können, was sie bereits geschafft und welche Fortschritte sie gemacht haben. • Im nächsten Schritt wird das Ende der Elternarbeit/Elterngruppe und der damit verbundene Abschied thematisiert. Folgende Fragen können an die Eltern adressiert werden: »Wie geht es Ihnen mit dem Abschied?«, »Welche Gedanken und Gefühle entstehen, wenn Sie an die nächsten Schritte denken?«, »Wie können Sie die bevorstehenden Anforderungen gemeinsam meistern?« Neben dem Prozess des Abschiednehmens soll den Eltern Zuversicht für die bevorstehenden Schritte vermittelt werden. Abschließend können die Eltern als Experten die für sie wichtigsten Punkte auf ihrem Handout festhalten.

KAPITEL 6

Erlebnispädagogische Übungen

Da Jugendliche mit internalisierenden Störungen oftmals in sozialen Situationen stark gehemmt sind, bieten erlebnispädagogische Übungen die Chance, diese Jugendlichen im Gruppensetting aus der Reserve zu holen.

Der Wissensfundus und Erfahrungsschatz der Sozialpädagogik hinsichtlich erlebnisorientierter pädagogischer Maßnahmen fließt unter anderem an dieser Stelle in die psychotherapeutische Arbeit mit Jugendlichen ein.

Wir haben die überaus positive Erfahrung gemacht, dass die Jugendlichen über Interaktionsübungen und Abenteuerspiele korrigierende Lernerfahrungen sammeln können. Nach unserer Einschätzung lassen sich erlebnispädagogische Übungen wunderbar mit psychotherapeutischer Gruppenarbeit verknüpfen. Als Methode haben diese Übungen einen unschätzbaren Wert.

Einerseits sind sie aktivierend, andererseits zielen sie je nach Schwierigkeitsgrad auf die Förderung der kommunikativen Fertigkeiten von Empathie, Perspektivenübernahme und Reflexionsfähigkeit ab. Ferner fördern sie ziel- und lösungsorientiertes Handeln und können zur Erhöhung der Frustrationstoleranz und Anstrengungsbereitschaft beitragen. Unglaublich schnell vermögen erlebnispädagogische Übungen interaktionelle Probleme der einzelnen Jugendlichen »auf den Tisch« zu bringen.

Die hier im Praxisbuch zum Einsatz kommenden erlebnisorientieren Übungen und Interaktionsspiele sind so aufgebaut, dass die Jugendlichen stets mit einer Anforderung konfrontiert werden. Diese gilt es dann gemeinsam in der Gruppe zu bewältigen.

Dabei sollen sich die Jugendlichen aus ihrer »Komfortzone« in die sogenannte »Lernzone« bewegen. Wichtig ist, dass die Anforderung nicht zu hoch ist, sodass es nicht zur Überforderung kommt und die Jugendlichen nicht in die »Panikzone« abrutschen. Dadurch ergäbe sich eine Überforderungssituation, und korrigierende Lernerfahrungen könnten aufgrund des hohen emotionalen Arousals nicht mehr gesammelt werden (ausführlich in Senninger, 2000).

Die Anforderungen, die sich aus der Aufgabenstellung ergeben, müssen gemeinsam als Gruppe gemeistert werden. Der Ablauf erlebnisorientierter Übungen lässt sich in drei Phasen unterteilen: Planung, Umsetzung/Handlung und Reflexion (siehe auch Abbildung 6.1).

In der Regel werden bereits bei der Planung typische Copingstrategien der Jugendlichen prozessual aktiviert. So ziehen sich beispielsweise die einen Jugendlichen zurück und übergeben anderen bereitwillig die Verantwortung. Manche haben gute Ideen, können sich aber kein Gehör verschaffen etc.

Je nach Schwierigkeitsgrad und je nachdem, welche Fragestellung therapeutisch im Fokus steht, kann bereits in der ersten Phase interveniert und das aktuelle Geschehen mit den Jugendlichen reflektiert werden. In der Regel erfolgt die Reflexion aber erst in der dritten

Phase, da im Vorfeld der Ablauf besprochen und die Rolle des Gruppenleiters geklärt wird.

So haben die Jugendlichen beispielsweise eine gewisse Zeit für die Planung zur Verfügung, bis sie im zweiten Schritt versuchen, die Aufgabe zu bewältigen.

Auch in der zweiten Phase (Umsetzung/Handlung) gibt es wiederum mehrere Möglichkeiten, wie man als Gruppenleitung unterstützend auftreten kann: Sind die Jugendlichen stark gehemmt und passiv, ist natürlich mehr Cheerleading notwendig sowie eventuell eine leichtere Aufgabenstellung oder mehr Strukturierung seitens des Therapeuten. Sind sich die Jugendlichen schon vertrauter und treten offener zueinander in Beziehung, sollten Hilfestellungen und Strukturierungsmaßnahmen von außen deutlich sparsamer zum Einsatz kommen. Es kann dann durchaus in Kauf genommen werden, dass die Jugendlichen durch die Übung die Erfahrung des Scheiterns machen und lernen, wie es dazu gekommen ist. Grundsätzlich gilt natürlich, dass die Übungen auf die Stärkung der Selbstwirksamkeit abzielen.

Je nach Verlauf wird im dritten Schritt die Umsetzung und Leistung der Gruppe sowie die Rolle der einzelnen Jugendlichen reflektiert. Durch den Reflexionsprozess können Bewältigungsstrategien der Jugendlichen bewusst gemacht und hinsichtlich ihrer Wirksamkeit bewertet werden. Daraus können sich im weiteren Verlauf neue Ziele für die einzelnen Jugendlichen ergeben

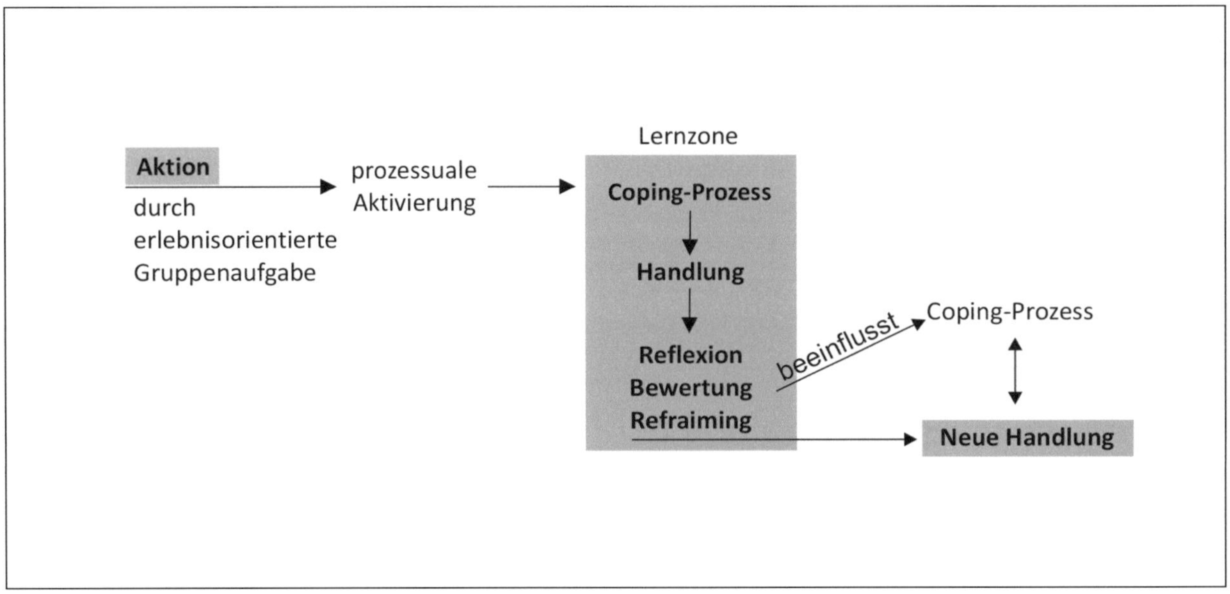

Abbildung 6.1: Korrigierende Lernerfahrungen durch erlebnisorientierte Übungen

EP-1 »Eisschollen«

Ziel	Kennenlernen, Kooperation, soziale Hemmungen in der Gruppe abbauen
Material	Teppichfliese (à 30x40 cm) oder DIN-A4-Blätter
Quelle	Reiners, A. (2005, S. 163). »Eiszeit«. Praktische Erlebnispädagogik. Neue Sammlung handlungsorientierter Übungen für Seminar und Training. Band 2. (1. Aufl.). Augsburg: Ziel-Verlag.
Anleitung	Das Ziel der Übung in unserer Abwandlung von »Eiszeit« ist ganz leicht erklärt: Die Jugendlichen müssen als Gruppe (!) von A nach B kommen. Dafür stehen ihnen jedoch nur kleine »Eisschollen« zur Verfügung. Zu den Regeln: Liegt eine Eisscholle auf dem Boden, so muss stets ein Kontakt zwischen der Eisscholle (zum Beispiel DIN-A4-Papier) und einem Jugendlichen bestehen (zum Beispiel mit dem Fuß). Geht der Kontakt verloren, wird die Eisscholle entfernt. Es ist erlaubt, die Eisschollen wieder aufzuheben und für das Vorankommen erneut zu benutzen. Zweitens: Man kann mit den Eisschollen nicht wie mit Schlittschuhen die Strecke zwischen A und B zurücklegen. Drittens: Man darf nur auf die Eisschollen treten, neben die Eisschollen zu treten ist nicht erlaubt und hat zur Folge, dass eine Eisscholle entfernt wird. Das heißt, die Jugendlichen müssen sich absprechen und einen Weg finden, wie sie als Gruppe einerseits den Kontakt zu den Eisschollen nicht verlieren, die Eisschollen immer wieder für sich nutzbar machen und wie sie die Wegstrecke als Gruppe zurücklegen. Wie viele Eisschollen soll man austeilen? Das hängt vom Schweregrad und dem Frustrationslevel der Gruppe ab. Angenommen es befinden sich acht Jugendliche in der Gruppe, dann sind mindestens acht Eisschollen (hoher Schwierigkeitsgrad) bis maximal zwölf Eisschollen (niedriger Schwierigkeitsgrad) auszuhändigen. Die Therapeuten fungieren als Schiedsrichter. Sie passen auf, dass sich die Jugendlichen an die Regeln halten und entfernen Eisschollen, wenn der Kontakt zu den Eisschollen verloren geht. In der Regel gehen immer Eisschollen verloren, bis die Jugendlichen eine Lösung gefunden beziehungsweise als Gruppe einen Rhythmus gefunden haben. Wie kann das Spiel eingeleitet werden? Der Kreativität wird freier Lauf gelassen. Es bietet sich an, die Aufgabe damit einzuleiten, dass die Jugendlichen auf einer großen Eisscholle gestrandet sind (A als Ausgangspunkt). Das Festland (B als Ziel) kann nur über kleine Eisschollen (Teppichfliese oder DIN-A4-Blätter) erreicht werden. Der Abstand zwischen A und B sollte mindestens zehn Meter betragen. Der Weg kann sich auch durch die Therapiezimmer durchziehen. Die Übung kann also drinnen wie draußen durchgeführt werden.

EP-2 »Der Sumpf des Todes«

Ziel	Kennenlernen, Kooperation, soziale Hemmungen in der Gruppe abbauen
Material	Altes Skateboard, viele lange (drei bis vier Meter) und kürzere Seile, Box-Handschuhe oder alte Handschuhe, eventuell Augenbinden
Quelle	Gilsdorf, V. (2004, S. 282): »Die Überquerung des Dschungelflusses«. Abenteuer Schule. (1. Aufl.). Augsburg: Ziel-Verlag.
Anleitung	Ähnlich wie bei der EP-Übung »Eisschollen« geht es auch bei »Sumpf des Todes« darum, durch Kooperation und Zusammenarbeit als ganze Gruppe von A nach B zu gelangen. Zu den Regeln: Das einzige »Gefährt«, mit dem die Jugendlichen den »Sumpf des Todes« überqueren können, ist das Skateboard. Zudem gibt es Handschuhe, die jedoch nur einmal verwendet werden dürfen. Auch hier geht es darum, dass die Jugendlichen eine Lösung finden, wie sie den »Sumpf« als Hindernis überqueren können. Was passiert, wenn jemand vom Skateboard fällt oder den Sumpf mit den Händen berührt? Hier sollte im Vorfeld der Schweregrad der Übung festgelegt werden. Berührt beispielsweise der überquerende Jugendliche den Boden, so muss dieser zurück (einfache Regel), es kann aber auch sein, dass zusätzlich noch ein weiterer Jugendlicher den Weg zurück antreten muss, der den Sumpf bereits überquert hatte. Es kann aber auch die Regel gelten, dass alle zurückmüssen oder die betreffende Person »erblindet« (deshalb die Augenbinden). Was ist mit den Seilen? Die Seile dürfen ebenfalls den Boden berühren. Die Therapeuten fungieren als Schiedsrichter. Sie passen auf, dass sich die Jugendlichen an die Regeln halten. Wie kann das Spiel eingeleitet werden? Der Kreativität wird freier Lauf gelassen. Es bietet sich an, die Aufgabe damit einzuleiten, dass die Jugendlichen im Dschungel gestrandet sind und nun den »Sumpf des Todes« überqueren müssen, um aus dem Dschungel entfliehen zu können. Der Abstand zwischen A und B sollte mindestens zehn Meter betragen. Der Weg kann sich auch durch die Therapiezimmer durchziehen. Sollte es zwischen A und B aufgrund der Räumlichkeiten eine Abbiegung geben, müssen eben die Spielregeln angepasst werden. Die Übung kann drinnen wie draußen durchgeführt werden.

EP-3 »Bermudadreieck«

Ziel	Kennenlernen, Kooperation, soziale Hemmungen in der Gruppe abbauen
Material	Kreppband für das Bermudadreieck
Quelle	Heldt, U. (2012, S. 58): »Bermuda-Dreieck«. Richtig handeln bei Schülermobbing: Erprobte Interventionsmaßnahmen für die ganze Klasse. Buxtehude: AOL-Verlag.
Anleitung	Das »Bermudadreieck« wird mit dem Kreppband auf den Boden geklebt. Jede Seite sollte circa zwei Meter lang sein. Ziel des Spiels ist es, sich gegenseitig in das »Bermudadreieck« zu ziehen. Das heißt, die Jugendlichen stellen sich um das »Bermudadreieck« auf und nehmen sich an die Hände. Der Therapeut gibt ein Signal, daraufhin müssen die Jugendlichen versuchen, sich gegenseitig in das Bermudadreieck zu ziehen. Wer mit dem Fuß das »Bermudadreieck« (und dazu gehören auch die Linien aus Kreppband) berührt, scheidet aus. Als weitere Regel gilt, dass man sich aus dem Handgriff nicht selbst lösen darf, um damit zu vermeiden, in das »Bermudadreieck« gezogen zu werden. Die letzten beiden Übriggebliebenen gewinnen. Es sei denn, es handelt sich um großgewachsene Jugendliche, dann kann auch der erste Platz ausgespielt werden. Sonst gibt es zwei Sieger. Wiederholt man das Spiel, lernen die Jugendlichen sehr schnell, dass es sich lohnen kann, zunächst mit vereinten Kräften, die stärksten Jugendlichen in der Gruppe gemeinsam »auszuschalten«, um selbst eine bessere Chance auf den Sieg zu haben. Die Aufgabe der Therapeuten besteht wieder darin, als Schiedsrichter aufzutreten und als Motivator, sollte die Gruppe arg gehemmt sein.

EP-4 »Partnerinterview«

Ziel	Kennenlernen, soziale Hemmungen in der Gruppe abbauen
Material	Keines
Quelle	Partnerinterviews findet man online sowie in diversen Fachbüchern in einer Vielzahl unterschiedlicher Varianten
Anleitung	Das Partnerinterview dient dem gegenseitigen Kennenlernen der Jugendlichen. Die Jugendlichen bilden dafür Paare und sollen sich jeweils drei Minuten gegenseitig interviewen (Name, Alter, Hobbies, Macken, Besonderheiten, Interessen etc.). Der Therapeut behält die Zeit im Auge und gibt nach drei Minuten den Wechsel vom Interviewer zum Interviewten bekannt. Ziel ist es, seinen Interviewpartner im Anschluss an das Interview der Gruppe bestmöglich vorstellen zu können. Dafür beginnt im nächsten Schritt ein Jugendlicher mit der Vorstellung seines Interviewpartners. Dies geht dann reihum so weiter. Hinweis: Bei Gruppen, die sich schon länger kennen, kann diese Übung inhaltlich variieren, zum Beispiel »Findet im gegenseitigen Interview eine liebevolle Macke des Gegenübers heraus« oder »Interviewt euch über euren größten Traum«.

EP-5 »Decke wenden«

Ziel	Kennenlernen, Koordination, Kooperation, soziale Hemmungen in der Gruppe abbauen
Material	Decke oder Plane; gegebenenfalls Kreppband, um die Decke zu verkleinern
Quelle	Online über verschiedene Seiten abrufbar unter dem Titel »Fliegender Teppich« (Kooperationsspiel)
Anleitung	Für die Übung »Decke wenden« finden sich auch im Internet zahlreiche Anleitungen. Diese ist im Grunde rasch erklärt. Die Jugendlichen stehen auf der Plane beziehungsweise Decke und müssen versuchen, diese zu wenden, ohne von der Plane/Decke herunter zu treten. Der Boden darf dabei nicht mit einem Körperteil (meistens Hände oder Füße) berührt werden. Der Schweregrad der Übung wird durch die Größe der Decke/Plane bestimmt und dadurch, wie streng die Regeln ausgelegt werden. Eine strenge Auslegung sähe so aus, dass die Übung von Neuem begonnen werden muss, wenn einer der Jugendlichen den Boden berührt. Eine mildere Regelauslegung könnte beispielsweise darin bestehen, dass die Jugendlichen drei Freilose haben, was das Berühren des Bodens betrifft.

EP-6 »Der schwebende Ball«

Ziel	Kennenlernen, soziale Hemmungen in der Gruppe abbauen
Material	Ein großer Ring (zum Beispiel Vorhangring), dünne Schnüre (zum Beispiel Paketschnur, Wolle), je nach Raumgröße zwischen 150-200 cm, eine Schnur pro Teilnehmer, zwei Flaschen ohne Deckel (zum Beispiel Wasserflaschen aus Glas), einen Ball (zum Beispiel Tennisball), am besten einen geräumigen Gruppenraum oder Garten
Quelle	Reiners, A. (2005, S. 155): »Bullring«. Praktische Erlebnispädagogik. Neue Sammlung handlungsorientierter Übungen für Seminar und Training. Band 2. (1. Aufl.). Augsburg: Ziel-Verlag.
Anleitung	Diese Übung dient dem Teamwork und der Achtsamkeit. Der Therapeut bindet für jeden Teilnehmer eine Schnur an den Ring. Die Flaschen werden innerhalb des Raums im Abstand von drei bis vier Metern aufgestellt. Über eine Flasche (Ausgangsflasche) wird der Ring gestülpt und der Ball wird auf die Flaschenöffnung gelegt. Jeder Jugendliche darf ein Schnurende in die Hand nehmen (das andere ist am Ring befestigt). Die Jugendlichen erhalten nun den Auftrag, durch Teamwork den Ball von der Ausgangsflasche zur Zielflasche schweben zu lassen. Dabei dürfen sie nur die Schnüre berühren und bewegen, nicht aber den Ball oder die Flasche anfassen. Der Ball darf nicht vom Ring fallen und die Flaschen dürfen nicht umkippen, sonst muss nochmal an der Startposition begonnen werden. In der Regel erhält die Gruppe dafür eine Übungszeit von 15 Minuten. Danach gibt es drei Versuche, um die Aufgabe mit dem Therapeuten als Jury zu bewältigen. Der Ball schwebt durch gemeinsame Spannung der Schnüre und kann durch gemeinsames Vorangehen in Richtung Zielflasche bewegt werden. Die Jugendlichen müssen sich hierbei gut absprechen, achtsam sein und sich in ihren Bewegungen abstimmen.

EP-7 »Der blinde Schwertkämpfer«

Ziel	Bewegung, Geschick, Selbstvertrauen, spielerischer Umgang mit eigenen Stärken und Schwächen
Material	Eine Schwimmnudel, ein langes oder mehrere kleine Seile für einen Kreis mit einem Durchmesser von fünf bis sieben Metern, Wäscheklammern, kleine Zettel für Stärken und Schwächen, Augenbinde
Quelle	Uns unbekannt; erstmalig durchgeführt im Rahmen von Erlebnispädagogik und Schule, Hönig, M. & Sedlacek, F., IG-Feuerwache, München, 2007.
Anleitung	Die Übung dient der Hinführung zum Thema »Ressourcen, eigene Stärken und Schwächen«. Die Übung kostet aber auch Zeit, wenn es sich um eine Großgruppe (circa acht Personen) handelt. Was wichtig ist, die Übung braucht in der Regel zwei Therapeuten, da ein Therapeut die Rolle »des blinden Schwertkämpfers« übernehmen muss. Fehlt der zweite Therapeut, muss man sich gut auf die Gruppe verlassen können. Ein Jugendlicher als »blinder Schwertkämpfer« ist zum Teil problematisch, da dieser dann nicht seine Stärken vom »blinden Schwertkämpfer« holen beziehungsweise seine Schwächen bei diesem abgeben kann. Zudem braucht es Fingerspitzengefühl, wie man mit den Anschleichversuchen der Jugendlichen umgeht – sie also auch gewinnen lässt. Bei dieser Übung geht es nicht um die Erhöhung der Frustrationstoleranz, sondern darum, die eigene Wirksamkeit zu stärken. Die Regeln: Jeder Jugendliche erhält zunächst einen Zettel und notiert auf diesen zwei seiner eigenen Stärken. Danach lesen die Jugendlichen ihre Stärken reihum vor, nehmen Bezug zum Alltag (»Meine Stärken kommen zum Einsatz, wenn ich ...«) und tauschen den Stärken-Zettel symbolisch gegen eine Wäscheklammer aus. Der Therapeut legt das Spielfeld, den Kreis, mit einem Seil aus. Das Spielfeld darf immer nur von einem Kämpfer betreten werden, der sich dann mit dem »blinden Schwertkämpfer« misst. Ist der Kreis ausgelegt und hat jeder Jugendliche seine Wäscheklammer, so begibt sich der »blinde Schwertkämpfer« in die Mitte des Spielfelds. Die Jugendlichen befestigen ihre Wäscheklammer am »blinden Schwertkämpfer« (dafür bedarf es natürlich der passenden Kleidung). Haben das alle Jugendlichen getan, werden dem »blinden Schwertkämpfer« die Augen verbunden. Danach kann es losgehen. Der zweite Therapeut leitet ein: »Kämpfer im Feld!«, sodass der »blinde Schwertkämpfer« weiß, wann sich jemand annähert. Nun geht es darum, dass der Jugendliche versucht, sich seine Stärken vom »blinden Schwertkämpfer« zurückzuholen. Dafür muss er leise sein und sich anschleichen. Der »blinde Schwertkämpfer« lauscht und »teilt« mit der Schwimmnudel aus. Letztendlich ist es aber das Ziel, dass jeder Jugendliche es schafft (Fingerspitzengefühl!). Wird ein Jugendlicher von der Schwimmnudel, dem Schwert des »blinden Kämpfers«, getroffen, muss er raus und ein anderer Jugendlicher betritt das Spielfeld.

	Der getroffene Jugendliche bekommt im weiteren Verlauf nochmals Chancen, sich seine Stärke zurückzuholen. Die erste Runde der Übung ist beendet, wenn alle Jugendlichen sich ihre Stärken zurückgeholt haben. An dieser Stelle kann die Übung beendet werden (je nach Zeit) oder die zweite Runde eingeläutet werden. Die Jugendlichen bekommen die Aufgabe, nun zwei Schwächen auf die Zettel zu schreiben und sie dann reihum mit dem jeweiligen Bezug zum Alltag vorzulesen. Auch hier tauschen sie die Schwächen jeweils symbolisch gegen eine Wäscheklammer aus. Nun besteht die Aufgabe darin, die Wäscheklammer am »blinden Schwertkämpfer« festzumachen. Das ist die schwierigere Aufgabe. Man braucht also einen toleranteren »blinden Schwertkämpfer«. Des Weiteren ist es hier sehr wichtig, dass der »blinde Schwertkämpfer« Kleidung trägt, an der man seine Wäscheklammer gut befestigen kann.

EP-8 »Das Besondere an mir«

Ziel	Kennenlernen, Förderung von Selbstvertrauen, Ressourcenaktivierung
Material	Keines
Quelle	Reiners, A. (2005, S. 51): in Anlehnung an »Besonderheiten«. Praktische Erlebnispädagogik. Neue Sammlung handlungsorientierter Übungen für Seminar und Training. Band 2. (1. Aufl.). Augsburg: Ziel-Verlag.
Anleitung	Die Jugendlichen und der Therapeut bilden einen Stuhlkreis und alle stehen auf. Der Therapeut kann hier beispielhaft mit der Übung beginnen und eine Besonderheit von sich vorstellen, beispielsweise »Ich habe alle Harry Potter Bücher gelesen«. Die Jugendlichen, die diese »Besonderheit« ebenfalls aufweisen (also auch alle Harry Potter Bücher gelesen haben), bleiben stehen, die restlichen Jugendlichen setzen sich auf ihre Stühle. Nun versucht der Therapeut, seine Besonderheit weiter zu differenzieren beziehungsweise eine weitere Besonderheit an sich zu nennen, die kennzeichnend für ihn ist – zum Beispiel »Ich habe alle Harry Potter Bücher in Englisch gelesen« oder »Ich habe alle Harry Potter Bücher in Englisch und jeden Band innerhalb von drei Tagen gelesen«. Wieder setzen sich die Jugendlichen hin, die mit dieser Besonderheit nicht mithalten können, der Rest bleibt stehen. Die Benennung von Besonderheiten geht so weit, bis der »Vorsteller« alleine in der Runde steht – mit seiner ganz speziellen Besonderheit. Danach stehen alle wieder auf und der nächste Teilnehmer beginnt mit der Benennung seiner Besonderheit. Besonderheiten können ganz einfach Erscheinungsmerkmale und Interessen sein oder auch etwas weniger offensichtliche Kennzeichen wie zum Beispiel gemachte Erfahrungen oder Charaktereigenschaften. Hinweis: Nicht allen Jugendlichen gelingt die Benennung von persönlichen Besonderheiten beziehungsweise die Differenzierung, bis nur noch sie selbst übrig sind. Hier kann als Endzustand auch eine kleine Gruppe mit einer gemeinsamen Besonderheit übrigbleiben.

EP-9 »Freeze«

Ziel	Abbau sozialer Hemmungen und Stärkung der Selbstwirksamkeit
Material	Keines
Quelle	Uns unbekannt; Übung aus dem Improvisationstheater nach Sabine Reiff
Anleitung	Die Jugendlichen bilden mit ihren Stühlen einen halben Stuhlkreis. An der offenen Seite befindet sich die Bühne. Die Bühne wird durch zwei Stühle abgetrennt. Diese beiden Stühle stehen mit dem Rücken zur Bühne und sind somit zum halben Stuhlkreis hin ausgerichtet. Ablauf: Zwei Jugendliche betreten die Bühne, zwei Jugendliche nehmen auf den beiden Stühlen davor Platz, die anderen vier Jugendlichen (wenn man von einer Gruppe mit acht Jugendlichen ausgeht) sitzen im Stuhlkreis. Die beiden Jugendlichen auf der Bühne bekommen nun den Auftrag, eine Szene zu improvisieren. Beispiel: »Ihr seid alte Bekannte und trefft euch zufällig im Kaufhaus. Jedoch schuldet Jugendlicher A dem anderen 100 Euro.« Daraufhin kommt das Kommando »Aktion«. Die Jugendlichen legen mit ihrer Impro-Show los. Mitten in der Szene ruft der Therapeut »Freeze!!!«. Das bedeutet, die Jugendlichen bleiben in der Position eingefroren verhaftet. Nun kommen die beiden Jugendlichen an die Reihe, die auf den beiden Stühlen vor der Bühne saßen. Sie nehmen exakt die gleiche Position ein wie die beiden »eingefrorenen« Jugendlichen. Die zuvor an der Reihe gewesenen Jugendlichen nehmen im halben Stuhlkreis Platz, zwei Jugendliche aus dem Stuhlkreis rücken auf und setzen sich auf die beiden Stühle vor der Bühne. Der Therapeut ruft »Aktion« und das Schauspiel geht weiter. Dabei ist es wichtig, dass die beiden Schauspieler nun zwar die Position der vorherigen Schauspieler eingenommen haben, aber aus der Szene (»Bekannte treffen sich«) eine neue Szene machen, je nach Kreativität und Spiellust. Wichtig! Der Therapeut lässt die Jugendlichen nicht zu lange spielen, er unterbricht immer wieder mit »Freeze« und leitet damit schnelle Wechsel der Schauspieler und Szenen ein. Die Jugendlichen sollten mehrmals auf der Bühne spielen, die Paare können auch wechseln, sodass die Jugendlichen ihre Impro-Show mit unterschiedlichen Mitspielern darbieten. Wie soll ich die Übung anleiten? Am besten erklärt man die Regeln und den Ablauf und fängt dann sofort an zu spielen. Es sollte darauf geachtet werden, dass nicht eine Szene weitergespielt wird, sondern dass eine neue Szene aus der Haltung der jeweils vorherigen Schauspieler entsteht. Es ist auch nicht erlaubt, dass man zwar die Körperhaltung einnimmt, dann aber eine vorher abgesprochene Szene spielt.

EP-10 »Das Netz, das mich trägt«

Ziel	Teamwork, gegenseitiges Vertrauen und Übernahme von Verantwortung füreinander
Material	Zahlreiche Seile
Quelle	Reiners, A. (2005, S. 110): »Sicherheit«. Praktische Erlebnispädagogik. Neue Sammlung handlungsorientierter Übungen für Seminar und Training. Band 2. (1. Aufl.). Augsburg: Ziel-Verlag.
Anleitung	Die Jugendlichen erhalten die Seile und den Auftrag, daraus ein möglichst großes und tragfähiges Netz zu knüpfen. Dieses soll so stabil und sicher sein, dass sich am Ende ein freiwilliger Teilnehmer hineinlegen und schaukeln lassen kann. Bei einer mutigen und starken Gruppe mit gutem Geschick in der Netzarbeit kann der Freiwillige auch mit Anlauf hineinspringen! Die Gruppe bekommt dafür 30 Minuten Zeit. Danach wird die Tragfähigkeit des Netzes demonstriert und die Sicherheit (Dichte des Netzes, Knoten, Größe) sowie die sichere Umsetzung überprüft.

EP-11 »Schatzkiste«

Ziel	Stabilisierung, Ressourcenaktivierung nach besonders emotional aufwühlenden Stunden
Material	Am besten im Park oder Garten beziehungsweise in einem großen Raum, der sinnliche Erfahrungen zulässt
Quelle	Uns unbekannt; ähnliche ressourcenorientierte Übungen finden sich bei Reddemann, L. (2004): Eine Reise von 1000 Meilen beginnt mit dem ersten Schritt. Seelische Kräfte entwickeln und fördern. (1. Aufl.). Freiburg: Verlag Herder.
Anleitung	Gemeinsam mit den Jugendlichen wird ein Spaziergang im Freien unternommen. Während dieses Spaziergangs sollen sie bewusst wahrnehmen, was sie sehen, hören, riechen, was ihnen ins Auge fällt, welche Gedanken sie damit verknüpfen (»Der Wind im Haar«, »der Geruch von gemähtem Gras«, »die Kieselsteine unter den Schuhsohlen« etc.). Die Jugendlichen sollen sich ein paar Minuten lang darauf konzentrieren und sich achtsam dem Spaziergang hingeben. Während des weiteren Spaziergangs sollen sie sich an ein ganz besonders schönes und einprägsames Erlebnis aus ihrem Leben erinnern (zum Beispiel ein schöner Strandurlaub, ein Ausflug mit der Familie) und sich dieses nochmal ganz bewusst in Erinnerung rufen (»Nach was hat es dort gerochen?«, »Wie hat sich der Sand und die Sonne angefühlt?«, »Mit wem war ich dort?«, »Was hat mir besonders gut gefallen?« etc.). Wenn die Erinnerung klar und lebendig vor dem inneren Auge steht, wird sie als etwas ganz Besonderes in eine imaginäre innere Schatzkiste gepackt. Von dort kann sie jederzeit herausgeholt und neu erlebt werden kann. Der Therapeut gibt Anleitung für das Einpacken in die Schatzkiste, ebenso für ihr Verschließen und die Möglichkeit, sie erneut zu öffnen. Im Anschluss setzen sich die Jugendlichen zusammen und können der Gruppe von ihrer schönen Erinnerung berichten und erzählen, was sie damals erlebt haben. Selbstverständlich können die Jugendlichen ihre persönliche Erinnerung auch für sich behalten. Das Erzählen in der Gruppe ist freiwillig. Hinweis: Manche Jugendliche werden vielleicht keine schöne Erinnerung finden. Diese können dann im Hier und Jetzt des Spaziergangs eine schöne Szene (zum Beispiel ein buntes Blumenbeet, spielende Hunde, verschlungene Baumstämme) in ihren Einzelheiten wahrnehmen, sie in ihrer Schatzkiste ablegen und den anderen davon berichten. Hinweis: Wenn es keinen Park, Garten oder schönen Ort in unmittelbarer Nähe gibt, kann statt des Spaziergangs auch eine Phantasiereise durch eine schöne Landschaft vom Therapeuten angeleitet werden. Im Anschluss können die Jugendlichen sich ein schönes und einprägsames Erlebnis vorstellen und dieses dann wie oben beschrieben in ihre Schatzkiste packen.

EP-12 »Den Augenblick verändern«

Ziel	Aufmerksamkeitsfokus verlagern nach emotional aufwühlenden Themen
Material	Kleine handliche Softbälle (faustgroß), besser sind Wurfsäckchen in zwei unterschiedlichen Farben
Quelle	Auer, A. K. von & Bohus, A. (2017, S. 96): in Anlehnung an »Hirnflickflacks«. Skilltraining für Jugendliche mit Problemen der Gefühlsregulation. Das Therapeutenmanual (1. Aufl.). Stuttgart: Schattauer Verlag.
Anleitung	Die Jugendlichen bilden einen Kreis. Man fängt mit einem Wurfsäckchen an. Jugendlicher A wirft zu B, B zu C und so weiter, bis der letzte Jugendliche wieder zu A geworfen hat. Die Jugendlichen haben die Aufgabe, sich die Reihenfolge zu merken. Das heißt, als Jugendlicher muss ich wissen, zu wem ich werfen muss. Man wiederholt die Runde mehrmals. Das zweite Wurfsäckchen mit einer anderen Farbe läutet die Gegenrichtung ein. Das heißt, Jugendlicher A wirft zu dem Jugendlichen, von dem er normalerweise sein Säckchen bekommt. Somit entstehen zwei Wurfwege – vorwärts und rückwärts. Die Aufgabe der Jugendlichen besteht also nun darin, sich die Jugendlichen zu merken von denen sie die Säckchen bekommen. Die Übung kann gesteigert werden, indem man weitere Säckchen ins Spiel bringt. Die Farben bestimmen damit die Richtung. Die Jugendlichen werden sich automatisch auf einen Rhythmus festlegen und ihre Aufmerksamkeit ganz auf das Werfen und Fangen sowie auf die Koordination, aus welcher Richtung das Wurfsäckchen kommt, richten. In der Reflexion kann man nun die Fähigkeit zur Aufmerksamkeitsverlagerung besprechen und einen Alltagstransfer einleiten.

EP-13 »Lass etwas entstehen«

Ziel	Auflockerung und Förderung spontanen Handelns
Material	Keines
Quelle	Uns unbekannt, Übung aus dem Improvisationstheater
Anleitung	Die Jugendlichen und der Therapeut stehen in einem großen Kreis. Der Therapeut leitet die Übung ein, indem er erklärt, dass gleich ein imaginativer Gegenstand herumgegeben wird, welcher sich bei jeder Person in etwas anderes verwandeln kann, was diese dann wiederum weiterreicht. Die Jugendlichen werden dazu ermuntert, kreativ zu sein und sich Verwandlungen des Gegenstandes zuzutrauen. Der Therapeut macht den Anfang. Er spielt pantomimisch, dass er eine schwere große Kiste aufhebt und diese an den Jugendlichen rechts von ihm weitergibt. Dieser Jugendliche nimmt die imaginierte schwere Kiste entgegen und verwandelt sie durch eine Bewegung in etwas anderes, beispielsweise trägt er sie plötzlich als Rucksack auf dem Rücken. Dann nimmt er pantomimisch den Rucksack ab und reicht ihn an den Jugendlichen rechts von ihm weiter. Dieser greift den Gegenstand auf und verwandelt ihn zum Beispiel in eine kleine leichte Kugel. Diese Kugel reicht er dann an seinen rechten Nachbarn weiter. So geht es über mehrere Runden.

EP-14 »Schwebender Stock«

Ziel	Achtsamkeit und gegenseitige Abstimmung
Material	Einen langen Stock oder Stab (zum Beispiel Zeltstange, Zeigestab, Bambusstock)
Quelle	Die Übung findet man im Internet unter dem Schlagwort »Schwebender Stock« (Kooperationsspiel).
Anleitung	Die Jugendlichen sollen sich in zwei Reihen gegenüberstellen und eine Gasse bilden. Der Abstand wird so gewählt, dass die Jugendlichen ihre Ellbogen am Körper anwinkeln und die Arme mit ausgestreckten Fingern nach vorne strecken. Alle Finger sollten dabei eine Linie bilden. Der Therapeut legt nun den Stock auf die Linie der ausgestreckten Finger. Die Gruppe erhält den Auftrag, den Stock gemeinsam auf den Boden absinken zu lassen und ihn auch wieder nach oben zu bringen. Der Stock darf nicht herunterfallen oder in die Hand genommen werden. Eine gemeinsame gleichmäßige Bewegung des Stockes erfordert hohe Achtsamkeit, gegenseitige Abstimmung und Absprache und bedarf meist einiger Übungsdurchläufe. Die Übung kann erschwert werden, indem die Regel gilt, dass die Jugendlichen während der Performance (den schwebenden Stock zum Boden bringen) nicht reden dürfen. Für die Planung dürfen sich die Jugendlichen natürlich verbal austauschen.

EP-15 »Kofferpacken der Gefühle«

Ziel	Kennenlernen von verschiedenen Gefühlen
Material	Flipchart oder Tafel, dicke Filzstifte (in zwei Farben)
Quelle	Uns unbekannt
Anleitung	Die Gruppe der Jugendlichen wird in zwei Teams aufgeteilt. Diese sitzen so zusammen, dass sie sich gut absprechen können. Der Therapeut leitet die Übung ein, indem er ein Gefühl an das Flipchart schreibt (zum Beispiel Wut) und erklärt, dass das nächste Gefühl, das am Flipchart gesammelt wird, mit dem letzten Buchstaben des vorherigen Gefühls beginnen muss (also »T« zum Beispiel für Trauer). Die Aufgabe der beiden Teams besteht darin, abwechselnd ein Gefühl nach dieser Vorgabe an das Flipchart zu schreiben. Fällt einer Gruppe keines mehr ein, darf die andere Gruppe weitermachen. Das Spiel kann so lange gespielt werden, bis das Flipchart vollgeschrieben ist oder den Teams keine Gefühle mehr einfallen. So entsteht eine Sammlung verschiedener Gefühle (zum Beispiel: Wut, Trauer, Reue, Euphorie, Enttäuschung, Gelassenheit etc.). Kennt sich die Gruppe schon besser und ist so gestärkt, dass sie mit einer Wettkampfsituation konfrontiert werden kann, lässt sich diese Übung auch als Wettbewerb gestalten. Hierbei geht es dann darum, wer mehr Gefühle nach der oben beschriebenen Regel an die Tafel geschrieben hat. Außerdem gilt die Regel, dass derjenige aufstehen darf, dem ein Gefühl einfällt. Achtung: Der Jugendliche, der gerade ein Gefühl an die Tafel geschrieben hat, muss sich zuerst wieder hinsetzen, bis er erneut zur Tafel gehen darf.

EP-16 »Pantomime der Gefühle«

Ziel	Kennenlernen und Differenzierung verschiedener Gefühlen
Material	Optional: Gefühlskarten
Quelle	Görlitz, G., (2009, S. 84): »Wie fühlst du dich?«. Psychotherapie für Kinder und Jugendliche. (1. Aufl.). Stuttgart: Klett-Cotta.
Anleitung	Die Jugendlichen bilden mit ihren Stühlen ein Publikum mit Blick auf eine »Bühne«. Jeder Jugendliche erhält den Auftrag, sich ein Gefühl zu überlegen, das er pantomimisch darstellen möchte. Ein Jugendlicher beginnt und versucht, sein Gefühl durch Körperausdruck, Gestik und Mimik so deutlich wie möglich darzustellen. Die Gruppe versucht, das Gefühl zu erraten. Wird das richtige Gefühl genannt, macht ein anderer Jugendlicher weiter. So können verschiedene Gefühle und Gefühlsausdrücke verdeutlicht werden. Hinweis: Gefühlskarten werden optional als Hilfestellung ausgegeben, wenn die Differenzierungsfähigkeit von Gefühlen noch nicht ausreichend vorhanden ist. Hinweis: Trauen sich einzelne Teilnehmer noch nicht, sich vor der Gruppe darzustellen, kann die Übung auch in eine Partnerübung umgewandelt werden.

EP-17 »Schrei durch die Wand«

Ziel	Abbau sozialer Hemmungen, Stimme und Wahrnehmung fordern und fördern
Material	Keine
Quelle	Uns unbekannt
Anleitung	Die Jugendlichen bilden drei Gruppen und werden wie folgt aufgeteilt: Gruppe A (»die Schreihälse«) steht in einer Ecke des Raumes, Gruppe C (»die Zuhörer) in einer gegenüberliegenden Ecke des Raumes, dazwischen wird Gruppe B (»die Blockierer«) platziert. Die Aufgabe der Gruppe A besteht nun darin, sich ein Wort zu überlegen, das bei Gruppe C ankommt (keine Schimpfwörter, es sei denn, dies ist therapeutisch gewollt – was bei manchen stark gehemmten Jugendlichen durchaus sinnvoll sein kann). Die Aufgabe der Gruppe B ist es, so laut zu schreien, dass Gruppe A nicht durchkommt. Die einzelnen Gruppen rotieren. Wie die Rotation abläuft, obliegt den Therapeuten. Aus der Übung kann auch ein Wettkampf gemacht werden. Dann aber nur zwischen Gruppe A und B, sodass die Zuhörer unparteiisch bleiben.

EP-18 »Bataka-Kampf«

Ziel	Wettkampf, faire Regeln einhalten, sich durchsetzen
Material	Bataka-Schwerter
Quelle	Uns unbekannt; Bataka-Schwerter sind über den Fachhandel zu beziehen
Anleitung	Die Übung bietet sich für Klein- und Großgruppen an. Bei Großgruppen übernehmen andere Jugendliche die Schiedsrichterfunktion. Dann am besten immer zwei Schiedsrichter, sodass nicht ein Jugendlicher zum Buhmann wird. Die Schiedsrichter können natürlich genauso wechseln wie die Kämpfer. Ablauf: Beide Bataka-Kämpfer fordern sich gegenseitig zu einem fairen Kampf heraus. Beispielsweise könnte ein Jugendlicher sagen: »Ich, XY, fordere dich, XZ zu einem fairen Kampf heraus! Nimmst du die Herausforderung an?« Das wäre dann die pädagogische Anleitung des Spiels. Regeln: Gültig sind Schläge an Oberkörper und Beinen. Verboten sind Schläge auf den Kopf, Stechen auf Brusthöhe und in Höhe des Schambereichs. Ist ein Kämpfer getroffen, so sollte er dies zugeben beziehungsweise der Schiedsrichter muss ansagen, dass ein Treffer gelandet wurde. Dann müssen beide Kämpfer wieder in ihre Ecke zurück. Der Schiedsrichter fragt dann erneut, »Kämpfer bereit?« und das Spiel geht weiter. Eine Kampfrunde lässt sich noch verlängern beziehungsweise erschweren, wenn die getroffenen Körperteile »abfallen«, sprich, nicht mehr benutzt werden dürfen. So kämpft beispielsweise ein Jugendlicher auf einem Bein, während der andere nur noch einen Arm in Gebrauch hat oder auf den Knien kämpft.

EP-19 »Gordischer Knoten«

Ziel	Förderung der Achtsamkeit und Absprachefähigkeit
Material	Keine; gegebenenfalls Augenbinden
Quelle	Reiners, A. (2007), S. 93): »Gordischer Knoten«. Praktische Erlebnispädagogik. Neue Sammlung handlungsorientierter Übungen für Seminar und Training. Band 1. (1. Aufl.). Augsburg: Ziel-Verlag.
Anleitung	Die Jugendlichen bilden einen Kreis, sodass jeder, wenn er die Arme ausstreckt, Platz hat. Nun werden die Jugendlichen aufgefordert, ihre Augen zu schließen und mit verschlossenen Augen alle gleichzeitig in den Kreis zu treten. Sie sollen dabei die Hände der anderen Teilnehmer finden und ineinandergreifen. Jede Hand sollte mit der Hand eines anderen Teilnehmers verbunden sein. Dies darf und soll kreuz und quer geschehen. Wenn jeder einen »Anschluss« gefunden hat, werden die Augen wieder geöffnet. Nun ist ein Knoten (aus Armen und Händen) entstanden. Dieser soll von der Gruppe entknotet werden, ohne die Hände zu öffnen oder loszulassen. Der Zielzustand kann ein großer Kreis beziehungsweise mehrere kleine Kreise sein.

EP-20 »Ich? Nein du!«

Ziel	Abbau sozialer Hemmung, Selbststärkung, Förderung des eigenen Ausdrucks
Material	Keines
Quelle	Uns unbekannt, Übung aus dem Improvisationstheater nach Sabine Reiff
Anleitung	Die Gruppe steht im Kreis. Der Therapeut deutet zunächst auf sich, dann auf einen Jugendlichen und sagt: »Ich? Nein du!«. Der Jugendliche greift die Geste auf, macht es dem Therapeuten nach und deutet auf einen anderen Jugendlichen. Die Übung kann mehrere Runden dauern. Wichtig ist dabei, dass sich die Jugendlichen in Stimme, Geste und Mimik ausprobieren. Sie sollen überspitzt reagieren, den Körper als Ausdrucksmedium benutzen und vor allem mit der Sprache spielen.

EP-21 »Peinlich hoch drei«

Ziel	Abbau sozialer Hemmung, Selbststärkung, Förderung des eigenen Ausdrucks
Material	Flipchart
Quelle	Uns unbekannt
Anleitung	Die Jugendlichen üben sich in der Körperhaltung und Ausstrahlung folgender Typen: a) sozial unsicher, b) selbstsicher und c) überheblich bis aggressiv. Zunächst wird gemeinsam eine Zuschreibung hinsichtlich Körperhaltung, Gang, Mimik und des Verhaltens der drei Typen erarbeitet und eventuell auf ein Flipchart geschrieben. Nun erfolgt die Umsetzung, daher kommt auch der Titel der Übung. In der Regel ist es den Jugendlichen peinlich, diese Übung durchzuführen, denn sie müssen nun ja in die drei Rollen schlüpfen: »Wie tritt eine sozial unsichere, eine selbstsichere und eine überheblich-aggressive Person auf?« Die Übung soll dazu verhelfen, ein Gefühl für selbstsicheres, selbstunsicheres beziehungsweise überhebliches Auftreten zu bekommen. Es empfiehlt sich, als Therapeut als Modell voranzugehen, auch wenn es einem selbst unbehaglich ist.

EP-22 »Spinnennetz«

Ziel	Förderung der Problemlösefähigkeit, Mut und Einsatzfreude
Material	Zahlreiche Seile und zwei Bäume zum Befestigen der Seile (Abstand circa vier Meter)
Quelle	Reiners, A. (2007, S. 110): »Spinnennetz«. Praktische Erlebnispädagogik. Neue Sammlung handlungsorientierter Übungen für Seminar und Training. Band 1. (8. Aufl.). Augsburg: Ziel-Verlag.
Anleitung	Der Therapeut spannt und knüpft ein Spinnennetz zwischen den Bäumen. Dieses sollte circa einen halben Meter über dem Boden beginnen und eine Höhe von zwei Metern erreichen. Das Netz sollte so viele Löcher wie Teilnehmer haben. Die Löcher sollten sich auf unterschiedlichen Höhen befinden und so groß sein, dass eine Person hindurch passt. Die Gruppe erhält den Auftrag, alle Teilnehmer durch die Löcher des Spinnennetzes auf die andere Seite zu bringen. Dabei darf jedes Loch nur einmal benutzt werden. Das Berühren der Seile ist verboten. Geschieht dies, muss die gesamte Gruppe nochmal von vorne beginnen. Eine weniger strenge Regelauslegung wäre es, wenn beispielsweise nur ein weiterer Jugendlicher zurück auf die Ausgangsseite muss. Wer auf der anderen Seite angekommen ist, darf nur von dieser Seite aus Hilfestellung geben, jedoch nicht von der Ausgangsseite aus. Der Therapeut ist Schiedsrichter und verstärkt gute Versuche, clevere Überlegungen, stimmige Zusammenarbeit etc.

EP-23 »Pyramide aus Papier«

Ziel	Förderung der gemeinsamen Planungs- und Absprachefähigkeit
Material	Zahlreiche DIN-A4-Blätter, Kleber, Scheren, Kreppband oder Ähnliches
Quelle	Uns unbekannt; ähnliche Übungen findet man im Internet unter dem Schlagwort »Papier-Pyramide« (Kooperationsspiele)
Hinweis	Die Übung kann als Gemeinschaftsübung einer ganzen Gruppe oder als Wettkampf von zwei Teams durchgeführt werden.
Anleitung	Die Jugendlichen erhalten eine bestimmte Anzahl von Papieren und den Auftrag, daraus eine Pyramide zu bauen. Zusätzliches Material wie etwa Gegenstände dürfen nicht verwendet werden. Für den Bau der Pyramide bekommen die Jugendlichen 20-30 Minuten Zeit. Im Anschluss wird die Pyramide auf Stabilität, Optik und Besonderheiten überprüft. Im Falle eines Wettbewerbs wird der Gewinner anhand dieser drei Kriterien gekürt.

LITERATURVERZEICHNIS

Achenbach, T. M. (1991). *Manual for the Child Behavior Checklist/4-18 and 1991 Profile*. Burlington: University of Vermont, Department of Psychiatry.

Allen, J. G. & Fonagy, P. (Hrsg.). (2009). *Mentalisierungsgestützte Therapie: Das MBT-Handbuch – Konzepte und Praxis*. Stuttgart: Klett-Cotta.

Arbeitsgruppe Deutsche Child Behavior Checklist. (1998). *Fragbogen für Jugendliche; deutsche Bearbeitung der Youth Self-Report Form der Child Behavior Checklist (YSR). Einführung und Anleitung zur Handauswertung* (2. Aufl. mit deutschen Normen, bearbeitet von Döpfner, M; Plück, J; Bölte, S; Lenz, K; Melchers, P; Heim, K). Köln: Arbeitsgruppe Kinder-, Jugend- und Familiendiagnostik (KJFD).

Aronson, E., Wilson, T. D. & Akert, R. M. (2008). *Sozialpsychologie* (1. Aufl.). München: Pearson Studium.

Asendorpf, J. B. (Hrsg.). (2005). *Enzyklopädie für Psychologie. Soziale, emotionale und Persönlichkeitsentwicklung* (Bd. 3). Göttingen: Hogrefe.

Auer, A. K. von & Bohus, A. (2017). *Skilltraining für Jugendliche mit Problemen der Gefühlsregulation: Das Therapeutenmanual* (1. Aufl.). Stuttgart: Schattauer.

Bachg, M. (2004). Microtracking in der Pesso-Therapie: Brückenglied zwischen verbaler und körperorientierter Psychotherapie. *Psychotherapie, 9* (2), 283-293.

Bachg, M. (2010). Feeling Seen: Einführung in eine körperorientierte Psychotherapie für Kinder, Jugendliche und ihre Eltern mit Transkript einer Sitzung. In: S. K. D. Sulz & S. Höfling (Hrsg.), *... und er entwickelt sich doch! Entwicklung durch Psychotherapie* (S. 277-312). München: CIP-Medien.

Backenstrass, M., Pfeiffer, N. & Marin, A. (2012). Emotionale Dysregulation bei affektiven Störungen. *Zeitschrift für Psychiatrie, Psychologie und Psychotherapie, 60* (3), 195-204.

Barnow, S. (2012). Emotionsregulation und Psychopathologie. *Psychologische Rundschau, 63* (2), 111-124.

Baumeister, H. & Härter, M. (2007). Körperliche Beschwerden bei Patienten mit psychischen Störungen: Systematisierung und psychotherapeutische Implikationen. *Zeitschrift für Psychiatrie, Psychologie und Psychotherapie, 55* (1), 9-19.

Baumeister, R. F., Vohs, K. D., DeWall, N. & Zhang, L. (2007). How Emotion Shapes Behavior: Feedback, Anticipation, and Reflection, Rather Than Direct Causation. *Personality and Social Psychology Review, 11* (167), 167-203.

Beck, A. T. (1976). *Cognitive therapy and the emotional disorders*. New York: Haper & Row.

Beelmann, A. & Schneider, N. (2003). Wirksamkeit von Psychotherapie bei Kindern und Jugendlichen: Eine Übersicht und Meta-Analyse zum Bestand und zu Ergebnissen der deutschsprachigen Effektivitätsforschung. *Zeitschrift für Klinische Psychologie und Psychotherapie, 32* (2), 129-143.

Beyer, A. & Lohaus, A. (2006). *Stressbewältigung im Jugendalter: Ein Trainingsprogramm*. Göttingen: Hogrefe.

Bischof, N. (2009). *Psychologie: Ein Grundkurs für Anspruchsvolle* (2. Aufl.). Stuttgart: Kohlhammer.

Blanz, B. & Schneider, S. (2008). Angststörungen. In: B. Herpertz-Dahlmann, F. Resch, M. Schulte-Marktwort & A. Warnke (Hrsg.), *Entwicklungspsychiatrie. Biopsychologische Grundlagen und die Entwicklung psychischer Störungen* (S. 744-770). Stuttgart: Schattauer.

Bohus, M., Herpertz, S. C. & Falkai, P. (2012). Modulare Psychotherapie – Rationale und Grundprinzipien. *Die Psychiatrie* (2), 89-97.

Bosch, O. G. & Wetter, T. C. (2012). Stress und Depression. In: H. Böker & E. Seifritz (Hrsg.), *Psychotherapie und Neurowissenschaften. Integration – Kritik – Zukunftsaussichten* (S. 352-387). Bern: Verlag Hans Huber.

Bowlby, J. (1973). *Attachment and loss: Attachment*. New York: Basic Books.

Brisch, K. H. (2011). *Bindungsstörungen: Von der Bindungstheorie zur Therapie* (11. Aufl.). Stuttgart: Klett-Cotta.

Brisch, K. H. & Hellbrügge, T. (Hrsg.). (2010). *Bindung, Angst und Aggression: Theorie, Therapie und Prävention*. Stuttgart: Klett-Cotta.

Brunner, R. & Resch, F. (2008). Dissoziative und somatoforme Störungen. In: B. Herpertz-Dahlmann, F. Resch, M. Schulte-Marktwort & A. Warnke (Hrsg.), *Entwicklungspsychiatrie. Biopsychologische Grundlagen und die Entwicklung psychischer Störungen* (S. 940-983). Stuttgart: Schattauer.

Buchholz, M.B. (2013). Aktuelle Entwicklungen in der Verhaltenstherapie – aus dem Blickwinkel der Psychoanalyse. *Verhaltenstherapie & Psychosoziale Praxis, 45* (1), 135-145.

Butollo, W. & Karl, R. (2016). *Dialogische Traumatherapie: Manual zur Behandlung der Posttraumatischen Belastungsstörung* (3. Aufl.). Stuttgart: Klett-Cotta.

Cassidy et al. (Hrsg.). (2008). *Handbook of attachment.* New York: Guilford Press.

Clark, D. M. & Wells, A. (1995). A cognitive model of social phobia. In: R. G. Heimberg, M. Liebowitz, D. Hope & F. Schneider (Hrsg.), *Social Phobia: Diagnosis, assessment, and treatment* (S. 69–93). New York: Guilford Press.

Cohn, R. (2016). Von der Psychoanalyse zur themenzentrierten Interaktion. Von der Behandlung einzelner zu einer Pädagogik für alle. 15. Auflage. Stuttgart: Klett-Cotta

Crick, N. R. & Dodge, K. A. (1994). A review and reformulation of social information-processing mechanisms in children's social adjustment. *Psychological Bulletin* (115), 74-101.

Damasio, A.R. (2003). *Der Spinoza-Effekt.* München: List Verlag.

Damasio, A.R. (2000). *Ich fühle, also bin ich: Die Entschlüsselung des Bewusstseins* (1. Aufl.). München: List Verlag.

Dattilio, F.M. (2013). *Kognitive Verhaltenstherapie mit Paaren und Familien.* Weinheim: Beltz Verlag.

Deutsche Gesellschaft für Verhaltenstherapie (Hrsg.). (1986). *Verhaltenstherapie: Theorien und Methoden.* Tübingen: DGVT.

Döpfner, M. (2000). Diagnostik und funktionale Analyse von Angst- und Zwangsstörungen bei Kindern und Jugendlichen: Ein Leitfaden. *Kindheit und Entwicklung, 9* (3), 143-160.

Dreher, E. & Dreher, M. (1985). Entwicklungsaufgaben im Jugendalter: Bedeutsamkeit und Bewältigungskonzepte. In: D. Liepmann & A. Stiksrud (Hrsg.), *Entwicklungsaufgaben und Bewältigungsprobleme in der Adoleszenz* (S. 56-70). Göttingen: Hogrefe.

Egle, U. T. (2010). Körperschmerz und Seelenschmerz: Die somatoforme Schmerzstörung als Langzeitfolge früher Stresserfahrungen. Konsequenzen für die Therapie. In: K. H. Brisch & T. Hellbrügge (Hrsg.), *Bindung, Angst und Aggression. Theorie, Therapie und Prävention* (S. 252-265). Stuttgart: Klett-Cotta.

Ellis, A. (1977). *Die rational-emotive Therapie: Das innere Selbstgespräch bei seelischen Problemen und seine Veränderung.* München: Pfeiffer.

Esser, G. (Hrsg.). (2011). *Lehrbuch der Klinischen Psychologie und Psychotherapie bei Kindern und Jugendlichen* (4. Aufl.). Stuttgart: Thieme.

Fegert, J. M., Streeck-Fischer, A. & Freyberger, H. J. (Hrsg.). (2009). *Adoleszenzpsychiatrie: Psychiatrie und Psychotherapie der Adoleszenz und des jungen Erwachsenenalters* (1. Aufl.). Stuttgart: Schattauer.

Fiedler, P. (2010). *Verhaltenstherapie mon amour: Mythos - Fiktion – Wirklichkeit.* Stuttgart: Schattauer.

Filipp, S. H. & Staudinger, U. M. (Hrsg.). (2005). *Enzyklopädie der Psychologie. Entwicklungspsychologie des mittleren und höheren Erwachsenenalters* (Bd. 6). Göttingen: Hogrefe.

Fischer, G. & Möller, H. (2006). *Psychodynamische Psychologie und Psychotherapie im Studiengang Psychologie: Vergangenheit - Gegenwart - Zukunft.* Kröning: Asanger Verlag (Kritischer Kommentar zur Festschrift anlässlich des 100jährigen Jubiläums der Deutschen Gesellschaft für Psychologie).

Fleischhaker, C., Sixt, B. & Schulz, E. (2010). *Dialektisch-behaviorale Therapie für Jugendliche: Ein Therapiemanual mit Arbeitsbuch auf CD.* Heidelberg: Springer.

Fonagy, P., Gergely, G., Jurist, E. L. & Target, M. (2011). *Affektregulierung, Mentalisierung und die Entwicklung des Selbst* (4. Aufl.). Stuttgart: Klett-Cotta.

Forgas, J. P., Baumeister, R. F. & Tice, D. M. (Hrsg.). (2009). *Psychology of Self-Regulation: Cognitive, Affective, and Motivational Process.* New York: Psychology Press Taylor & Francis Group.

Fröhlich, S. M. & Kuhl, J. (2003). Das Selbststeuerungsinventar: Dekomponierung volitionaler Funktionen. In: J. Stiensmeier-Pelster & F. Rheinberg (Hrsg.), *Diagnostik von Motivation und Selbstkonzept* (S. 222-257). Göttingen: Hogrefe.

Fydrich, T. & Schneider, W. (2007). Evidenzbasierte Psychotherapie. *Psychotherapeut, 52,* 55-68.

Geisler, U. & Muttenhammer, J. (2016). *Achtsamkeitsübungen mit Kindern und Jugendlichen in der Psychotherapie.* Paderborn: Junfermann Verlag.

(Gemeinsamer Bundesausschuss, Hrsg.). (2017). *Richtlinie des Gemeinsamen Bundesausschusses über die Durchführung der Psychotherapie (Psychotherapie-Richtlinie).* Zugriff am 01.08.2017. Verfügbar unter https://www.g-ba.de/downloads/62-492-1266/PT-RL_2016-11-24_iK-2017-02-16.pdf.

Gilsdorf, V. (2004). *Abenteuer Schule*. Augsburg: Ziel-Verlag.

Goletz, H., Yang, Y.-I., Suhr-Dachs, L., Walter, D. & Döpfner, M. (2013). Alltagswirksamkeit kognitiver Verhaltenstherapie bei Kindern und Jugendlichen mit Angststörungen in einer Ausbildungsambulanz. *Zeitschrift für Kinder- und Jugendpsychiatrie und Psychotherapie, 41* (4), 247-260.

Görlitz, G. (2009). *Psychotherapie für Kinder und Jugendliche*. Stuttgart: Klett-Cotta.

Grant, K. E., Compas, B. E., Stuhlmacher, A. F., Thurm, A. E., McMahon, S. D. & Halpert, J. A. (2003). Stressors and Child and Adolescent Psychopathology: Moving From Markers to Mechanisms of Risk. *Psychological Bulletin* (3), 447-466.

Graßl, S. (2014). *Analyse impliziter und expliziter Prozessfaktoren in der Psychotherapie: Eine empirische Studie zur Relevanz beider Faktoren bei der Strategisch-Behavioralen Therapie (SBT)*. München: CIP-Medien.

Grawe, K. (1998). *Psychologische Therapie* (1. Aufl.). Göttingen: Hogrefe.

Grawe, K. & Caspar, F. (2012). Allgemeine Psychotherapie. In: W. Senf & M. Broda (Hrsg.), *Praxis der Psychotherapie. Ein integratives Lehrbuch* (5. Aufl., S. 33-46). Stuttgart: Thieme.

Gray, J. A. (1987). *The psychology of fear and stress* (2. Aufl.). Cambridge: Cambridge University Press.

Greenberg, L. (2000). Von der Kognition zur Emotion in der Psychotherapie. In: S. Sulz & G. Lenz (Hrsg.), *Von der Kognition zur Emotion. Psychotherapie mit Gefühlen* (S. 77 – 110). München: CIP-Medien.

Groen, G. & Petermann, F. (2008). Was wirkt in der Therapie von Depression bei Kindern und Jugendlichen wirklich? *Kindheit und Entwicklung, 17* (4), 243-251.

Grossmann, K. E. & Grossmann, K. (2006). *Bindungen: das Gefüge psychischer Sicherheit* (3. Aufl.). Stuttgart: Klett-Cotta.

Hanswille, R. (2016). *Handbuch systemischer Kinder- und Jugendlichenpsychotherapie* (7. Aufl.). Göttingen: Vandenhoeck & Ruprecht.

Harrington, R. C. (2001). *Kognitive Verhaltenstherapie bei depressiven Kindern und Jugendlichen*. Göttingen: Hogrefe.

Hauke, G. (2009). Vom bedürfnisorientierten zum wertorientierten Mensch. In: S. K. D. Sulz & G. Hauke (Hrsg.), *Strategisch-Behaviorale Therapie (SBT). Theorie und Praxis eines innovativen Psychotherapieansatzes* (1. Aufl., S. 58-92). München: CIP-Medien.

Hauke, G. (2013). *Strategisch Behaviorale Therapie (SBT): Emotionale Überlebensstrategien – Werte – Embodiment* (1. Aufl.). Berlin, Heidelberg: Springer Verlag.

Hauke, G. (2010). Strategisch-Behaviorale Therapie (SBT): Von der Bindungserfahrung zur Strategie der Therapie. *Psychotherapie, 15* (1), 75-95.

Hautzinger, M. (2012). Neurobiologische Effekte der Psychotherapie depressiver Störungen. In: H. Böker & E. Seifritz (Hrsg.), *Psychotherapie und Neurowissenschaften. Integration - Kritik - Zukunftsaussichten* (S. 414-423). Bern: Verlag Hans Huber.

Hebing, M. (2012). *Evaluation und Prädiktion therapeutischer Veränderung im Rahmen der Strategisch-Behavioralen Therapie (SBT)*. München: CIP-Medien.

Heckhausen, J. & Heckhausen, H. (2010). Motivation und Handeln: Einführung und Überblick. In: J. Heckhausen & H. Heckhausen (Hrsg.), *Motivation und Handeln* (4. Aufl., S. 1-10). Berlin, Heidelberg: Springer Verlag.

Heim, C. & Nemeroff, C. B. (1999). The Impact of Early Adverse Experiences on Brain Systems Involved in the Pathophysiology of Anxiety and Affective Disorders. *Biological Psychiatry* (46), 1509-1522.

Heimberg, R. G., Liebowitz, M., Hope, D. & Schneider, F. (Hrsg.). (1995). *Social Phobia: Diagnosis, assessment, and treatment*. New York: Guilford Press.

Heldt, U. (2012). *Richtig handeln bei Schülermobbing: Erprobte Interventionsmaßnahmen für die ganze Klasse*. Buxtehude: AOL-Verlag.

Helmsen, J. (2011). *Einfluss emotionaler und sozial-kognitiver Prozesse auf das aggressive Verhalten bei Kindern im Kindergartenalter*. Dissertation, Universität Bremen. Bremen

Herpertz-Dahlmann, B., Resch, F., Schulte-Markwort, M. & Warnke, A. (Hrsg.). (2008). *Entwicklungspsychiatrie: Biologische Grundlagen und die Entwicklung psychischer Störungen* (2. Aufl.). Stuttgart: Schattauer.

Hofmann, N. & Hofmann, B. (2008). *Exposition bei Ängsten und Zwängen* (2. Aufl.). Weinheim: Beltz Verlag.

Hölling, H., Schlack, R., Petermann, F., Ravens-Sieberer, U. & Mauz, E. (2014). Psychische Auffälligkeiten und psychosoziale Belastungsfaktoren bei Kindern und Jugendlichen im Alter von 3 bis 17 Jahren in Deutschland: Prävalenz und zeitliche Trends zu 2 Erhebungszeitpunkten (2003-2006 und 2009-2012). *Bundesgesundheitsblatt* (57), 807-819.

Horn, A. & Pössel, P. (2013). Depression. In: T. In-Albon (Hrsg.), *Emotionsregulation und psychische Störungen im Kindes- und Jugendalter. Grundlagen, Forschung und Behandlungsansätze* (S. 217-232). Stuttgart: Kohlhammer.

Hoy, V.-U. (2014). *Evaluation des Strategisch-Behavioralen Therapiemoduls »Entwicklung als Therapie«*. München: CIP-Medien.

Hoyer, J. & Heinig, I. (2015). Wie sind Angststörungen verhaltenstherapeutisch zu behandeln?: Neue Entwicklungen. *Psychotherapie im Dialog* (2), 16-21.

Hurrelmann, K. (2006). *Einführung in die Sozialisationstheorie* (9. Aufl.). Weinheim: Beltz Verlag.

Hurrelmann, K. (2010). *Lebensphase Jugend: Eine Einführung in die sozialwissenschaftliche Jugendforschung* (10. Aufl.). Weinheim: Juventa.

Ihle, W., Jahnke, D. & Ahle, M. E. (2006). Depressive Störungen. In: F. Mattejat (Hrsg.), *Lehrbuch der Psychotherapie. Verhaltenstherapie mit Kindern, Jugendlichen und ihren Familien* (S. 649-663). München: CIP-Medien.

Joormann, J. & Unnewehr, S. (2002). *Behandlung der sozialen Phobie bei Kindern und Jugendlichen: Ein kognitiv-verhaltenstherapeutisches Gruppenprogramm*. Göttingen: Hogrefe.

Kagan, J., Reznick, J. S. & Snidman, N. (1988). Biological bases of childhood syhness. *Science* (240), 167-171.

Kanfer, F. H., Reinecker, H. & Schmelzer, D. (2012). *Selbstmanagement-Therapie* (5. Aufl.). Berlin, Heidelberg, New York: Springer Verlag.

Kegan, R. (1986). *Die Entwicklungsstufen des Selbst: Fortschritte und Krisen im menschlichen Leben* (1. Aufl.). München: Kindt Verlag.

Kendall, P. C. & Ronan, K. (1990). Assessment of children's anxieties, fears and phobias: Cognitive-behavioral models and methods. In: C. R. Reynolds & R. W. Kamphus (Hrsg.), *Handbook of Psychological and Educational Assessment of Children. Vol. 2 Personality, Behavior and Context*. New York: Guilford Press.

Klasen, F., Petermann, F., Meyrose, A.-K., Barkmann, C., Otto, C., Haller, A.-C., Schlack, R., Schulte-Markwort, M. & Ravens-Sieberer, U. (2016). Verlauf psychischer Auffälligkeiten von Kindern und Jugendlichen: Ergebnisse der BELLA-Kohortenstudie. *Kindheit und Entwicklung, 25* (1), 10-20.

Kölch, M., Fegert, J. M. & Freyberger, H. (2009). Affektive Störungen. In: J. M. Fegert, A. Streeck-Fischer & H. J. Freyberger (Hrsg.), *Adoleszenzpsychiatrie. Psychiatrie und Psychotherapie der Adoleszenz und des jungen Erwachsenenalters* (1. Aufl., S. 261-277). Stuttgart: Schattauer.

Könning, J. (2002). Das Gutachterverfahren in der Kinder- und Jugendlichenverhaltenstherapie. *Psychotherapeutische Praxis* (3), 119-131.

Krischer, M. K., Trautmann-Voigt, S., Kaspers, S., Voigt, B., Flechtner, H.-H. & Lehmkuhl, G. (2013). Tiefenpsychologisch fundierte Psychotherapie bei Kindern und Jugendlichen: Ergebnisse einer Pilot-Studie. *Zeitschrift für Kinder- und Jugendpsychiatrie und Psychotherapie, 41* (2), 87-97.

Kullik, A. & Petermann, F. (2012). *Emotionsregulation im Kindesalter* (1. Aufl.). Göttingen: Hogrefe Verlag.

Lang, F. R. & Heckhausen, J. (2005). Stabilisierung und Kontinuität der Persönlichkeit im Lebenslauf. In: J. B. Asendorpf (Hrsg.), *Enzyklopädie für Psychologie. Soziale, emotionale und Persönlichkeitsentwicklung* (Bd. 3, S. 525-562). Göttingen: Hogrefe.

Lang, F. R., Neyer, F. J. & Asendorf, J. B. (2005). Entwicklung und Gestaltung sozialer Beziehungen. In: S. H. Filipp & U. M. Staudinger (Hrsg.), *Enzyklopädie der Psychologie. Entwicklungspsychologie des mittleren und höheren Erwachsenenalters* (Bd. 6, S. 377–416). Göttingen: Hogrefe.

Lang, T., Helbig-Lang, S., Westphal, D., Gloster, A. T. & Wittchen, H.-U. (2012). *Expositionsbasierte Therapie der Panikstörung mit Agoraphobie: Ein Behandlungsmanual*. Göttingen: Hogrefe.

Lazarus, R. S. & Folkman, S. (1984). *Stress, Appraisal and Coping*. New York: Springer.

LeDoux, J. (2001). *Das Netz der Gefühle*. München: dtv.

Lemerise, E. & Arsenio, W. (2000). An integrated model of emotion process and cognition in social information processing. *Child Development, 71* (1), 107-118.

Liwowsky, I. (2014). *Strategisch-Behaviorale Gruppen-Therapie der Depression*. München: CIP-Medien.

Lutz, W. & Böhnke, J. R. (2010). Psychotherapieforschung: Verläufe, Prozesse, Ergebnisse und Qualitätssicherung. In: W. Lutz (Hrsg.), *Lehrbuch Psychotherapie* (S. 49-70). Bern: Verlag Hans Huber.

Magraf, J. & Schneider, S. (Hrsg.). (2009). *Lehrbuch der Verhaltenstherapie: Störungen im Erwachsenenalter - Spezielle Indikationen - Glossar* (Band 2, 3 Bände). Heidelberg: Springer.

Mahler, J. & Grabe, H. J. (2015). Trauma und Depression. In: G. H. Seidler, H. J. Freyberger & A. Maercker (Hrsg.), *Handbuch der Psychotraumatologie* (2. Aufl., S. 282-292). Stuttgart: Klett-Cotta.

Manassis, K. & Bradley, S. J. (1994). The Development of Childhood Anxiety Disorders: Toward An Integrated Model. *Journal of Applied Developmental Psychology, 15*, 345-366.

Marwitz, M. (2016). *Verhaltenstherapeutische Gruppentherapie: Grundlagen und Praxis*. Göttingen: Hogrefe.

Mattejat, F. (Hrsg.). (2006). *Lehrbuch der Psychotherapie: Verhaltenstherapie mit Kindern, Jugendlichen und ihren Familien.* München: CIP-Medien.

Mattejat, F., Eimecke, S. & Pauschardt, J. (2011). Ängste, Phobien und Kontaktstörungen. In: G. Esser (Hrsg.), *Lehrbuch der Klinischen Psychologie und Psychotherapie bei Kindern und Jugendlichen* (4. Aufl., S. 240-270). Stuttgart: Thieme.

Maturana, H. (1982). *Erkennen: Die Organisation und Verkorperung von Wirklichkeit. Ausgewahlte Arbeiten zur biologischen Epistemologie.* Braunschweig: Friedrich Vieweg & Sohn.

McCullough, J. (2007). *Behandlung von Depressionen mit dem Cognitive Behavioral Analysis System of Psychotherapy (CBASP).* München: CIP-Medien.

Meichenbaum, D.H. (1979). *Kognitive Verhaltensmodifikation.* München: Urban & Schwarzenberg.

Merod, R. (2013). *Dialektisch-behaviorale Therapie (DBT-A) mit Jugendlichen mit einer Borderline-Persönlichkeitsstörung: Therapiemanual für Einzeltherapie und Skills-Training bei Borderline-Persönlichkeitsstörung.* Tübingen: dgvt-Verlag.

Mowrer, O. H. (1960). *Learning theory and behavior.* New York: Wiley.

Noam, G. G. (1988a). A Constructivist Approach to Developmental Psychopathology. In: E. D. Nannis & P. A. Cowan (Hrsg.), *Developmental Psychopathology and Its Treatment. New Directions for Child Development* (S. 91-121). San Francisco: Jossey-Bass.

Noam, G. G. (1988b). The Theory of Biography and Transformation: Foundation for Clinical-Developmental Therapy. In: S. R. Shrirk (Hrsg.), *Cognitive Development and Child Psychotherapy* (S. 273-317). New York: Plenum Press.

Noam, G.G. (1993). Selbst, Moral und Lebensgeschichte. In: W. Edelstein, G. Nummer-Winkler & G. Noam (Hrsg.), *Moral und Person* (S. 171-199). Berlin: Suhrkamp.

Noeker, M. & Petermann, F. (2002). Entwicklungspsychopathologie rekurrierender Bauchschmerzen und somatoformer Störungen. *Kindheit und Entwicklung, 11* (3), 152-169.

Noeker, M. & Petermann, F. (2008). Somatoforme Störungen. *Monatsschrift Kinderheilkunde* (10), 1013-1022.

Öhmann, A., Dimberg, U. & Öst, L. G. (1985). Animal and social phobias: Biological constraints on learned fear responses. In: S. Reiss & R. R. Bootzin (Hrsg.), *Theoretical issues in behavior therapy* (S. 123-173). New York: Academic Press.

Pesso, A. & Perquin L. (Hrsg.) (2008). *Die Bühnen des Bewusstseins. Oder: Werden, wer wir wirklich sind.* München: CIP-Medien.

Petermann, F. (2005). Zur Epidemiologie psychischer Störungen im Kindes- und Jugendalter: Eine Bestandsaufnahme. *Kindheit und Entwicklung, 14* (1), 48-57.

Petermann, F. (2005). Zur Epidemiologie psychischer Störungen im Kindes- und Jugendalter. *Kindheit und Entwicklung, 14* (1), 48-57.

Pfammatter, M. & Tschacher, W. (2012). Wirkfaktoren der Psychotherapie: eine Übersicht und Standortbestimmung. *Zeitschrift für Psychiatrie, Psychologie und Psychotherapie, 60* (1), 67-76.

Piaget, J. (1976). *Die Äquilibration der kognitiven Strukturen.* Stuttgart: Klett-Cotta.

Plück, J., Döpfner, M. & Lehmkuhl, G. (2000). Internalisierende Auffälligkeiten bei Kindern und Jugendlichen in Deutschland: Ergebnisse der PAK-KID-Studie. *Kindheit und Entwicklung, 9* (3), 133-142.

Pohlen, M. & Wittmann, L. (1983). Die Modernisierung der Verhaltenstherapie: Der Fortschritt der »kognitiven Wende« als Rückschritt zur Ichpsychologie? *Psyche, 37* (11), 961-987.

Pössel, P., Horn, A. B., Seemann, S. & Hautzinger, M. (2004). *Trainingsprogramm zur Prävention von Depression bei Jugendlichen: LARS&LISA: Lust an realistischer Sicht & Leichtigkeit im sozialen Alltag.* Göttingen: Hogrefe.

Reddemann, L. (2004). *Eine Reise von 1000 Meilen beginnt mit dem ersten Schritt: Seelische Kräfte entwickeln und fördern.* Freiburg: Verlag Herder.

Reinecker, H. (1986). Methoden der Verhaltenstherapie. In Deutsche Gesellschaft für Verhaltenstherapie (Hrsg.), *Verhaltenstherapie. Theorien und Methoden* (S. 64-176). Tübingen: DGVT.

Reiners, A. (2005). *Praktische Erlebnispädagogik 2: Neue Sammlung handlungsorientierter Übungen für Seminar und Training* (1. Aufl.). Augsburg: Ziel-Verlag.

Reiners, A. (2011). *Praktische Erlebnispädagogik 1: Bewährte Sammlung motivierender Interaktionsspiele* (9. Aufl.). Augsburg: Ziel-Verlag.

Remschmidt, H. (1992). *Psychiatrie der Adoleszenz.* Tübingen: Thieme.

Remschmidt, H., Schmidt, M. & Poutska, F. (2006). *Multiaxiales Klassifikationsschema für psychische Störungen des Kindes- und Jugendalters nach ICD-10 der WHO* (5. Aufl.). Bern: Verlag Hans Huber.

Reynolds, C. R. & Kamphus, R. W. (Hrsg.). (1990). *Handbook of Psychological and Educational Assessment of Children: Vol. 2 Personality, Behavior and Context.* New York: Guilford Press.

Richter-Benedikt, A. J. (2009). Strategisch-Behaviorale Therapie für Jugendliche (SBT-J). In: S. K. D. Sulz & G. Hauke (Hrsg.), *Strategisch-Behaviorale Therapie (SBT). Theorie und Praxis eines innovativen Psychotherapieansatzes* (1. Aufl., S. 124-149). München: CIP-Medien.

Richter-Benedikt, A. J. (2015a). *Strategische Jugendlichentherapie (SJT): Konzeption und Evaluation eines integrativ-verhaltenstherapeutischen Ansatzes im kombinierten Einzel- und Gruppensetting zur psychotherapeutischen Behandlung von Jugendlichen.* München: CIP-Medien.

Richter-Benedikt, A. J. (2015b). Was Jugendliche in der therapeutischen Beziehung tatsächlich brauchen. *Psychotherapie, 20* (2), 226-251.

Richter-Benedikt, A. J. (2016). Strategische Jugendlichentherapie (SJT). *Psychotherapie, 21* (1), 94-123.

Rief, W. (2011). Bringt DSM-V die Lösung für Klassifikationsprobleme bei Somatoformen Störungen? *Zeitschrift für Psychiatrie, Psychologie und Psychotherapie, 59* (4), 289-296.

Rief, W. & Hiller, W. (1998). *Somatisierungsstörung und Hypochondrie.* Göttingen: Hogrefe.

Rossmann, P. (2011). Depressive Störungen. In: G. Esser (Hrsg.), *Lehrbuch der Klinischen Psychologie und Psychotherapie bei Kindern und Jugendlichen* (4. Aufl., S. 291-303). Stuttgart: Thieme.

Röper, G. & Schardt, H. (2010). Der bewusste Augenblick im Schnittpunkt von Bedeutungsbildung und Lebensplanung. In: S. K. D. Sulz & S. Höfling (Hrsg.), *... und er entwickelt sich doch! Entwicklung durch Psychotherapie* (S. 251-276). München: CIP-Medien.

Sachse, R. & Sachse, M. (2016). *Grundlagen klärungsorientierter Psychotherapie.* Göttingen: Hogrefe.

Scherer, F. (2016). Die Wiederentdeckung des ganzen Menschen. Einflüsse der Psychoanalyse auf die Verhaltenstherapie. In: H. Hierdeis (Hrsg.), *Austauschprozesse: Psychoanalyse und andere Humanwissenschaften* (S. 43-63). Göttingen: Vandenhoeck & Ruprecht.

Schiepek, G. (2004). *Neurobiologie der Psychotherapie.* Stuttgart: Schattauer.

Schnabel, P. E. (2001). *Familie und Gesundheit. Bedingungen, Möglichkeiten und Konzepte der Gesundheitsförderung.* Weinheim: Juventa.

Schneider, G. & Heuft, G. (2002). Anhaltende somatoforme Schmerzstörung. In: I. Gralow (Hrsg.), *Schmerztherapie interdisziplinär* (S. 253-260). Stuttgart: Schattauer.

Schneider, S. (2010). Psychotherapie bei Kindern und Jugendlichen. In: W. Lutz (Hrsg.), *Lehrbuch Psychotherapie* (S. 175–194). Bern: Verlag Hans Huber.

Schneider, S. & Blatter, J. (2006). Angststörungen. In: F. Mattejat (Hrsg.), *Lehrbuch der Psychotherapie. Verhaltenstherapie mit Kindern, Jugendlichen und ihren Familien* (S. 531-538). München: CIP-Medien.

Schönwald, S. (2015). *Biographische Determinanten der Disposition zu psychischer Erkrankung: Evaluation des VDS1-Fragebogens zur Lebens- und Krankheitsgeschichte.* München: CIP-Medien.

Schrenker, L. (2008). *Pesso-Therapie: Das Wissen zur Heilung liegt in uns.* Stuttgart: Klett-Cotta.

Schrenker, L. & Fischer-Bartelmann, B. (2003). Pesso Boyden System Psychomotor (PBSP): Pesso-Therapie - ein in Deutschland neues ganzheitliches Verfahren. *Psychotherapie, 8* (2), 306-314.

Schulte, D. (1993). Wie soll Therapieerfolg gemessen werden?: Übersichtsarbeit. *Zeitschrift für Klinische Psychologie, Band XXII* (4), 374-393.

Schulte, D. (1996). *Therapieplanung* (1. Aufl.). Göttingen: Hogrefe.

Schulte, I. E. & Petermann, F. (2011). Somatoforme Störungen im Kindes- und Jugendalter: Perspektiven für das DSM-V. *Zeitschrift für Psychiatrie, Psychologie und Psychotherapie, 59* (4), 281-287.

Schulte-Markwort, M., Richterich, A. & Forouher, N. (2008). Affektive Störungen. In: B. Herpertz-Dahlmann, F. Resch, M. Schulte-Marktwort & A. Warnke (Hrsg.), *Entwicklungspsychiatrie. Biopsychologische Grundlagen und die Entwicklung psychischer Störungen* (S. 771-800). Stuttgart: Schattauer.

Schulz, P., Jansen, L. & Schlotz, W. (2005). Stressreaktivität: Theoretisches Konzept und Messung. *Diagnostica, 51* (3), 124-133.

Sedlacek, F. (2015). *Strategische Jugendlichentherapie (SJT) bei internalisierenden Störungen und Schulverweigerung – eine Evaluationsstudie.* München: CIP-Medien.

Sedlacek, F. (2016). Die Wirksamkeit der Strategischen Jugendlichentherapie (SJT) bei Jugendlichen mit internalisierenden Störungen und Schulverweigerung: Ergebnisse einer Evaluationsstudie für das teilstationäre Setting. *Psychotherapie, 21* (1), 124-146.

Sedlacek, F., Richter-Benedikt, A. J. & Sulz, S. K. D. (2016). Internalisierende Störungen und Schulverweigerung: Wenn die gesellschaftliche Positionierung bereits im Jugendalter zu scheitern droht. *NeuroTransmitter, 27* (7-8), 32-37.

Seiffge-Krenke, I. (2006). *Nach PISA: Stress in der Schule und mit den Eltern. Bewältigungskompetenz deutscher Jugendlicher im internationalen Vergleich.* Göttingen: Vandenhoeck & Ruprecht.

Seiffge-Krenke, I. (2009). *Psychotherapie und Entwicklungspsychologie: Beziehungen: Herausforderungen – Ressourcen - Risiken*. Heidelberg: Springer.

Seligman, M. (1971). Phobias and Preparedness. *Behavior Therapy* (2), 307-320.

Sell, C. (2012). Die Wissenskultur der Psychoanalyse und ihre Differenz zur kognitiven Verhaltenstherapie. In: G. Gödde & M. B. Buchholz (Hrsg.), *Der Besen, mit dem die Hexe fliegt* (Bd. 1, S. 271–299). Gießen: Psychosozial Verlag.

Senf, W. & Broda, M. (Hrsg.). (2012). *Praxis der Psychotherapie: Ein integratives Lehrbuch* (5. Aufl.). Stuttgart: Thieme.

Senninger, T. (2000). *Abenteuer leiten – in Abenteuer lernen* (1. Aufl.). Münster: Ökotopia.

Stavemann, H. H. (2002). *Sokratische Gesprächsführung in Therapie und Beratung* (1. Aufl.). Weinheim: Beltz Verlag.

Steil, R., Matulis, S., Schreiber, F. & Stangier, U. (2011). *Soziale Phobie bei Jugendlichen*. Weinheim: Beltz Verlag.

Stiensmeier-Pelster, J. & Rheinberg, F. (Hrsg.). (2003). *Diagnostik von Motivation und Selbstkonzept*. Göttingen: Hogrefe.

Strauß, B. (2012). Beziehungserfahrungen, Bindung und seelische Gesundheit. In: H. Böker & E. Seifritz (Hrsg.), *Psychotherapie und Neurowissenschaften. Integration – Kritik – Zukunftsaussichten* (S. 165-180). Bern: Verlag Hans Huber.

Suhr-Dachs, L. & Döpfner, M. (2015). *Leistungsängste: Therapieprogramm für Kinder und Jugendlichen mit Angst- und Zwangsstörungen (THAZ)* (2. Aufl.). Göttingen: Hogrefe.

Sulz, S. K. D. (1994). *Strategische Kurzzeittherapie: Wege zur effizienten Psychotherapie* (1. Aufl.). München: CIP-Medien.

Sulz, S. K. D. (1995). *Praxismanual zur Strategischen Kurzzeittherapie*. München: CIP Medien.

Sulz, S. K. D. (2005). *Als Sisyphus seinen Stein losließ: Oder: Verlieben ist verrückt!* (4. Aufl.). München: CIP-Medien.

Sulz, S. K. D. (2009a). Von der Strategie des Symptoms zur Strategie der Therapie: Selbstregulation und -organisation als Therapieprinzip. In: S. K. D. Sulz & G. Hauke (Hrsg.), *Strategisch-Behaviorale Therapie (SBT). Theorie und Praxis eines innovativen Psychotherapieansatzes* (1. Aufl., S. 1-37). München: CIP-Medien.

Sulz, S. K. D. (2009b). Wut ist eine vitale Kraft, die durch Wutexposition in der Psychotherapie nutzbar wird. *Psychotherapie, 14* (1), 133-140.

Sulz, S. K. D. (2009c). Praxis der Strategisch-Behavioralen Therapie: Wirksame Schritte zur Symptomreduktion, zur Persönlichkeitsentwicklung und zur funktionalen Beziehungsentwicklung. In: S. K. D. Sulz & G. Hauke (Hrsg.), *Strategisch-Behaviorale Therapie (SBT). Theorie und Praxis eines innovativen Psychotherapieansatzes* (1. Aufl., S. 38-57). München: CIP-Medien.

Sulz, S. K. D. (2010). Strategische Entwicklung. Therapiemodul der Strategisch-Behavioralen Therapie SBT. In: S. K. D. Sulz & S. Höfling (Hrsg.), *... und er entwickelt sich doch! Entwicklung durch Psychotherapie* (S. 191-224). München: CIP-Medien.

Sulz, S. K. D. (2011). *Therapiebuch III: Von der Strategie des Symptoms zur Strategie der Therapie* (2. Aufl.). München: CIP-Medien.

Sulz, S. K. D. (2013). *VDS Verhaltensdiagnostik-Materialmappe: Das komplette Verhaltensdiagnostiksystem VDS als Kopiervorlage - Fragebögen und Interviewleitfäden mit Auswertungsanleitungen*. München: CIP-Medien.

Sulz, S. K. D. (Hrsg.). (2014a). *Psychotherapie ist mehr als Wissenschaft*. München: CIP-Medien.

Sulz, S. K. D. (2014b). Vier Kernstrategien der Emotionstherapie: Emotionsregulationstraining, Emotions-Exposition, Emotion Tracking, Metakognitive-mentalisierende Reflexion von Gefühlen. *Psychotherapie, 19* (2), 122-144.

Sulz, S. K. D. (Hrsg.). (2015). *Von der Psychotherapie-Wissenschaft zur Kunst der Psychotherapie: Die Kunst des Heilens lehren der Patient und der erfahrene Psychotherapeut*. München: CIP-Medien.

Sulz S. K. D. (2017a). *Gute Verhaltenstherapie lernen und beherrschen - Band 1: Verhaltenstherapie-Wissen: So gelangen Sie zu einem tiefen Verständnis des Menschen und seiner Symptome*. München: CIP-Medien

Sulz S. K. D. (2017b). *Gute Verhaltenstherapie lernen und beherrschen – Band 2: Verhaltenstherapie-Praxis: Alles was Sie für eine gute Therapie brauchen*. München: CIP-Medien

Sulz, S. K. D. & Hauke, G. (Hrsg.). (2009). *Strategisch-Behaviorale Therapie (SBT): Theorie und Praxis eines innovativen Psychotherapieansatzes* (1. Aufl.). München: CIP-Medien.

Sulz, S. K. D. & Hauke, G. (2010). Was ist SBT? Und was war SKT?: »3rd wave«-Therapie bzw. Kognitiv-Behaviorale Therapie (CBT) der dritten Generation. *Psychotherapie, 15* (1), 10-19.

Sulz, S. K. D. & Müller, S. (2000). Bedürfnisse, Angst und Wut als Komponenten der Persönlichkeit. *Psychotherapie, 5* (1), 22-37.

Sulz, S.K.D. & Richter-Benedikt, A. J. (2010). *Verhaltensdiagnostiksystem: VDS30-J-Persönlichkeitsfragebogen.* München: CIP, Centrum für integrative Psychotherapie. Verfügbar unter: http://cip-intern.de/media/Ambulanz/VDS-Boegen/Kinder%20und%20Jugend/VDS30-J%20Persoenlichkeitsfragebogen_adapt%20Jugendalter.pdf

Sulz, S.K.D., Gräff-Rudolph, U., Hoenes, A., Richter-Benedikt, A. J. & Sichort-Hebing, M. (2013). Spieler, Gegenspieler und der neue Regisseur: Primärer versus sekundärer Selbstmodus und die Entwicklung des tertiären Selbstmodus in der Therapie. *Psychotherapie, 18* (2), 38-64.

Thomas, P., Grama, C. & Hiller, W. (2008). Kognitive Verhaltenstherapie bei somatoformen Störungen. *Psychotherapie im Dialog, 9* (3), 223-230.

Thompson, R.A. (2008). Early attachment and later development. Familiar quest. In: Cassidy et al. (Hrsg.), *Handbook of attachment* (S. 348-365). New York: Guilford Press.

Tice, D. M. (2009). How Emotions Affect Self-Regulation. In: J. P. Forgas, R. F. Baumeister & D. M. Tice (Hrsg.), *Psychology of Self-Regulation. Cognitive, Affective, and Motivational Process* (S. 201-216). New York: Psychology Press Taylor & Francis Group.

Van der Kolk, B. (2016). *Verkörperter Schrecken: Traumaspuren in Gehirn, Geist und Körper und wie man sie heilen kann.* Lichtenau: G.P. Pobst Verlag.

von Salisch, M. (2008). Emotionale Entwicklung. In: B. Herpertz-Dahlmann, F. Resch, M. Schulte-Marktwort & A. Warnke (Hrsg.), *Entwicklungspsychiatrie. Biopsychologische Grundlagen und die Entwicklung psychischer Störungen* (S. 195-207). Stuttgart: Schattauer.

von Schlippe, A. & Schweitzer, J. (2013). *Lehrbuch der systemischen Therapie und Beratung I: Das Grundlagenwissen* (2. Aufl.). Göttingen: Vandenhoeck & Ruprecht.

Weber, F. & Exner, C. (2013). Die metakognitive Therapie nach Wells – theoretischer Hintergrund, Behandlungskomponenten und Evidenz. *Zeitschrift für Psychiatrie, Psychologie und Psychotherapie, 61* (4), 217-230.

Wells, A. (1999). A metacognitive model and therapy for generalized anxiety disorder. *Clinical Psychology & Psychotherapy* (6), 86-95.

Werth, L. & Mayer, J. (2007). *Sozialpsychologie.* Heidelberg: Springer Verlag.

Werth, L. & Mayer, J. (2007). *Sozialpsychologie.* Heidelberg: Springer Verlag.

Westen, D. (2015). Was wirkt in der Praxis der psychotherapeutischen Patientenversorgung. In: S.K.D. Sulz (Hrsg.), *Von der Psychotherapie-Wissenschaft zur Kunst der Psychotherapie. Die Kunst des Heilens lehren der Patient und der erfahrene Psychotherapeut* (S. 44-89). München: CIP-Medien.

Wilken, B. (2010). *Methoden der kognitiven Umstrukturierung: Ein Leitfaden für die psychotherapeutische Praxis* (5. Aufl.). Stuttgart: Kohlhammer.

Winkel, S., Petermann, F. & Petermann, U. (2006). *Lernpsychologie.* Paderborn: Verlag Ferdinand Schöningh.

Woolfolk, R. L. (2015). *The Value of Psychotherapy: The Talking Cure in an Age of Clinical Science.* New York: Guilford Press.

Woolfolk, R. L. & Allen, L. A. (2013). *Wirksame Behandlung von somatoformen Störungen und von Somatisierungsstörungen: Ein Praxisbuch.* München: CIP-Medien.

STICHWORTVERZEICHNIS

N

O

P

R

S

T

U

V

W

Z

ARBEITSBLÄTTER AB 1 - AB 19

für die Gruppentherapie

HANDOUTS HO 1 - HO 6

für die psychoedukative Eltern- und Familienarbeit

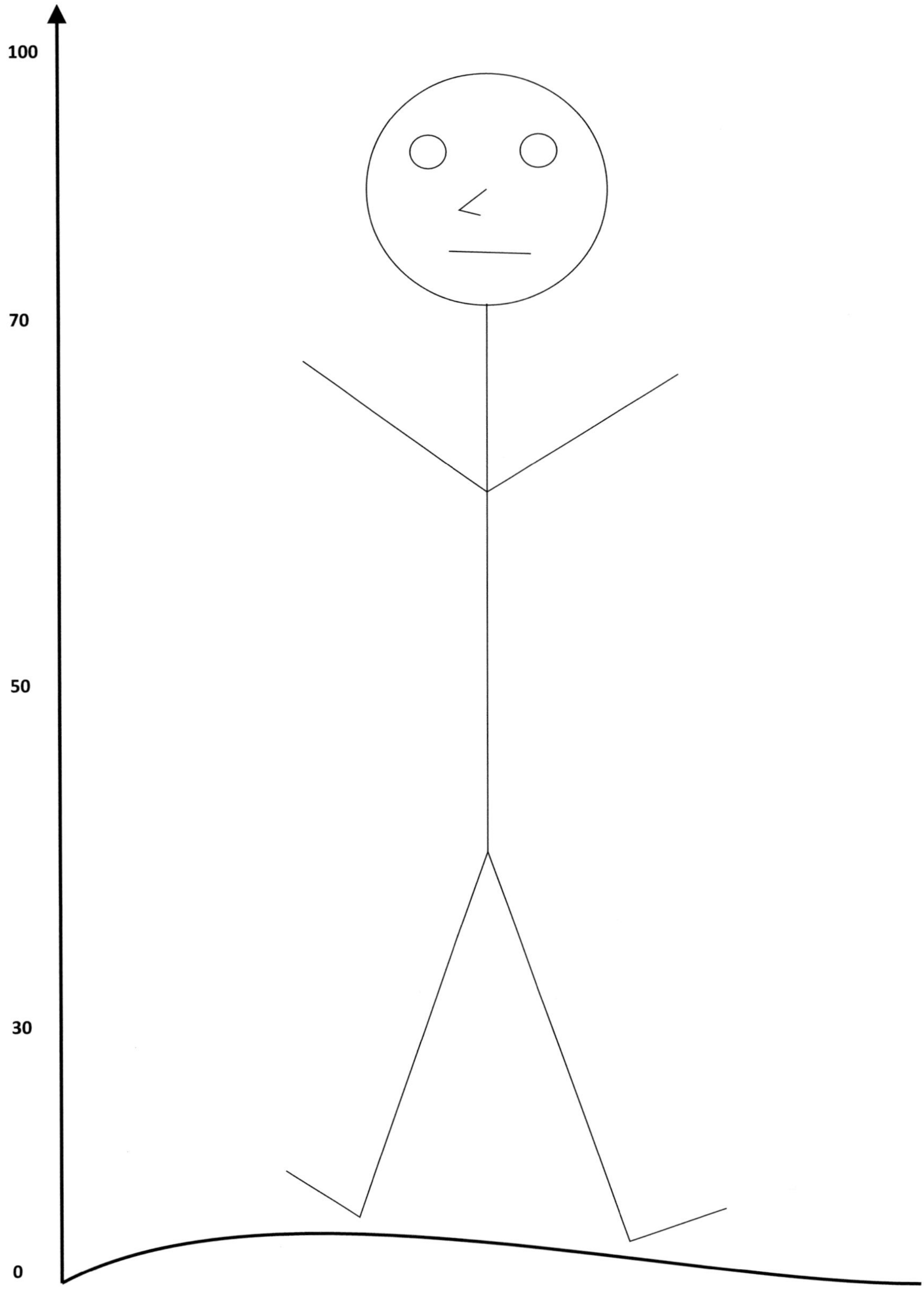
100
70
50
30
0

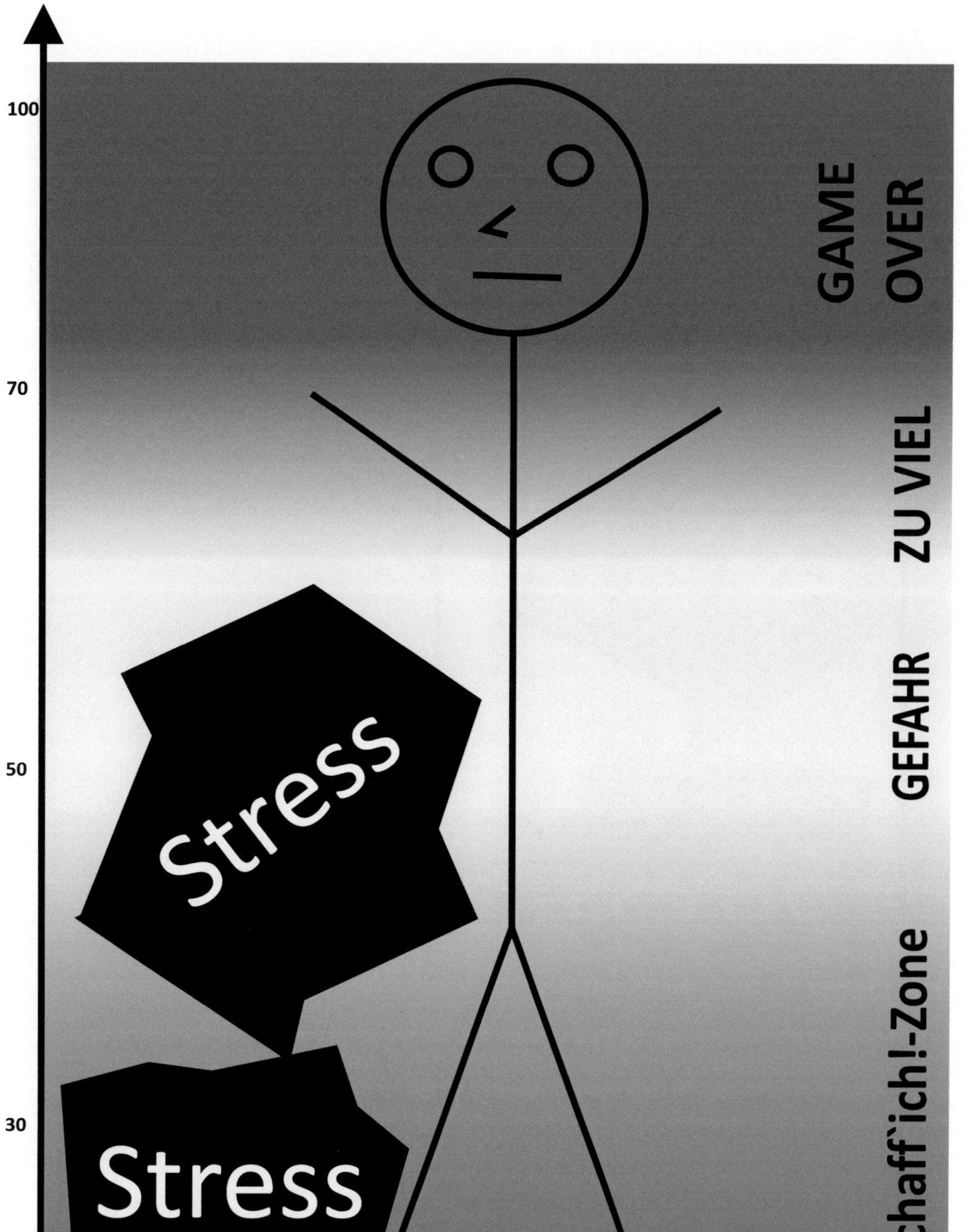
100
70
50
30
0
GAME OVER
ZU VIEL
GEFAHR
Das schaff`ich!-Zone
Stress
Stress

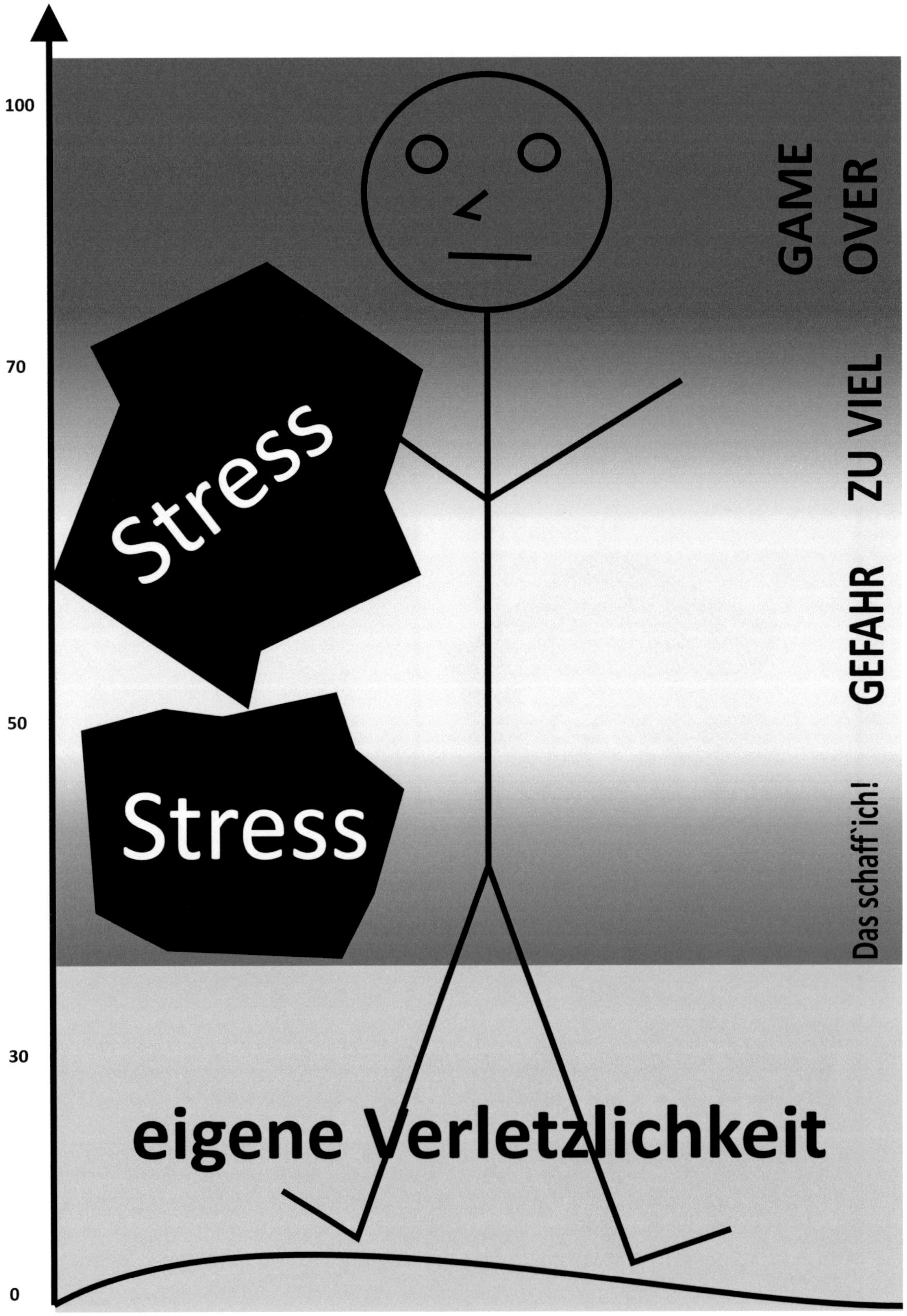
100
70
50
30
0
Stress
Stress
eigene Verletzlichkeit
GAME OVER
ZU VIEL
GEFAHR
Das schaff'ich!

Wo habe ich Stress?

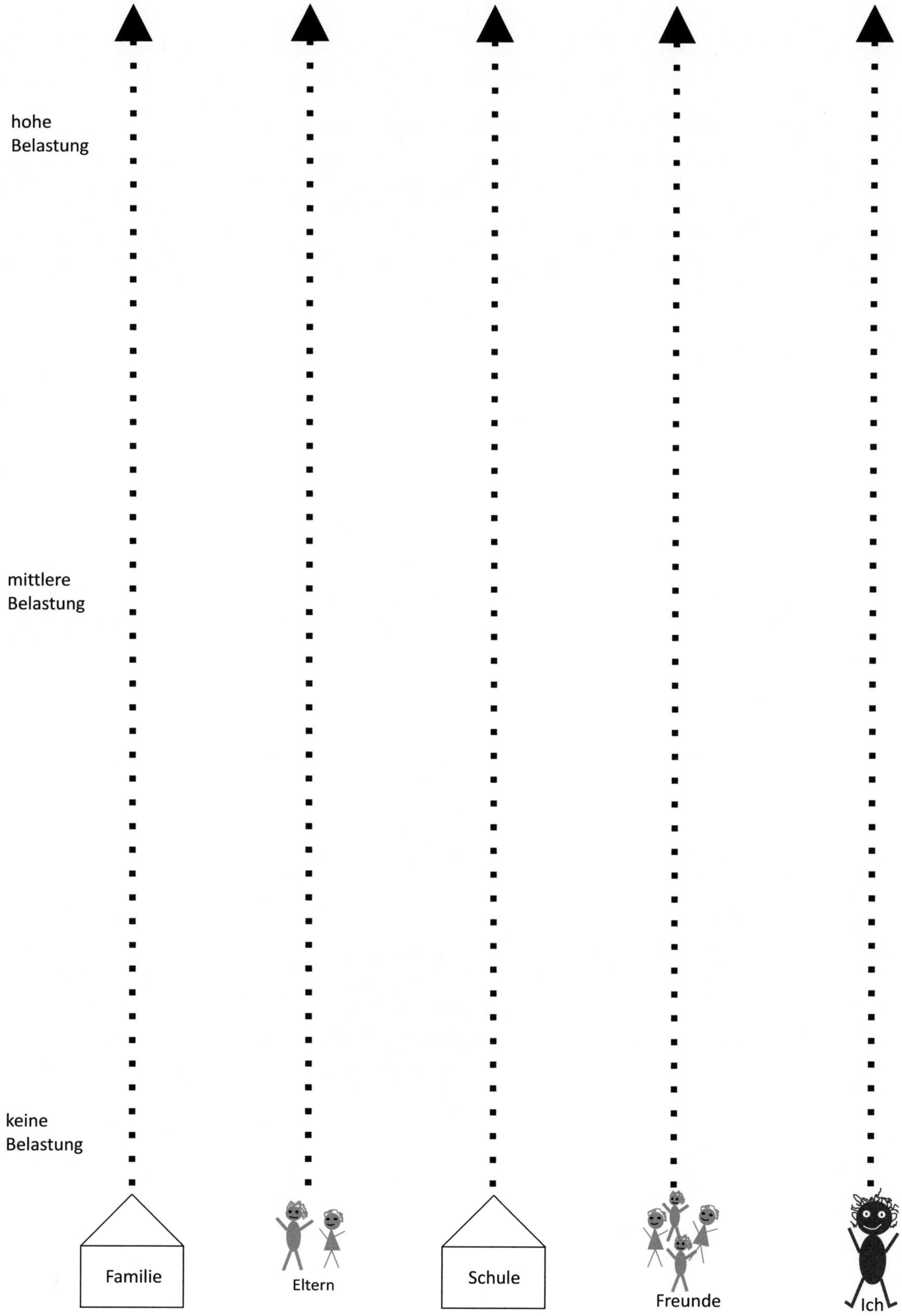

Mindmap zu Stress in der Familie

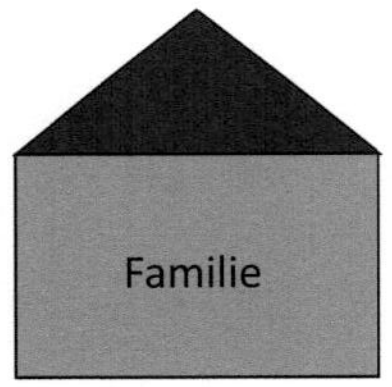

Mindmap zu Stress mit Eltern

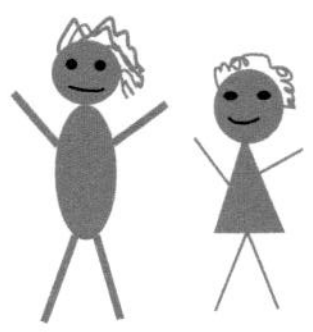

Mindmap zu Stress in der Schule

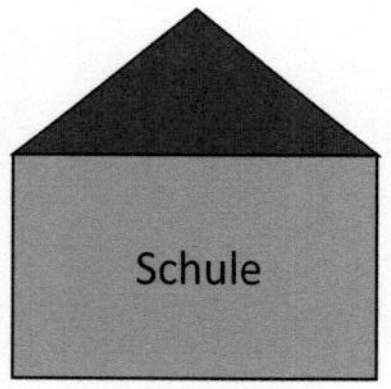

Mindmap zu Stress mit Freunden

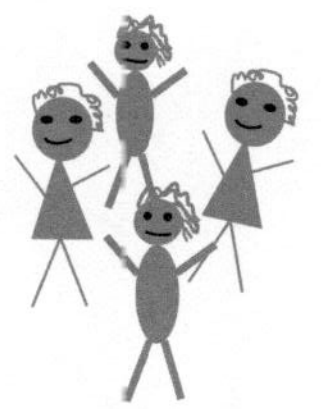

Mindmap zu persönlichem Stress

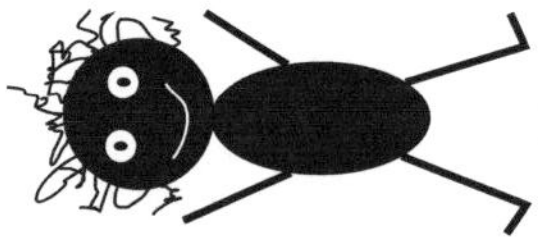

Ich

Roadmap

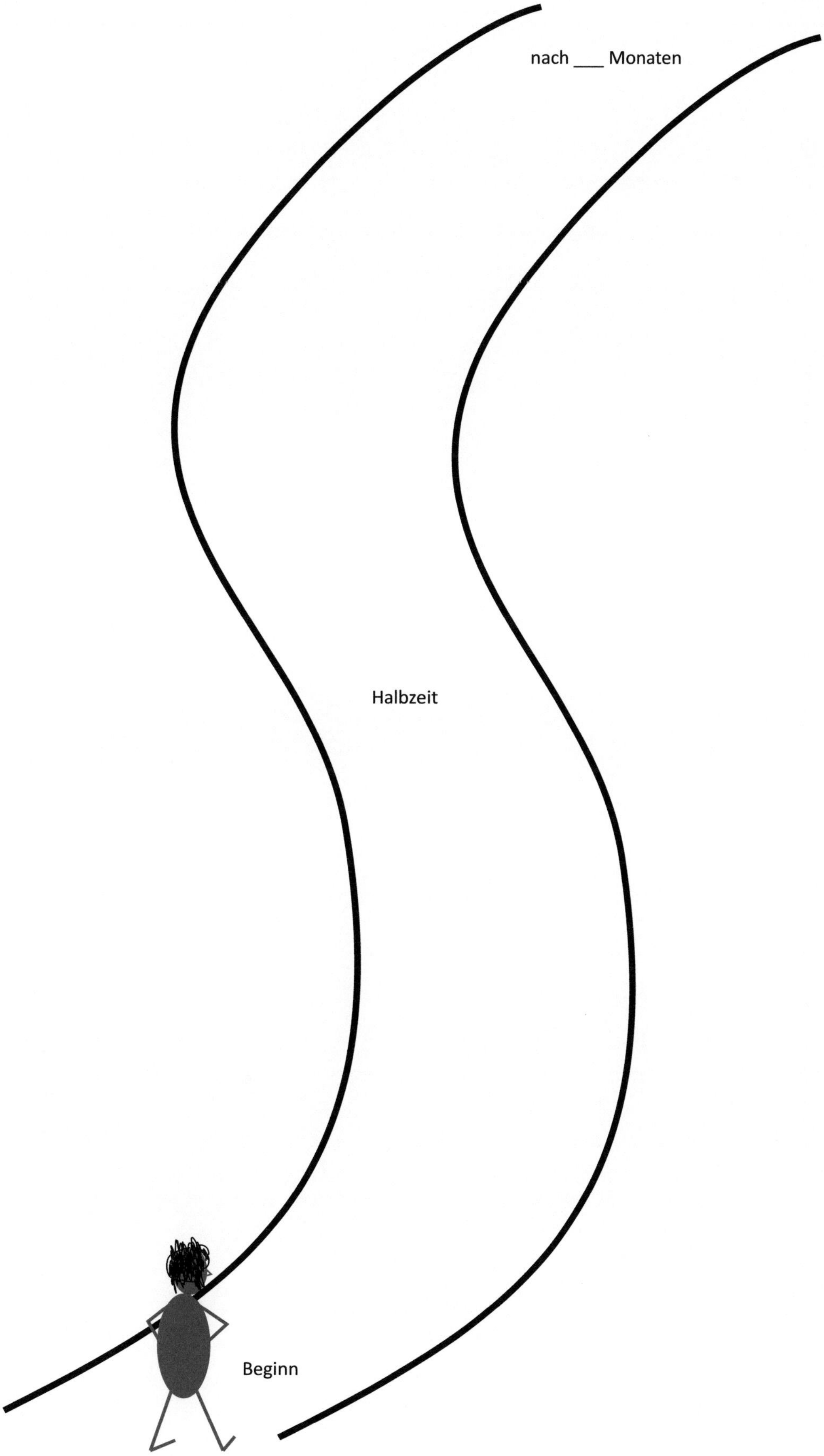

Mein langfristiges Ziel

....

Dafür notwendige Teilziele

1.) ....

Ist-Stand: ....

Soll-Stand: ....

2.) ....

Ist-Stand: ....

Soll-Stand: ....

3.) ....

Ist-Stand: ....

Soll-Stand: ....

4.) ....

Ist-Stand: ....

Soll-Stand: ....

Um meine Ziele zu erreichen, brauche ich:

AB-6

Für mich/ von mir:

Von der Gruppe:

Von meinen Eltern:

Vom Therapeuten:

Hürden/Hindernisse könnten sein...

Stärkenplakat

AB-7

Das tut mir gut

Das mache ich gern
(Hobbys, Interessen)

Meine Wünsche für die Zukunft

Das kann ich gut
(Stärken, Fähigkeiten)

Das find ich gut an mir
(innerlich/äußerlich)

Mein Erfahrungs- und Bewertungspool

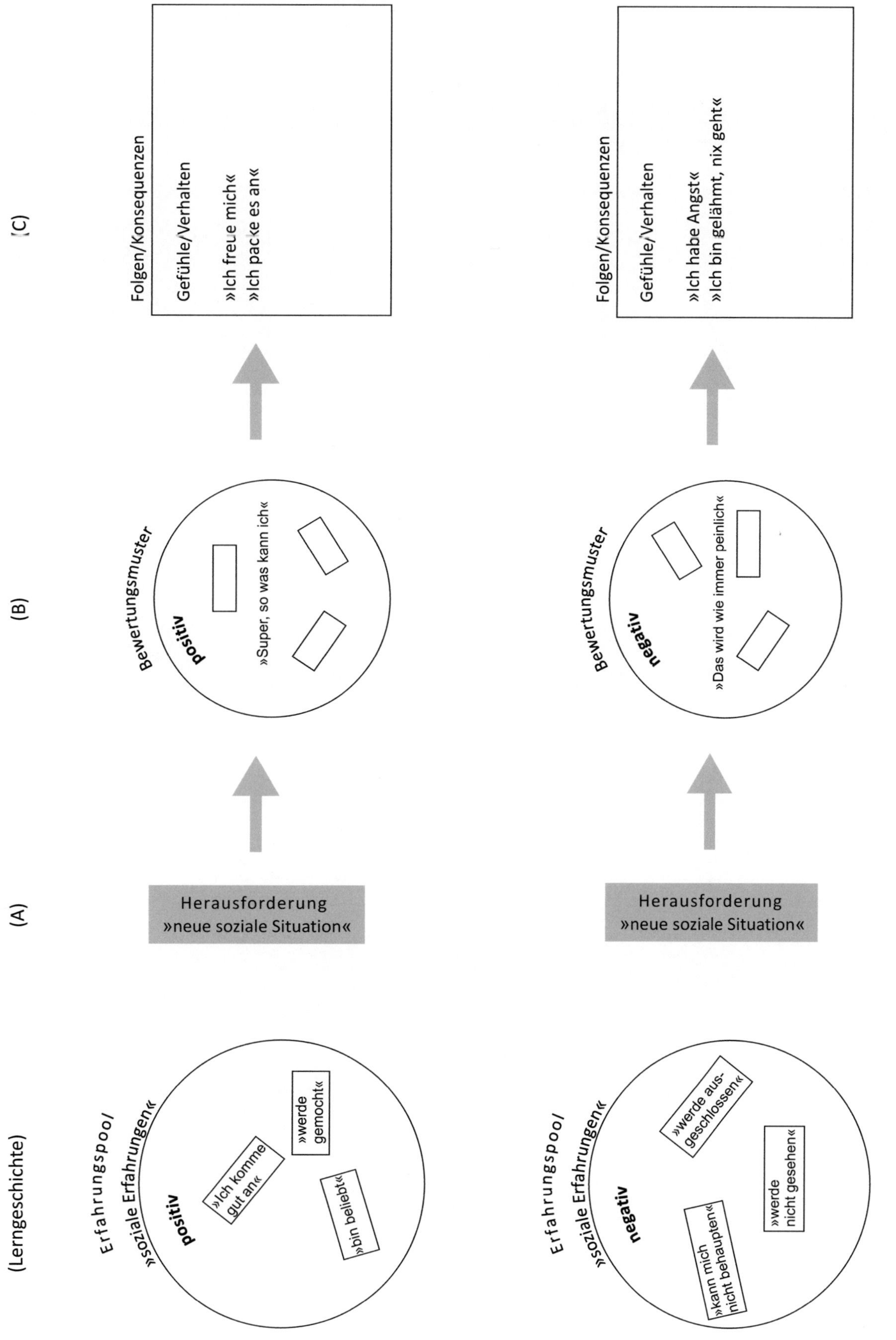

SITUATION → BEWERTUNG → KONSEQUENZ

SITUATION

1.) Was ist passiert?

....

....

....

....

....

....

....

....

BEWERTUNG

negativ

2.) Wie bewerte ich die Situation?

....

....

....

Runterzieher...

- ☹ *Forderungen wie »muss«, »sollte«*
- ☹ *Verallgemeinerungen wie »immer«, »nie«, »keiner«, »alle«*
- ☹ *Katastrophen-Gedanken wie »furchtbar«*
- ☹ *mach aus einer Mücke eine Elefanten wie »t-o-t-a-l-!!!«*

positiv

2.) Wie bewerte ich die Situation?

....

....

....

Aufbauer...

- ☺ *Anstatt Forderungen: nimm's leichter - »chill dein Leben«*
- ☺ *Anstatt Verallgemeinerungen: »prüfe, was geht«*
- ☺ *Anstatt Katastrophe: »was mach ich nächstes mal anders?«*
- ☺ *Anstatt Elefanten-Scheiß: »erstmal abwarten...«*

KONSEQUENZ

3.) Welche Gedanken entstehen aus meiner Bewertung?

....

....

3.) Welche Gefühle entstehen aus meiner Bewertung?

....

....

3.) Welches Verhalten entsteht aus meiner Bewertung?

....

....

3.) Welche Gedanken entstehen aus meiner Bewertung?

....

....

3.) Welche Gefühle entstehen aus meiner Bewertung?

....

....

3.) Welches Verhalten entsteht aus meiner Bewertung?

....

....

Mein Bedürfnistank

AB-10

Meine Tankstellen

Innenansicht vs. Außendarstellung (Beispiel) AB-11-I

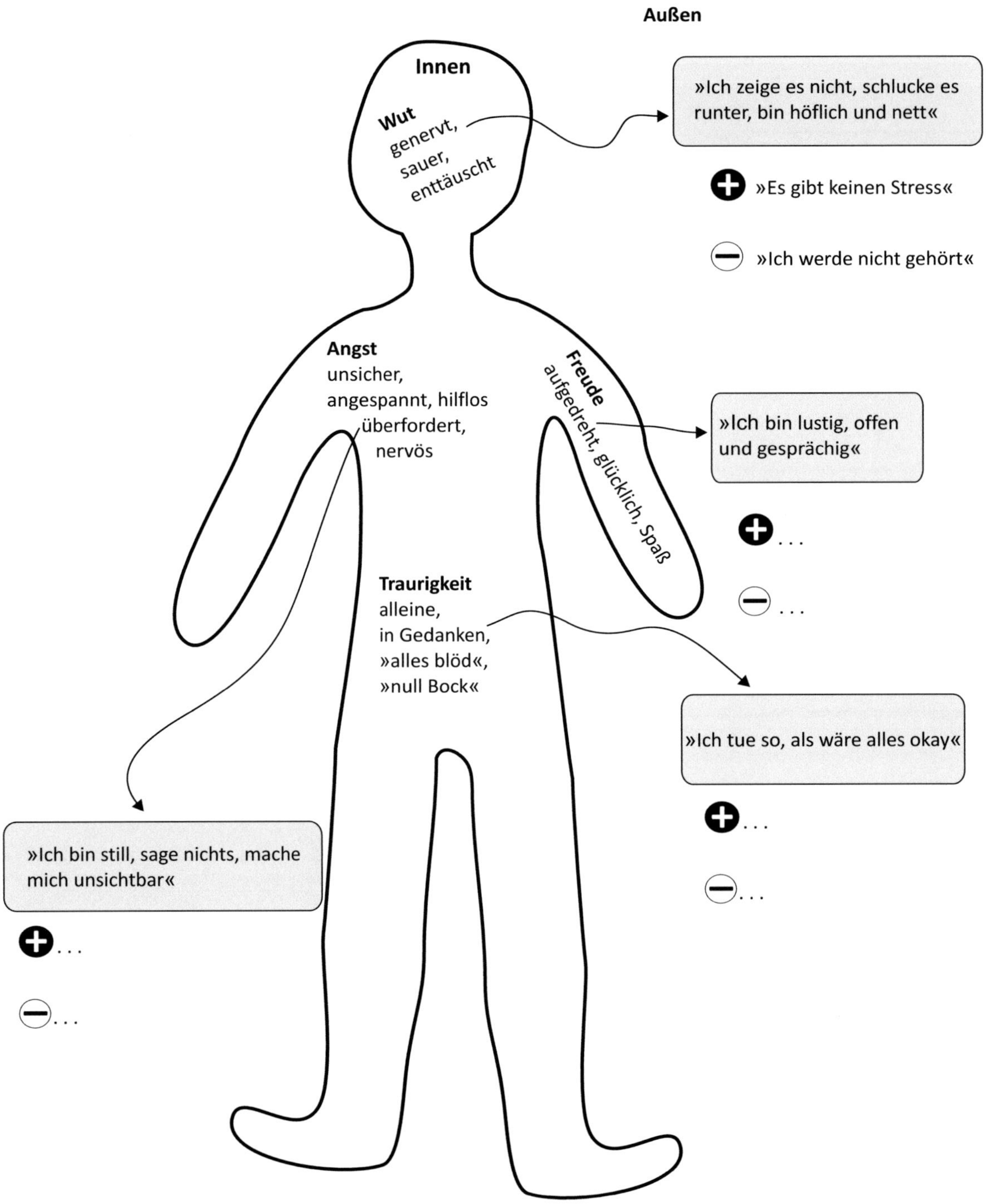

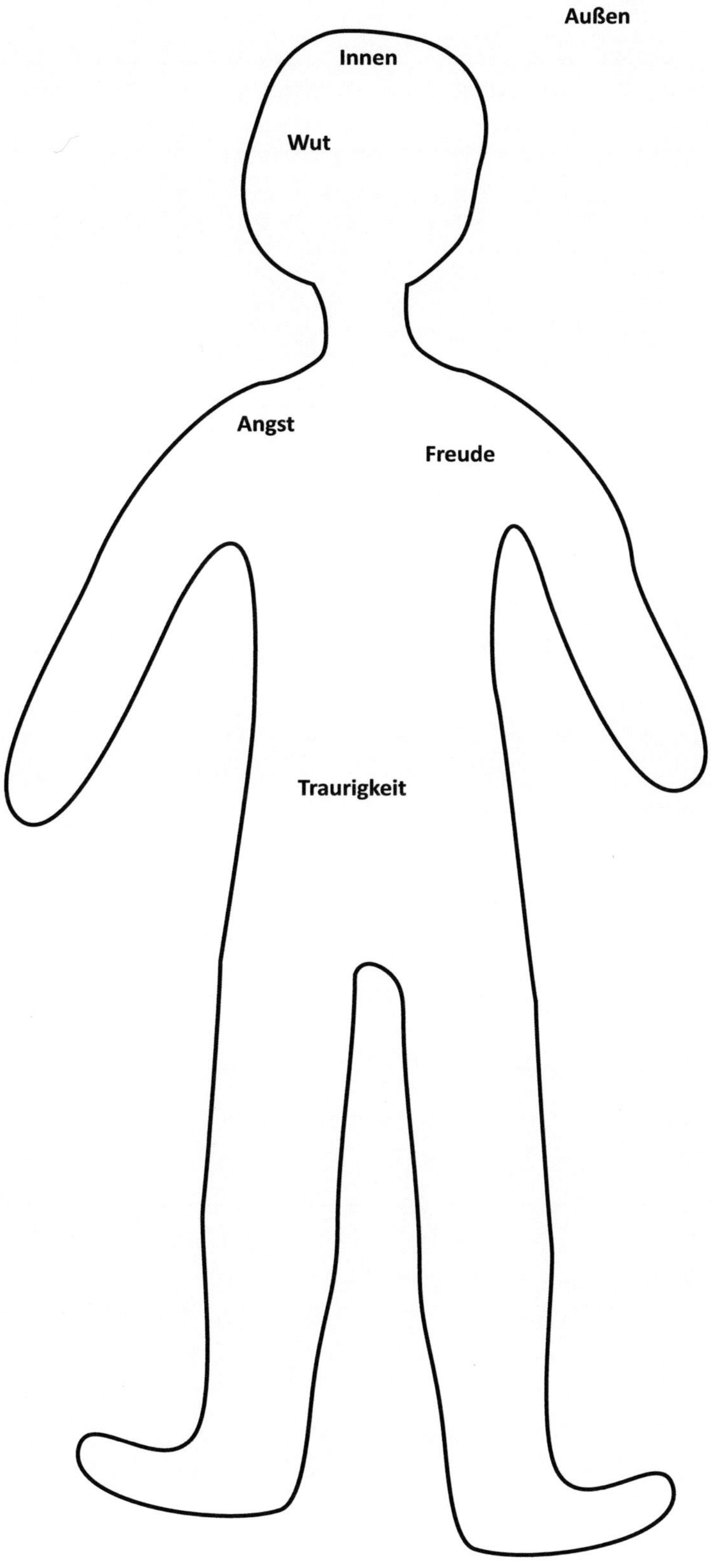
Außen
Innen
Wut
Angst
Freude
Traurigkeit

Umbau der Außenfassade

AB-12

Im Umgang mit ... könnte es in Zukunft hilfreich sein ...

... Wut ...

... Traurigkeit ...

... Angst ...

... Freude ...

GEFÜHLSPYRAMIDE

AB-13-I

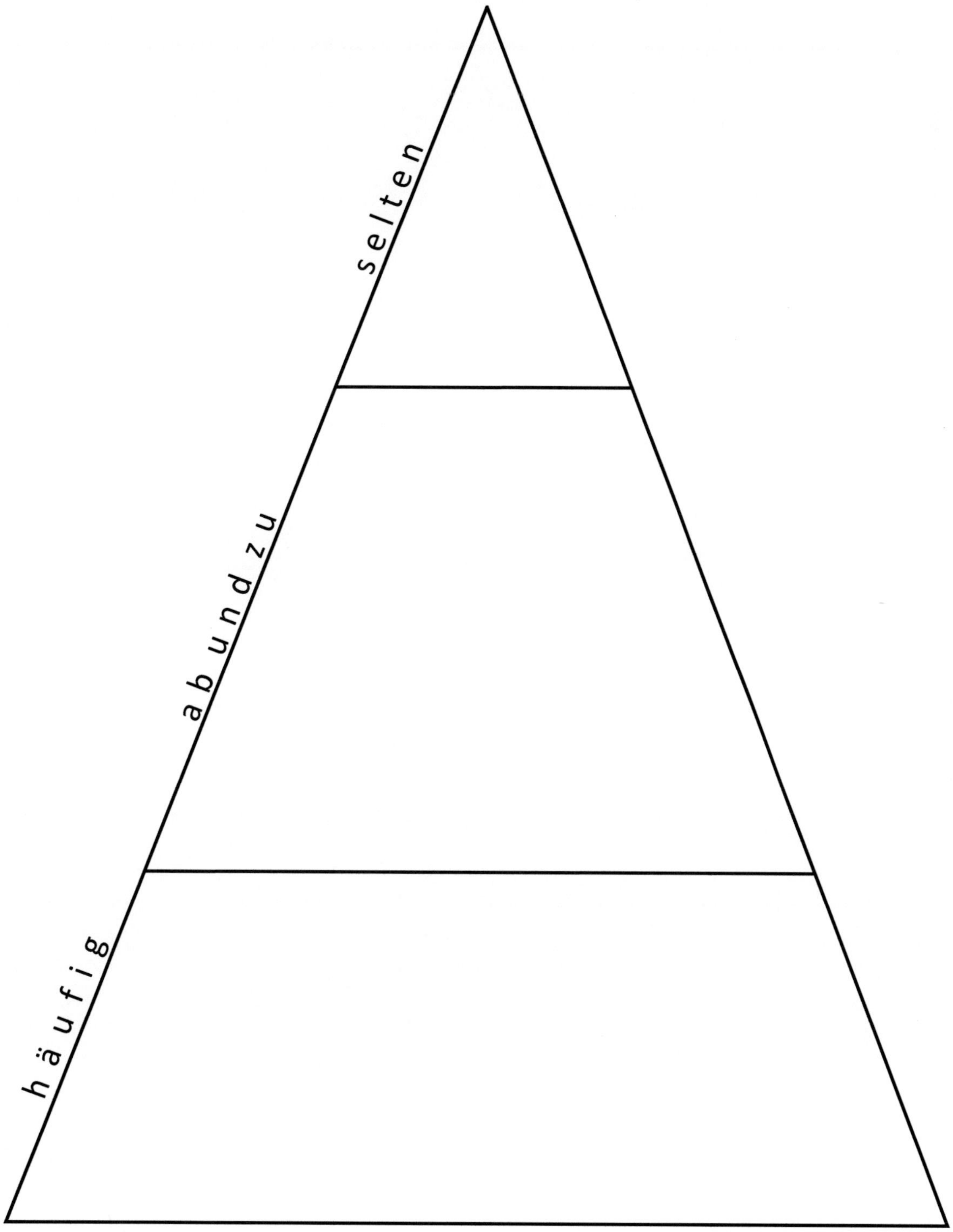

GEFÜHLSPYRAMIDE

AB-13-II

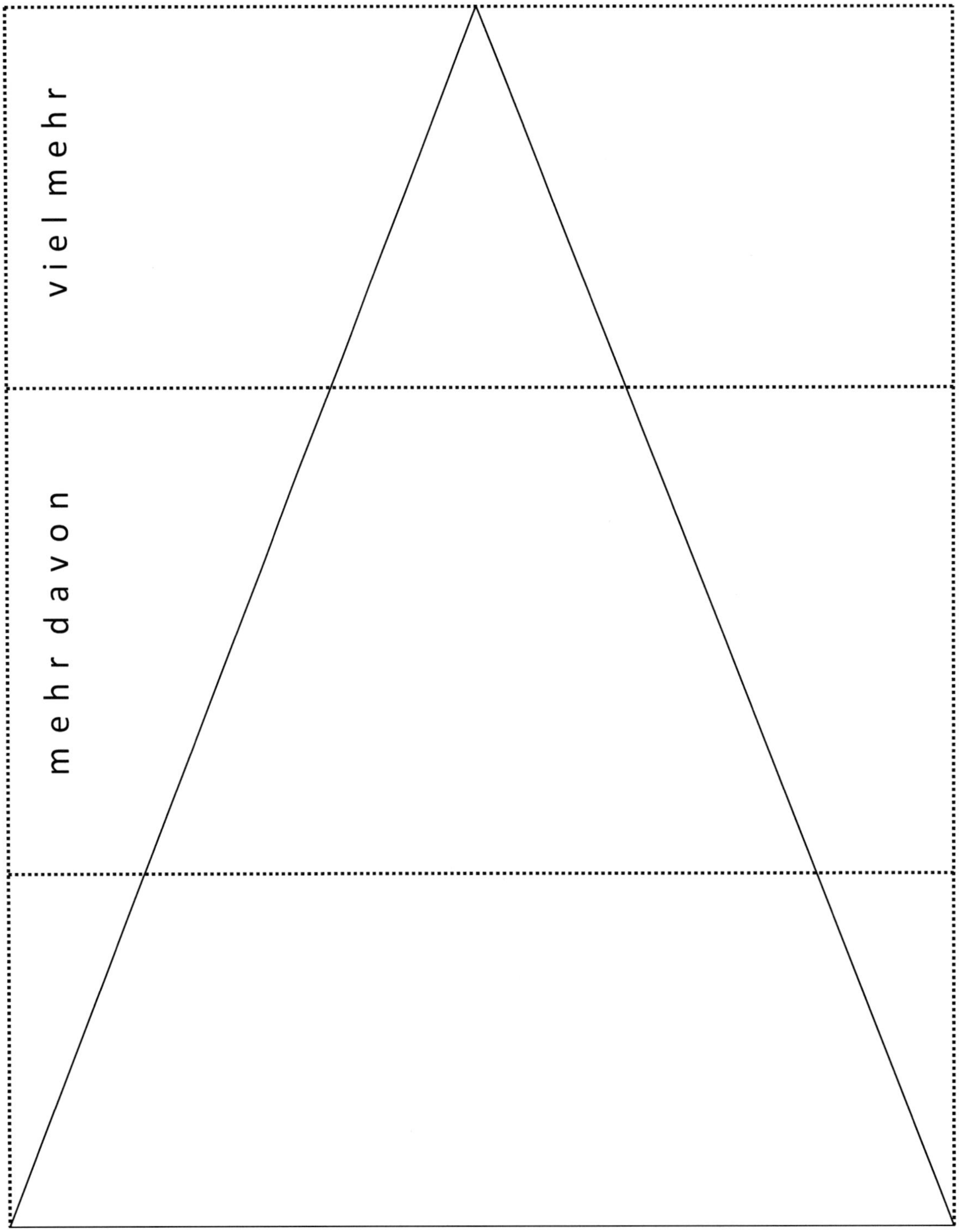

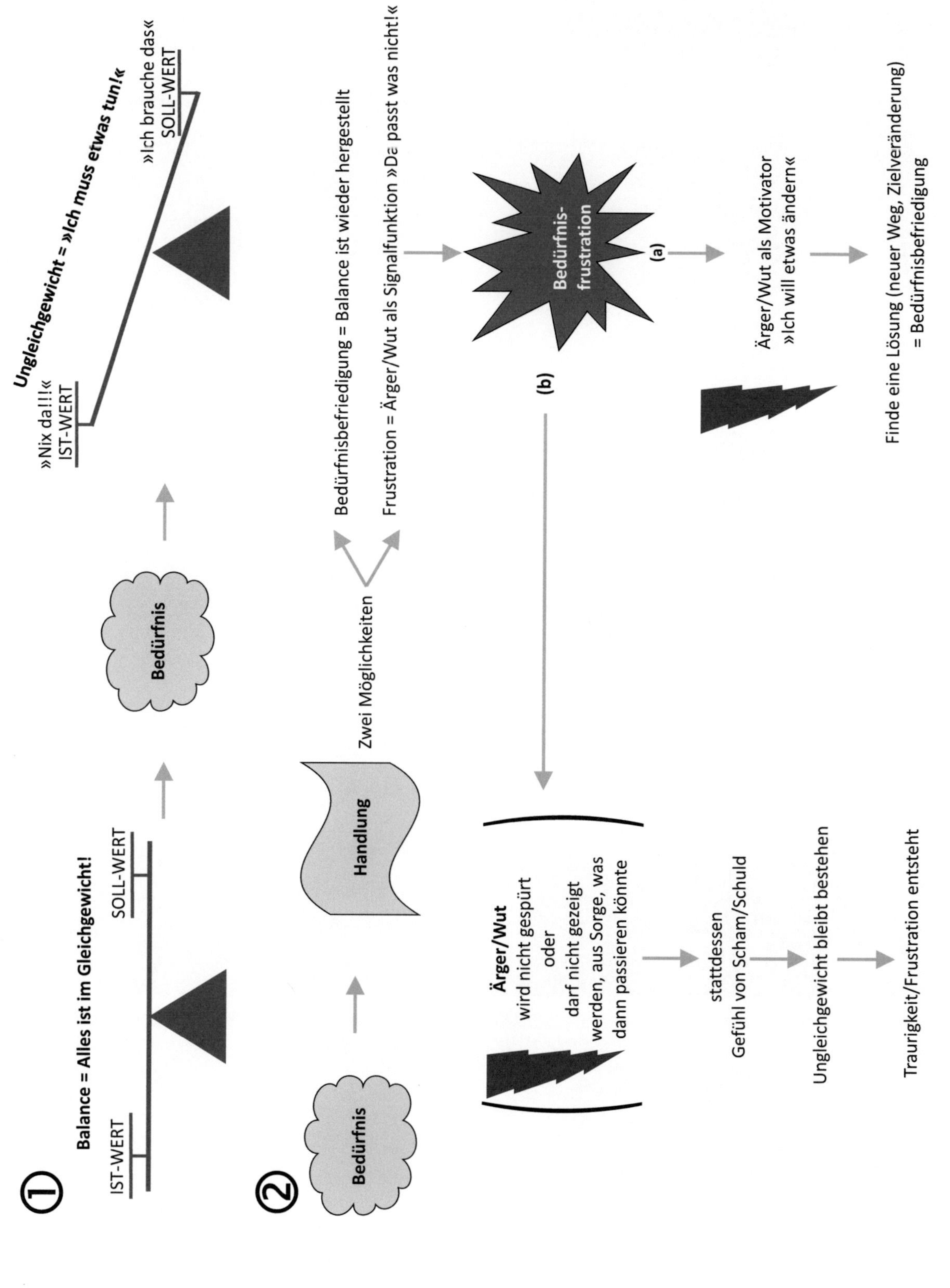

①
Balance = Alles ist im Gleichgewicht!
IST-WERT
SOLL-WERT
Bedürfnis
Ungleichgewicht = »Ich muss etwas tun!«
»Nix da!!!«
IST-WERT
»Ich brauche das«
SOLL-WERT
②
Bedürfnis
Handlung
Zwei Möglichkeiten
Bedürfnisbefriedigung = Balance ist wieder hergestellt
Frustration = Ärger/Wut als Signalfunktion »Da passt was nicht!«
Bedürfnis-frustration
(a)
Ärger/Wut als Motivator
»Ich will etwas ändern«
Finde eine Lösung (neuer Weg, Zielveränderung)
= Bedürfnisbefriedigung
(b)
Ärger/Wut
wird nicht gespürt
oder
darf nicht gezeigt
werden, aus Sorge, was
dann passieren könnte
stattdessen
Gefühl von Scham/Schuld
Ungleichgewicht bleibt bestehen
Traurigkeit/Frustration entsteht

Reaktionskette

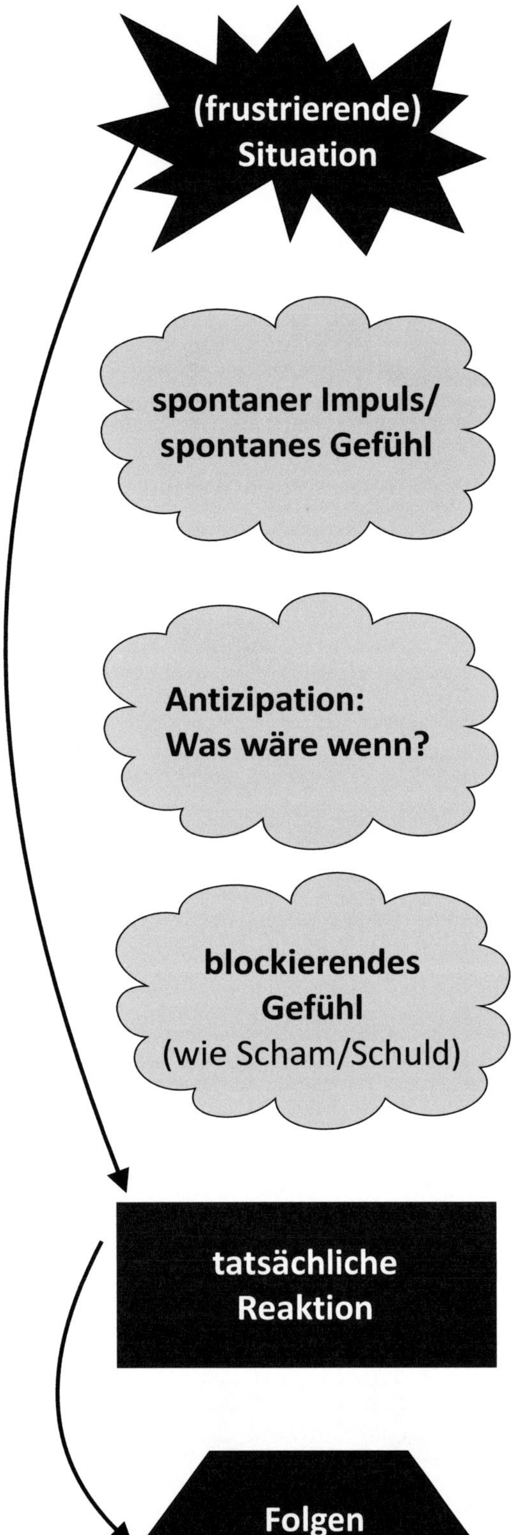

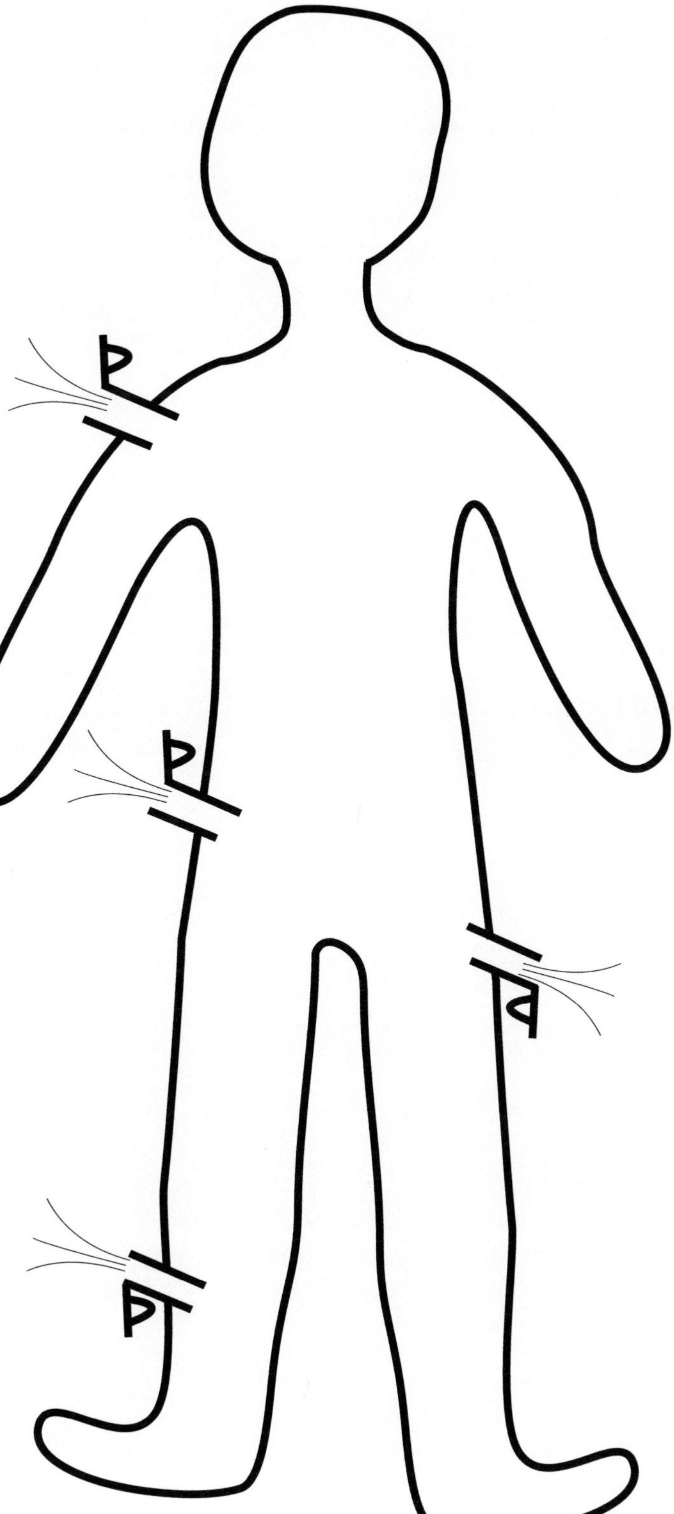

Nur wenn ich immer ....

.... (GEBOT)

und wenn ich niemals ....

....(VERBOT)

dann bewahre ich mir ....

....(BEDÜRFNIS)

und verhindere ....

.... (ANGST VOR)

Ich kann - darf - will ....

....(Verstoß gegen das Verbot)

und muss nicht immer ....

....(Lockerung des Gebots)

und bekomme trotzdem was ich brauche, nämlich ....

....

....(Bedürfnis)

und es besteht dabei keine große Gefahr, dass ich ....

....

....(Hinterfragung der Beziehungsangst)

Infoblatt Bedürfnisse, Wut und Angst

AB-16-III

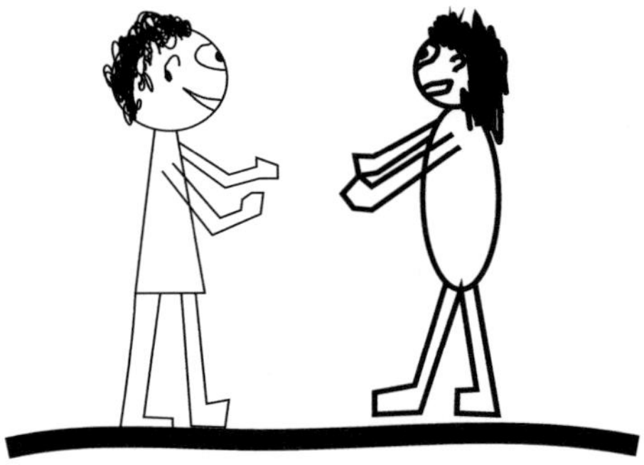

Zugehörigkeitsbedürfnisse

Willkommensein, Dazugehören
Geborgenheit, Wärme
Schutz, Sicherheit, Zuverlässigkeit
Liebe, Zuneigung
Aufmerksamkeit, Beachtung
Verständnis
Bewunderung, Lob, Wertschätzung

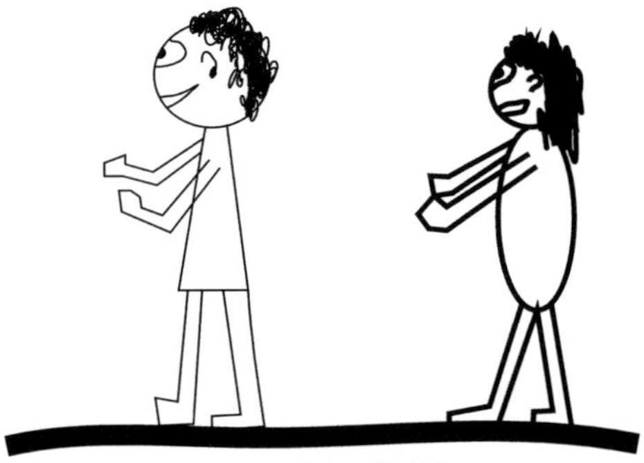

Autonomiebedürfnisse

Selber machen, selber können
Freiraum, Selbstbestimmung
Grenzen gesetzt bekommen
Gefordert und gefördert werden
Intimität, Erotik
Ein Vorbild haben
Ein starkes Gegenüber haben

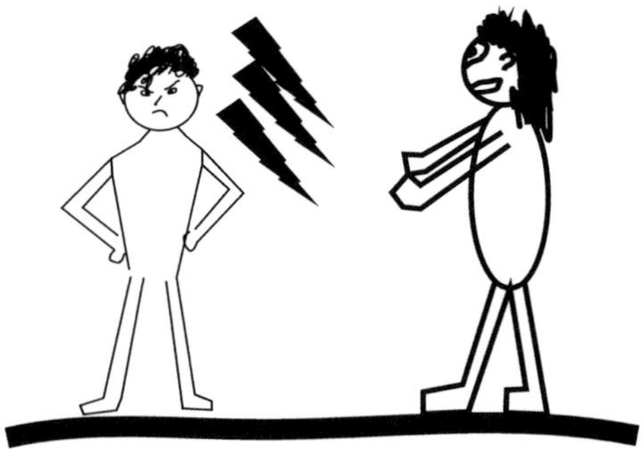

Wutformen

Vernichtungswut
Trennungswut
Vor Wut gezielt weh tun
Wut unkontrolliert heraus lassen
Liebesentzug, völlig ablehnen
Gegenaggression
Den anderen hörig, abhängig machen

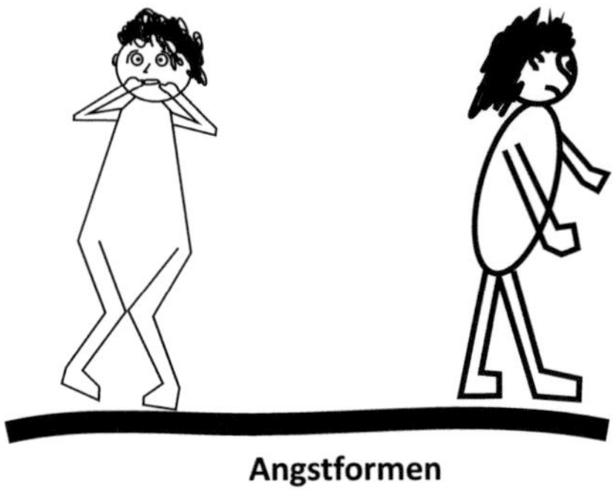

Angstformen

Existenzangst
Angst vor Alleinsein, Trennung
Angst, Kontrolle über mich/den anderen zu verlieren
Angst vor persönlichem Kontrollverlust
Angst vor Liebesentzug
Angst vor Gegenaggression
Angst vor Hingabe durch starke Gefühle

Visualisierung der Überlebensregel in der Gruppe

AB-16-IV

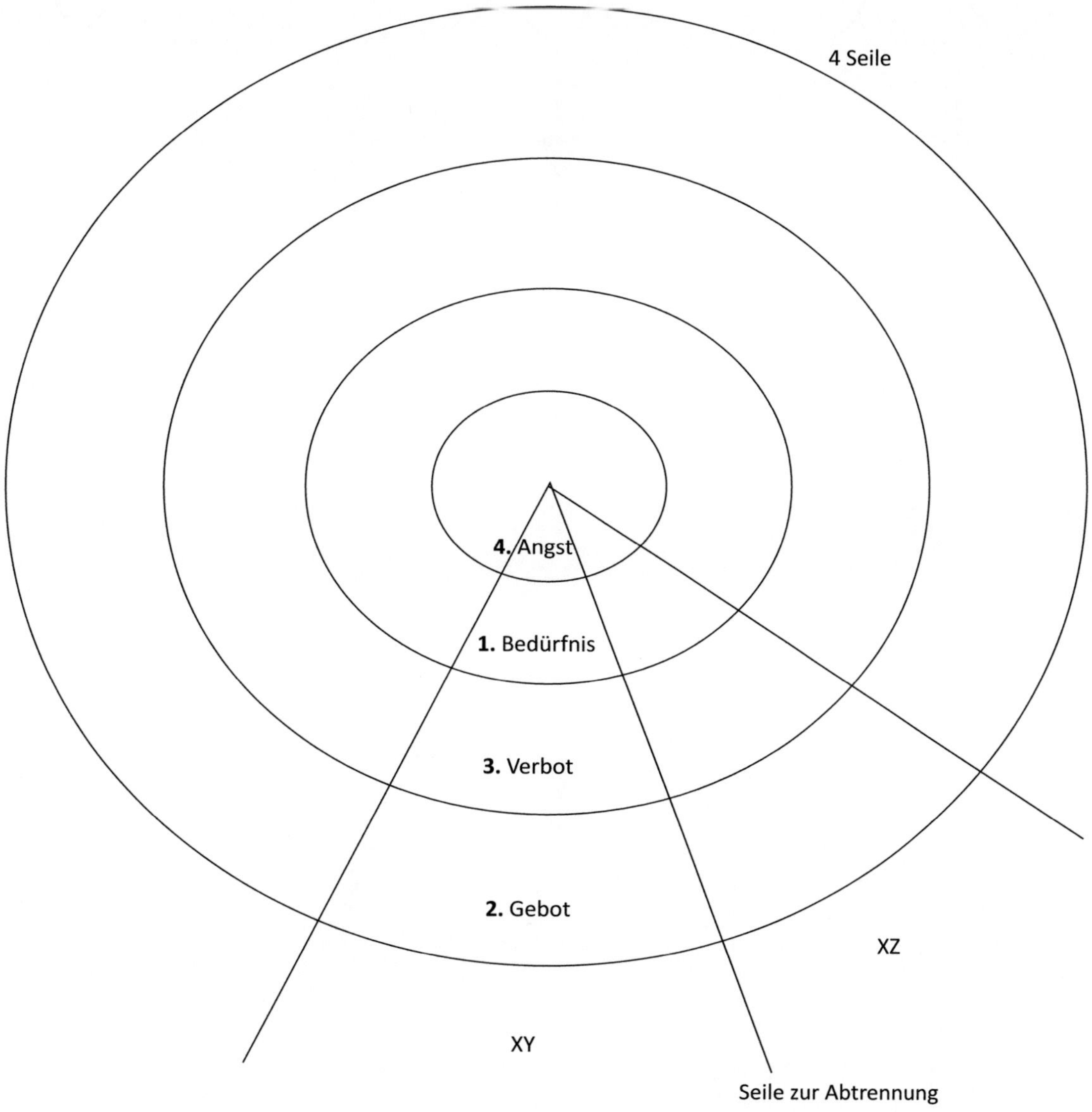

3 wichtige Charaktereigenschaften

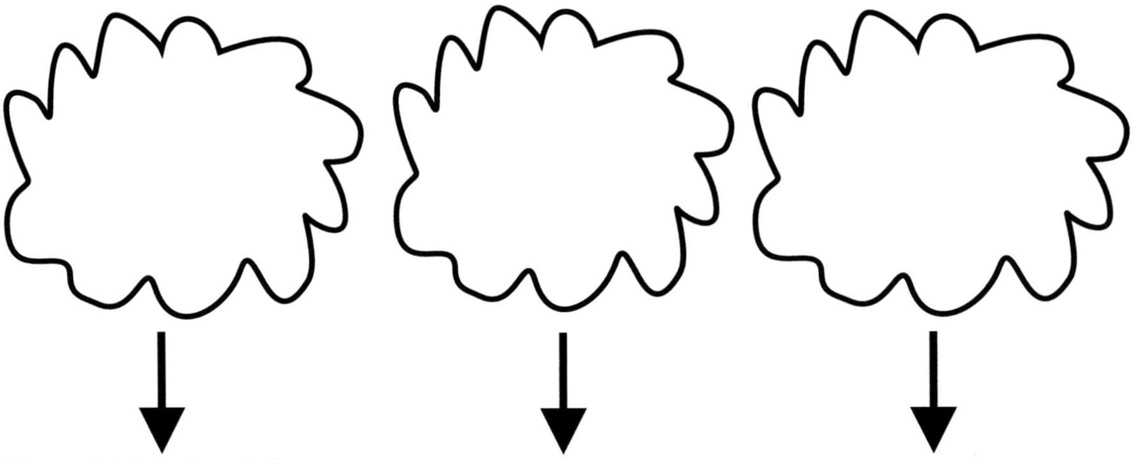

Was verstehst Du darunter?

Was verstehen andere darunter?

Was sind zukünftige Herausforderungen, bei denen Du Deine Charaktereigenschaften gebrauchen kannst?

Mein Anker

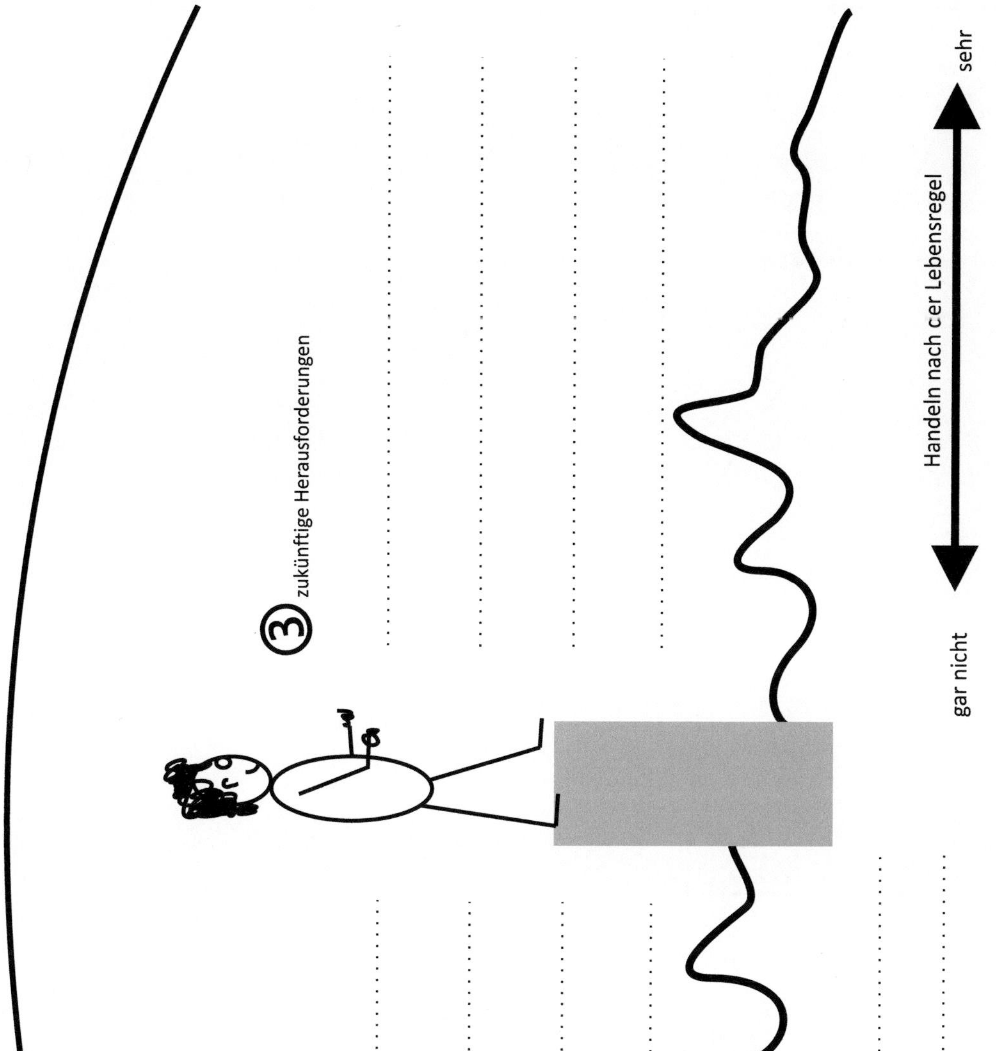

② Was habe ich gelernt? Was kann ich schon?
① bisherige Errungenschaften
③ zukünftige Herausforderungen
Lebensregel
sehr
Handeln nach cer Lebensregel
gar nicht

Mein Zukunftsbaum

AB-19

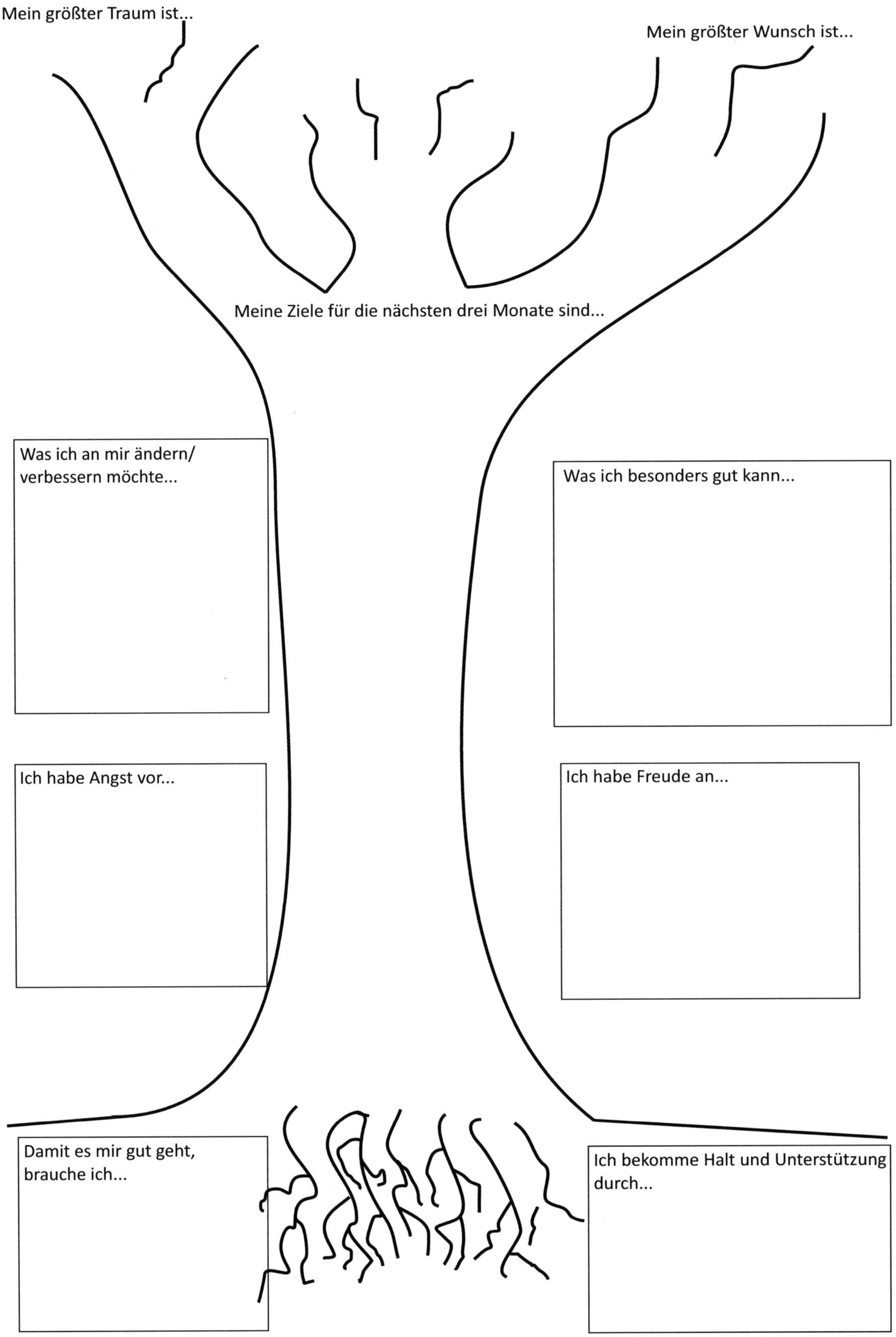

Entwicklungstreppe:
bisherige Strategien und neue Anforderungen treffen aufeinander

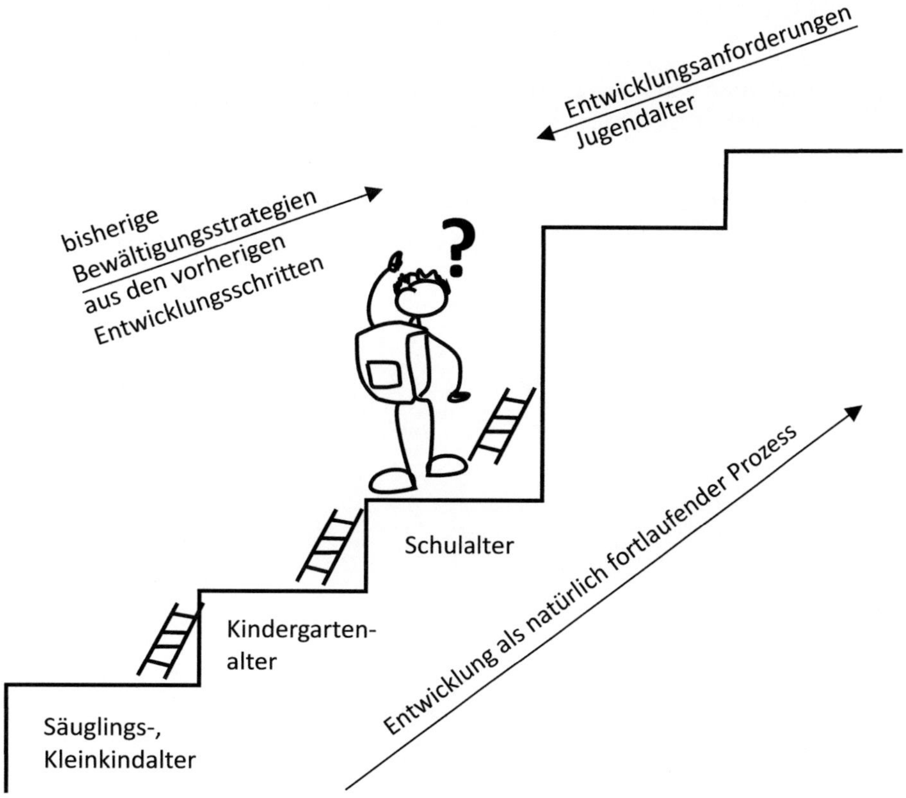

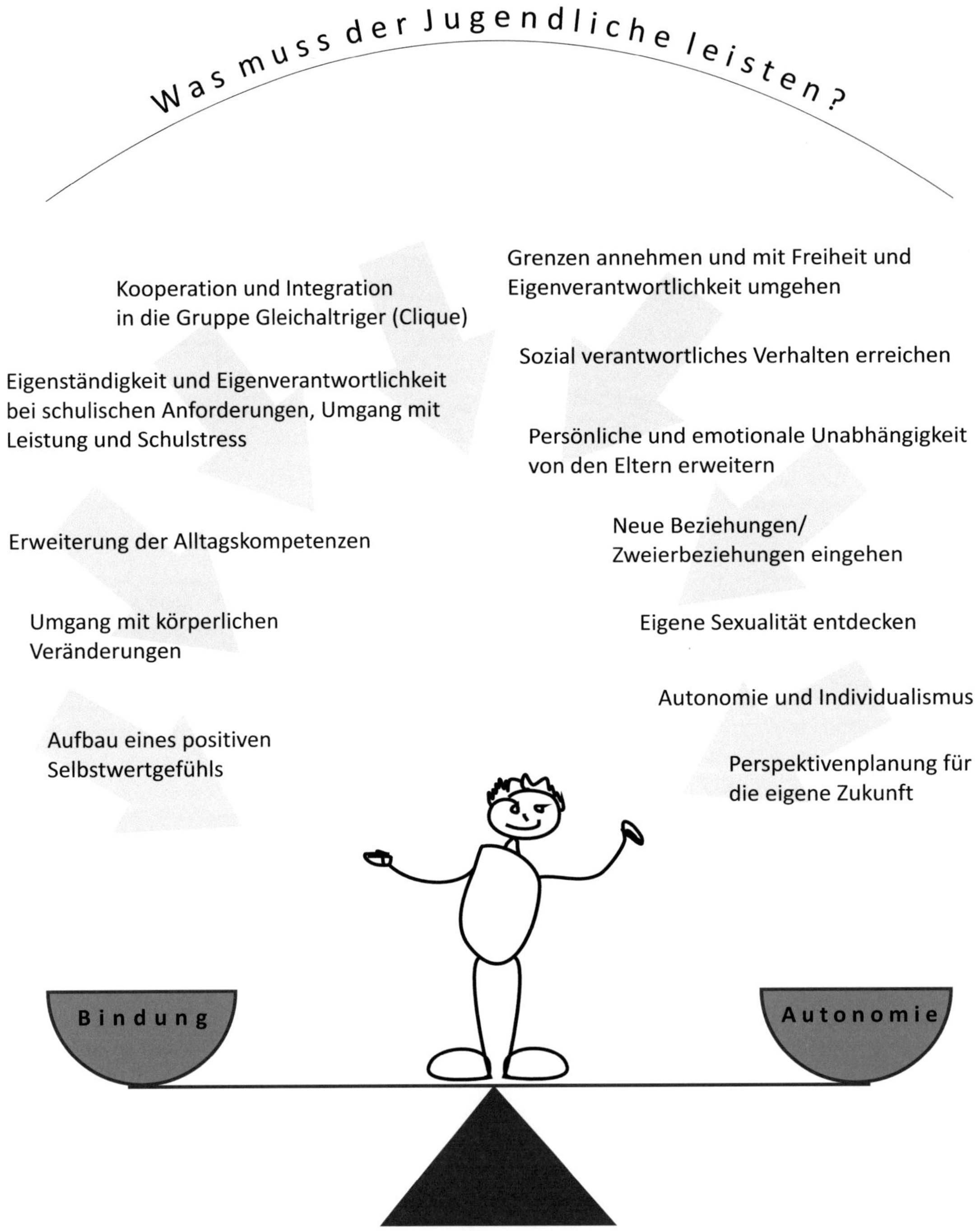
Was muss der Jugendliche leisten?
Kooperation und Integration in die Gruppe Gleichaltriger (Clique)
Eigenständigkeit und Eigenverantwortlichkeit bei schulischen Anforderungen, Umgang mit Leistung und Schulstress
Erweiterung der Alltagskompetenzen
Umgang mit körperlichen Veränderungen
Aufbau eines positiven Selbstwertgefühls
Grenzen annehmen und mit Freiheit und Eigenverantwortlichkeit umgehen
Sozial verantwortliches Verhalten erreichen
Persönliche und emotionale Unabhängigkeit von den Eltern erweitern
Neue Beziehungen/ Zweierbeziehungen eingehen
Eigene Sexualität entdecken
Autonomie und Individualismus
Perspektivenplanung für die eigene Zukunft
Bindung
Autonomie

Wie kommt es zur Symptombildung?

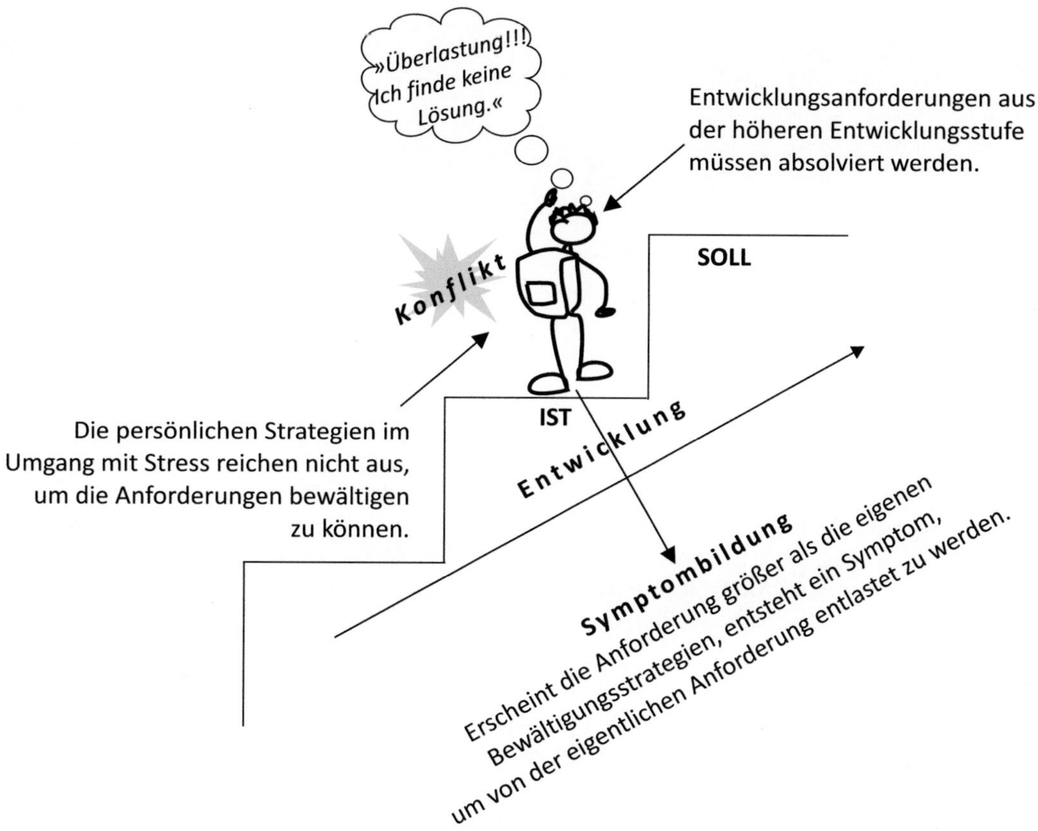

Ein Beispiel, wie es zur Symptombildung kommen kann

Beispiele

1. »Es entstehen Cliquen, ich muss mich integrieren.«

2. »Ich muss meine Zukunft planen, eigenständig werden.«

3. »Ich muss mich von meinen Eltern unabhängig machen.«

4. »Ich muss neue Regeln und Grenzen lernen und diese einhalten.«

5. »Ich muss dem Schulstress standhalten.«

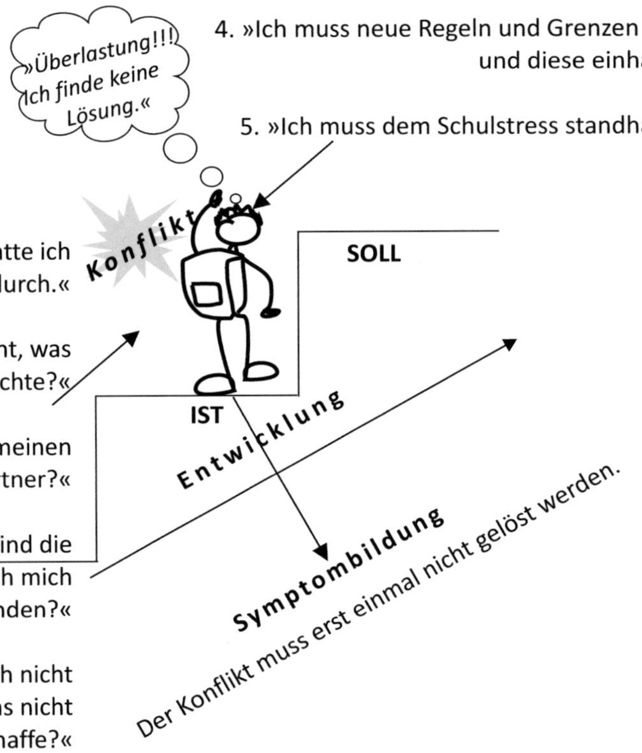

1. »Ich bin zurückhaltend, bisher hatte ich meine Eltern und Schutz dadurch.«

2. »Ich bin unentschlossen, weiß nicht, was ich kann und möchte?«

3. »Verliere ich die Beziehung zu meinen Eltern, wer bleibt mein Ansprechpartner?«

4. »Bisher gab es wenig Regeln, was sind die Konsequenzen? Werde ich mich zurechtfinden?«

5. »Bisher musste ich mich nicht durchbeißen, was, wenn ich das nicht schaffe?«

Das Jugendalter als gemeinsamer Entwicklungsweg

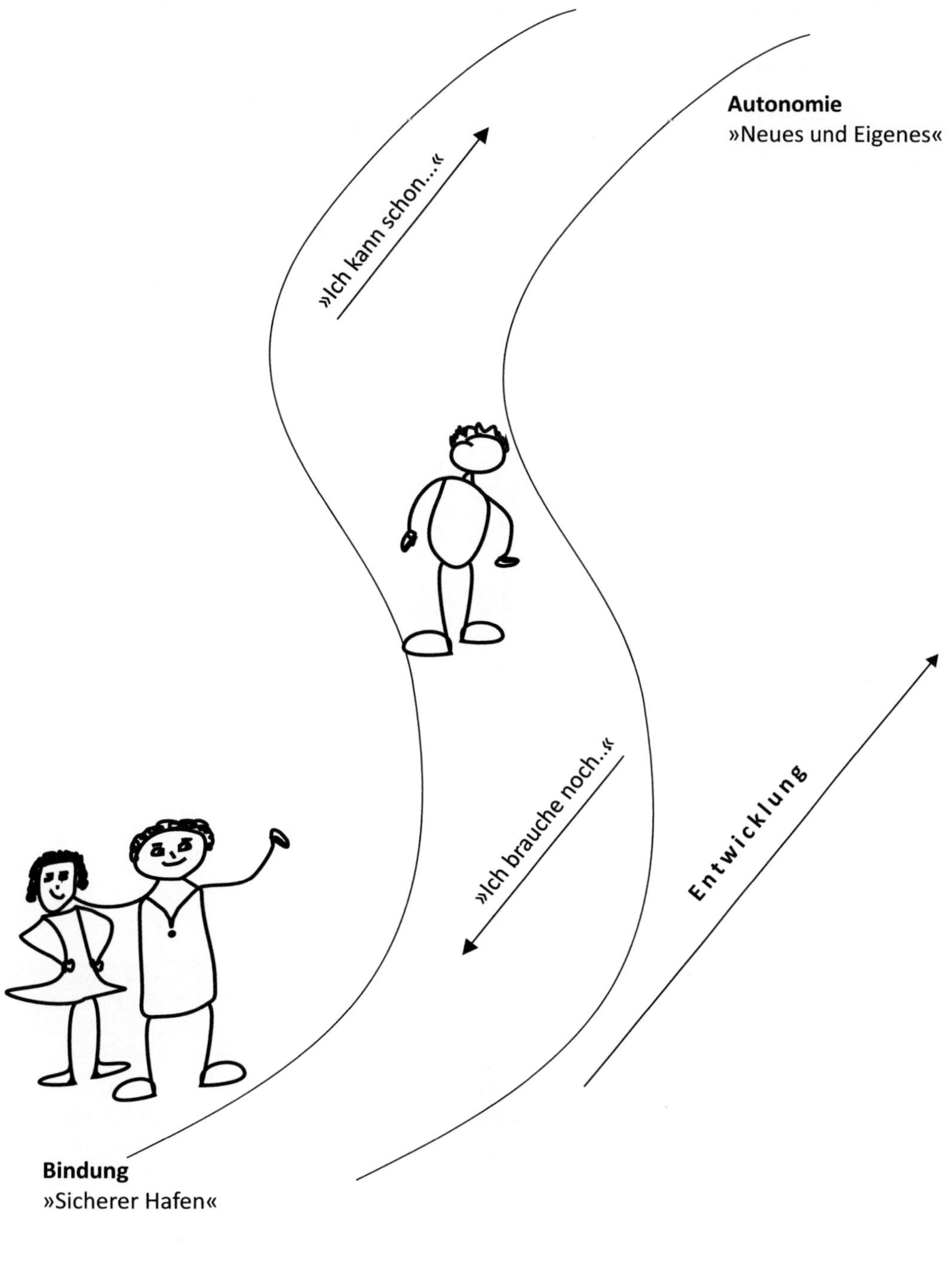

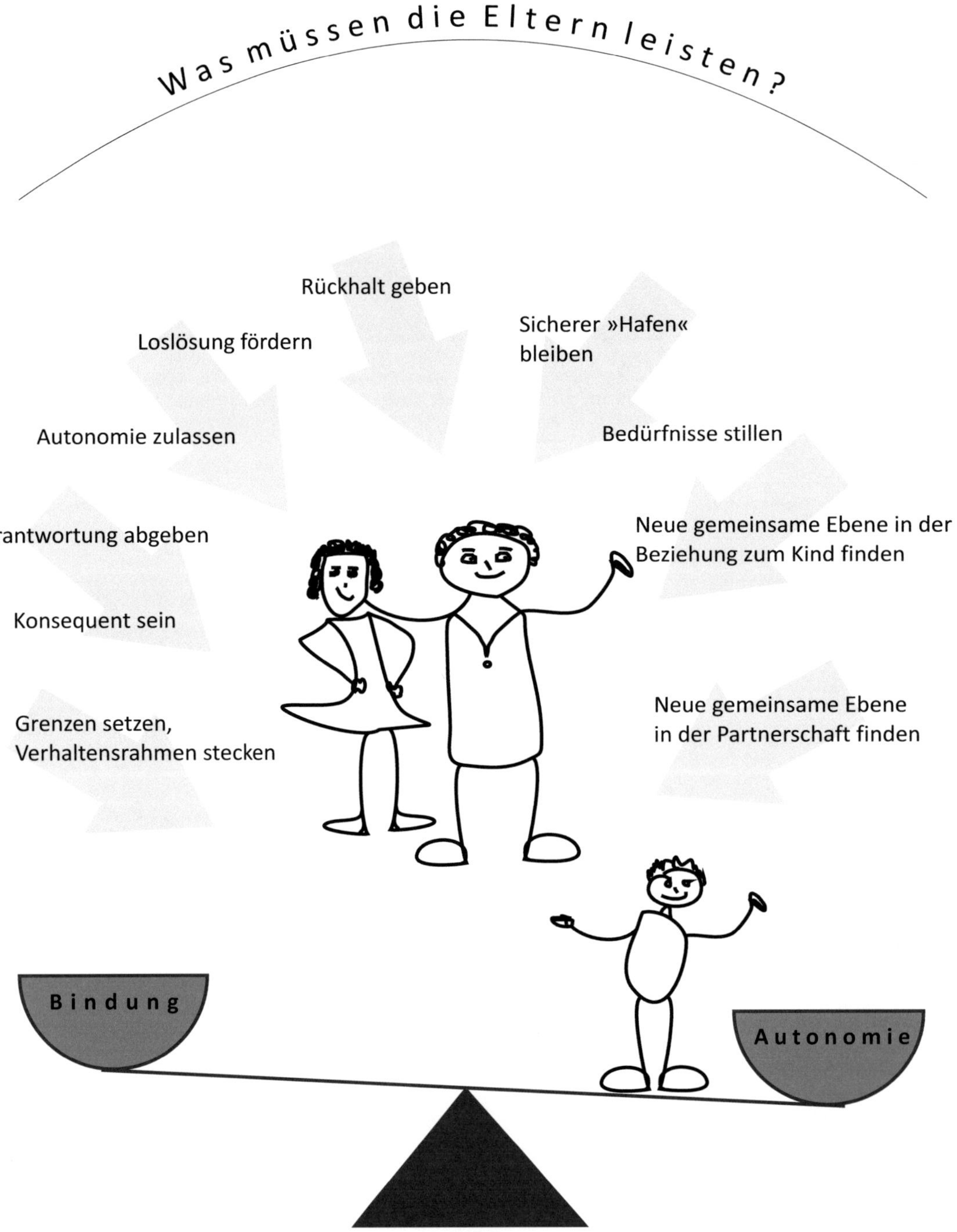
Was müssen die Eltern leisten?
Rückhalt geben
Loslösung fördern
Sicherer »Hafen« bleiben
Autonomie zulassen
Bedürfnisse stillen
Verantwortung abgeben
Neue gemeinsame Ebene in der Beziehung zum Kind finden
Konsequent sein
Grenzen setzen, Verhaltensrahmen stecken
Neue gemeinsame Ebene in der Partnerschaft finden
Bindung
Autonomie

Damit Passung zwischen Kind und Eltern gelingt...

Jugendlicher zeigt Bedürfnis.

Eltern erkennen die Bedürfnisse des Jugendlichen und können entsprechend darauf reagieren.

Eltern bestärken und begrenzen angemessen.

Antwort wirkt als Regulativ.

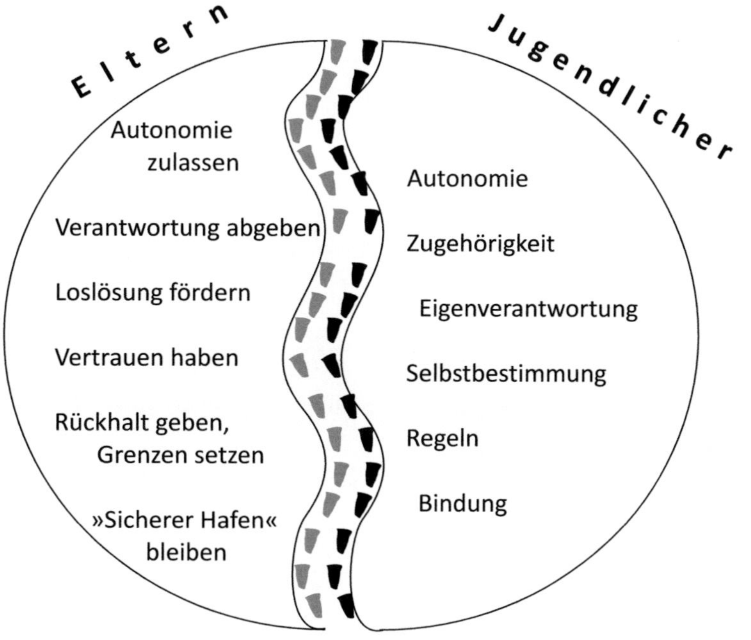

Jugendlicher erlebt das Bedürfnis gesättigt: »Ich bekomme, was ich brauche.«

Wichtig! Es muss von beiden Seiten neue Anpassung stattfinden und ein neues Gleichgewicht hergestellt werden.

Risikofaktoren für eine fehlende Passung zwischen Eltern und Jugendlichen...

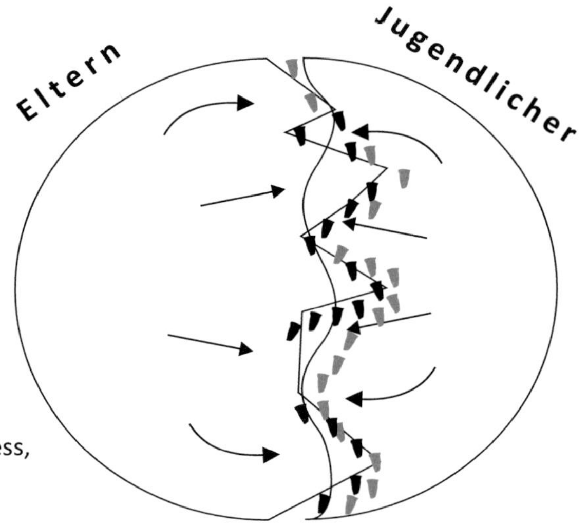

Die Bedürfnisse des Kindes sind den Eltern unklar.

Die eigenen Bedürfnisse der Eltern sind nicht gesättigt.

Das Kind fürchtet wichtige Bezugspersonen zu verlieren (Trennung, viele Konflikte).

Die Eltern sind belastet, haben viel Stress, Belastung im Alltag.

Zu wenig oder zu viel Autonomie findet statt.

Fehlende soziale Beziehungen hemmen die Ablösung von den Eltern.

Grenzen, Regeln und Konsequenzen sind in der Familie unklar, inkonsequent.

Was braucht mein Kind? Was brauche ich? Wie kann Bewältigung und Entwicklung gemeinsam stattfinden?

Gleichgewicht herstellen

Ansprechpartner sein

Hilfestellung geben

Entscheidungen treffen

Regeln/Grenzen setzen

Verhaltensrahmen stecken

Bindung herstellen

Freiräume/Privatsphäre geben

»machen lassen«

Entscheidungen treffen lassen

Verantwortung abgeben

Rahmen lockern -
»ausprobieren lassen«

Loslösung fördern

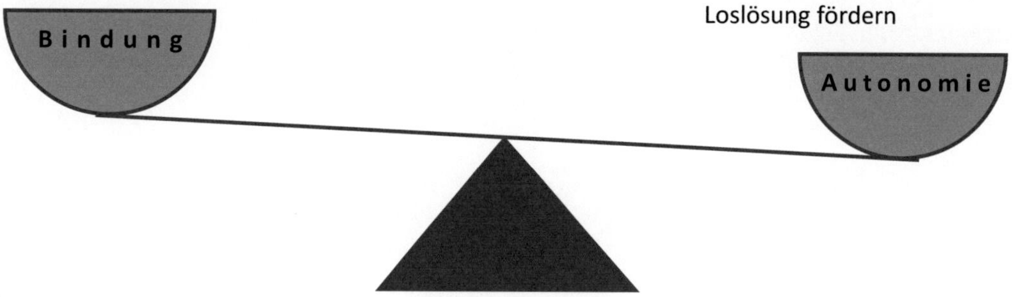

Die Balance von Bindung und Autonomie richtet sich daran, was der Jugendliche noch braucht und schon kann.

Was bedeutet Loslassen für die Eltern?

»Ich bin nicht mehr der wichtigste Ansprechpartner für mein Kind.«

Mit der eigenen Angst um das Kind umgehen lernen.

Mir Sorgen um das Kind und um dessen Verhaltensweisen umgehen lernen.

Den natürlichen Beschützerinstinkt regulieren.

Vertrauen in das Kind haben: »Das wird es schon schaffen.«

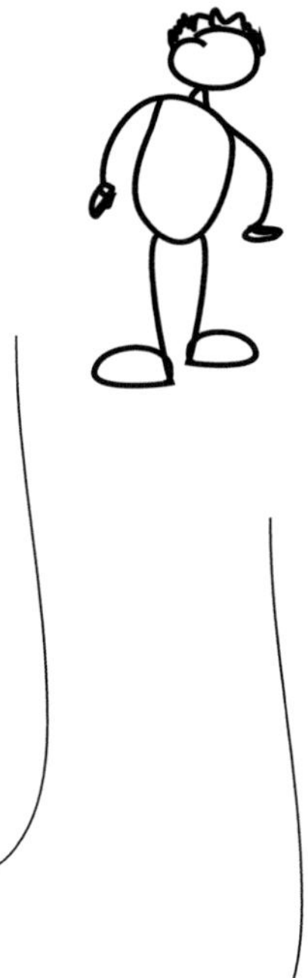

Verschlossenheit und Zurückweisung durch das Kind aushalten.

Ertragen, dass man selbst »peinlich« für das Kind und nicht mehr so wichtig ist.

Entscheidungen des Kindes akzeptieren, auch wenn diese nicht den eigenen entsprechen.

Stolpersteine, Fehltritte, Rückschläge passieren lassen, auch wenn sie sich ankündigen.

Vertrauen in sich haben, tatsächliche Gefahren zu erkennen und abwenden zu können.

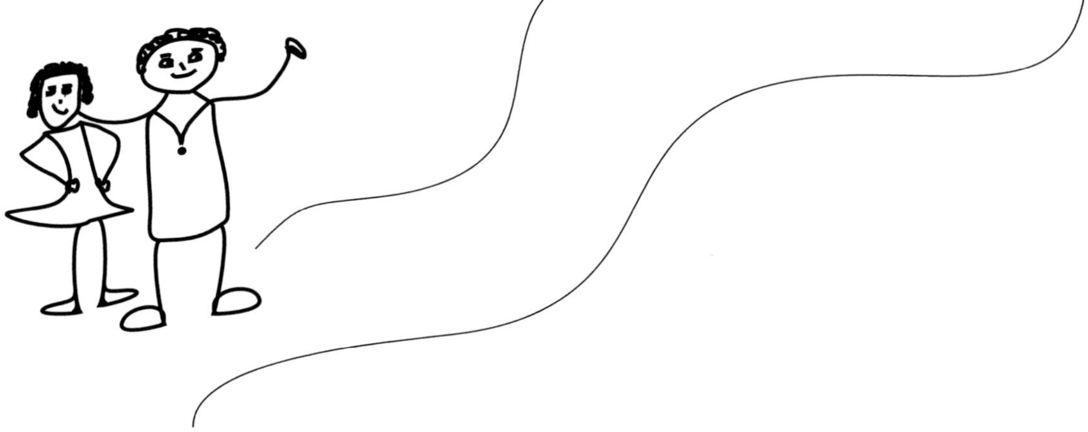

Wie kann das gelingen?

Als Ansprechpartner zur Verfügung stehen, sich nicht aufdrängen.

Die eigene Angst regulieren, mit dem Partner oder einem anderen erwachsenen Ansprechpartner besprechen.

Dem Kind Situationen ermöglichen, in denen es sich Vertrauen erarbeiten kann.

Sorgen mit dem Kind dann besprechen, wenn sich diese erhärten.

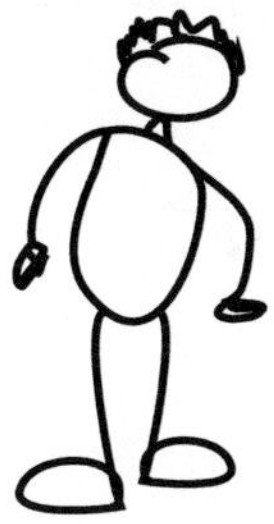

Auf Verschlossenheit und Zurückweisung selbst nicht gekränkt oder enttäuscht reagieren.

Auf Familien-, Paar- und Elternebene Vorbild für offene Kommunikation sein.

Auf Familien-, Paar- und Elternebene Vorbild für aktive Problemlösung sein.

Auf vermeintlich negative Gefühle des Kindes (Wut) nicht gekränkt reagieren.

Dem Kind eigene Entscheidungen ermöglichen, ihm Verantwortung überlassen.

Bei Fehlern, Rückschlägen offene Arme haben, der sichere Hafen sein.

Viel Vertrauen in die eigenen elterlichen Kompetenzen haben.

Unsicherheiten mit anderen Erwachsenen besprechen, sich Hilfe holen.

Eigene Kontakte, Interessen (re-)aktivieren,
freie Zeit nutzen. Partnerschaft pflegen.

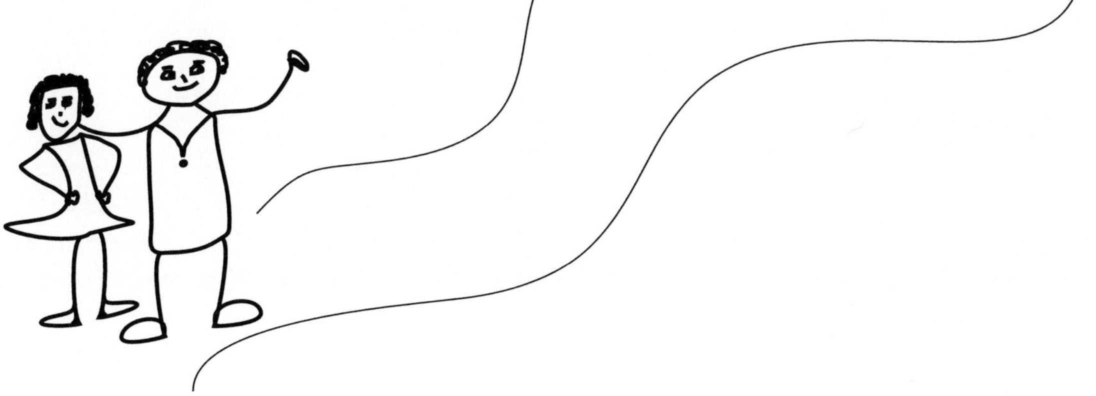

Was brauchen Sie, um das Thema Ablösung gut meisten zu können?

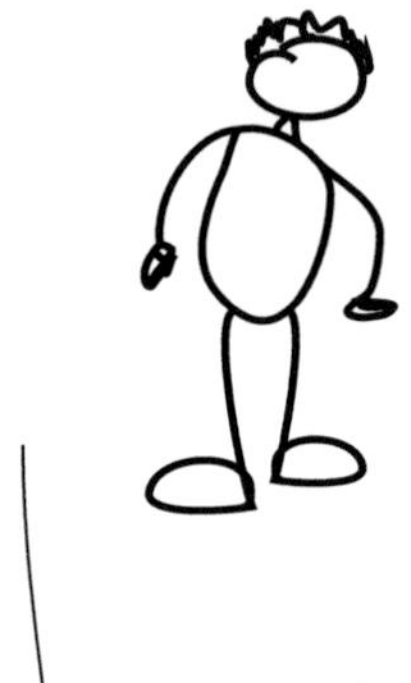

Welche Themen sehen Sie in Ihrer Familie oder bei sich selbst?

Woran könnte die Familie arbeiten?

Welche Unterstützung benötigen Sie dabei?

Was gelingt Ihnen schon richtig gut?

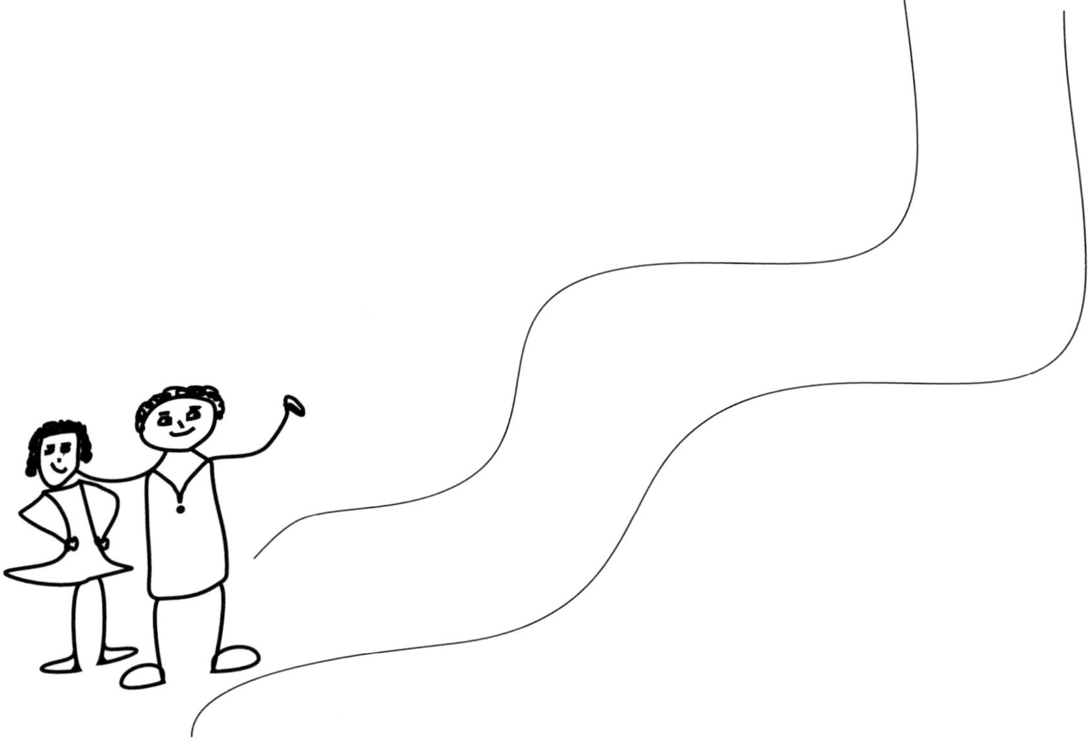

Ihre Themen haben jederzeit Platz in der Eltern- und Familienarbeit!

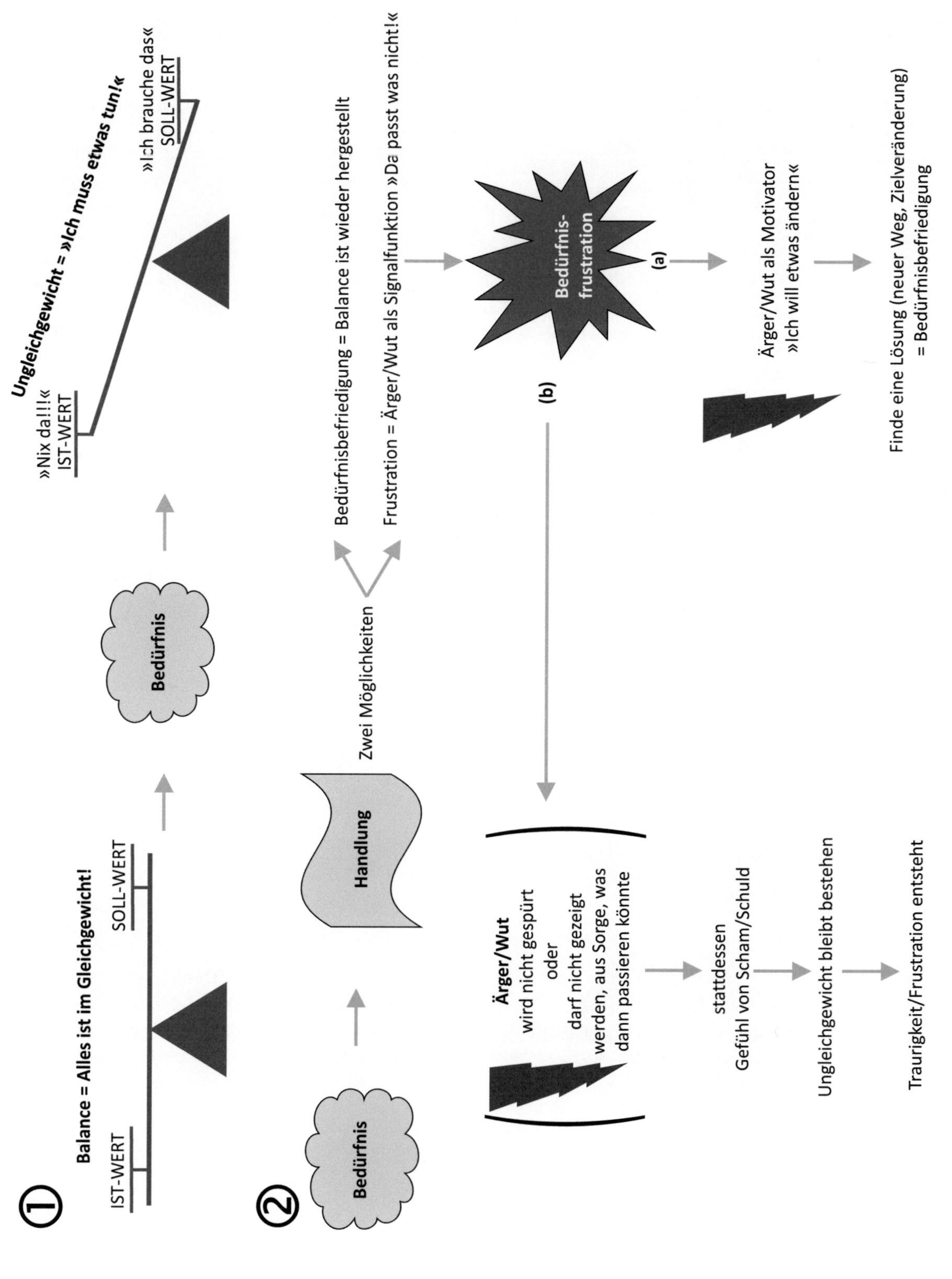
①
Balance = Alles ist im Gleichgewicht!
IST-WERT
SOLL-WERT
Bedürfnis
Ungleichgewicht = »Ich muss etwas tun!«
»Nix da!!!«
IST-WERT
»Ich brauche das«
SOLL-WERT
②
Bedürfnis
Handlung
Zwei Möglichkeiten
Bedürfnisbefriedigung = Balance ist wieder hergestellt
Frustration = Ärger/Wut als Signalfunktion »Da passt was nicht!«
Bedürfnis-
frustration
(a)
Ärger/Wut als Motivator
»Ich will etwas ändern«
Finde eine Lösung (neuer Weg, Zielveränderung)
= Bedürfnisbefriedigung
(b)
Ärger/Wut
wird nicht gespürt
oder
darf nicht gezeigt
werden, aus Sorge, was
dann passieren könnte
stattdessen
Gefühl von Scham/Schuld
Ungleichgewicht bleibt bestehen
Traurigkeit/Frustration entsteht

Beispiel für Reaktionskette

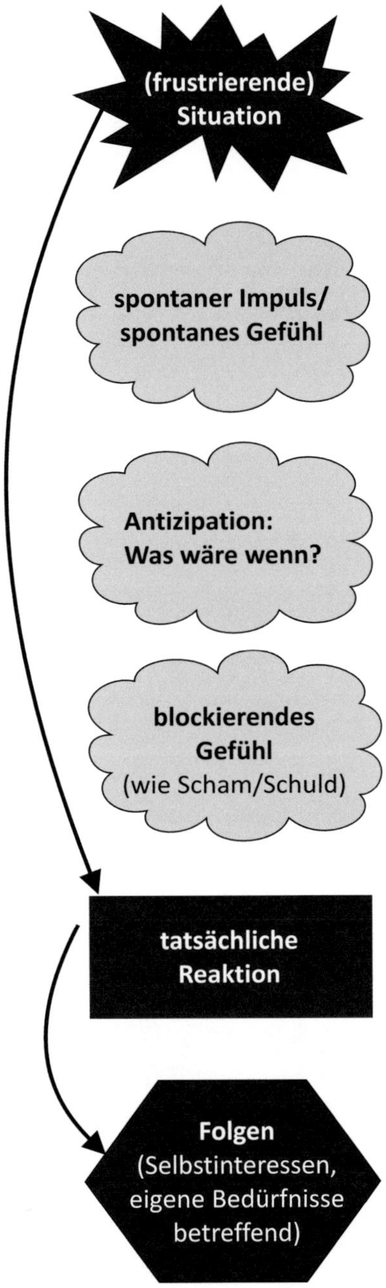

Die Freundin kommt zu einem gemeinsamen Treffen 20 Minuten zu spät, ohne Bescheid zu sagen oder sich zu entschuldigen.

Impuls: »Ich finde es blöd von dir, dass du mich warten lässt.«
Gefühl: Ärger

Irrationaler Gedanke: »Dann ist meine Freundin sauer und geht. Ich werde sie für immer verlieren.«

Angst vor Trennung, Verlassenwerden

»Ich schlucke meinen Ärger runter, sage nichts und bin wie immer.«

Unterdrückte Wut sucht sich ein anderes Ventil (zum Beispiel Traurigkeit) und der Jugendliche lernt dabei nicht, eigene Bedürfnisse und Interessen durchzusetzen.

Elterliche Selbstfürsorge

Was tut mir gut? Was kann ich für mich tun?

Was nehmen Sie sich bis zum nächsten Mal fest vor, sich etwas Gutes zu tun?

geschafft

.... ☐

.... ☐

.... ☐

Ich brauche kein schlechtes Gewissen haben, mir etwas Gutes zu tun, da ...

....

Beispiele für angenehme Aktivitäten...

... einen Ausflug machen

... Freunde/Verwandte treffen

... ins Kino gehen

... ein Konzert besuchen

... ein Buch lesen

... eine heiße Badewanne nehmen

... zum Friseur/ zur Kosmetikerin gehen

... Sport treiben

... ein Wochenende verreisen

... ein Restaurant besuchen

... kreativ sein (malen, basteln, musizieren)

... bei Kaffee und Kuchen in der Sonne sitzen

... etwas Gutes kochen oder backen

... Musik hören und faulenzen

E x p e r t e n r u n d e

Was nehme ich für mich aus der Elterngruppe mit?

Was gelingt mir als Elternteil/ uns als Familie schon besser?

Was nehme ich mir für die Zukunft vor?

Auf welche Entwicklungsschritte bin ich bei mir persönlich stolz?

Auf welche Entwicklungsschritte meiner Familienmitglieder bin ich stolz?

Gute VERHALTENSTHERAPIE LERNEN und BEHERRSCHEN

Wissen, das man gern griffbereit hat.

Ein Therapiebuch als ständiger Begleiter.

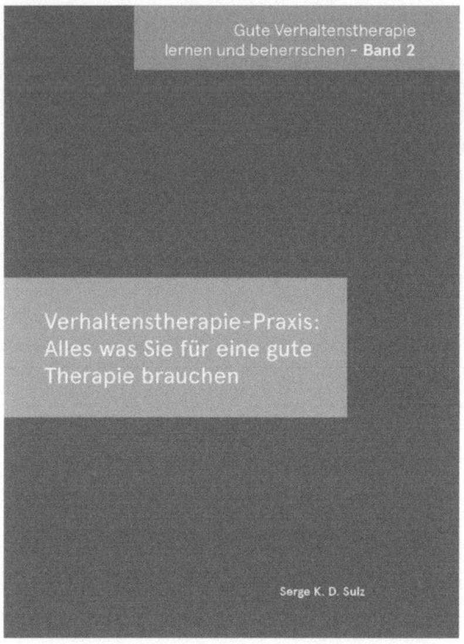

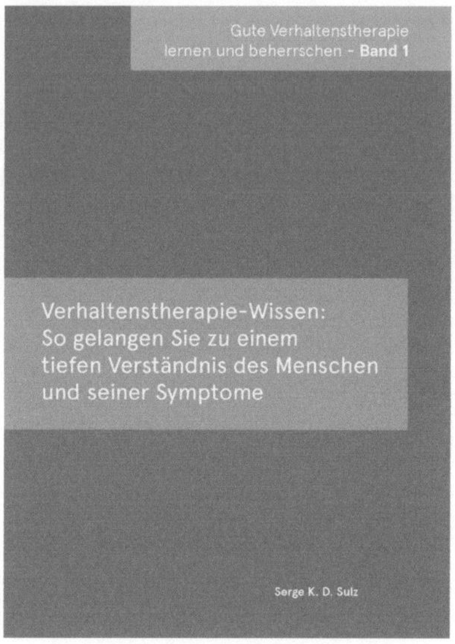

Band 1 – Verhaltenstherapie-WISSEN

So gelangen Sie zu einem tiefen Verständnis des Menschen und seiner Symptome

Können baut auf Wissen auf und Therapie auf Verstehen. Um zu dem notwendigen tiefen Verständnis des Menschen zu gelangen, der zu Ihnen in Psychotherapie kommt, ist ein profundes Wissen unverzichtbar:

| Umfangreiche empirische Forschung aus Psychologie und Neurobiologie
| Aktuelle wissenschaftliche Erkenntnis und Theoriebildung.

Das hilft,
- zu einer stimmigen Fallkonzeption,
- einer klaren Therapiestrategie und
- einer effektiven Behandlung zu gelangen und
- eine sichere und souveräne therapeutische Haltung einzunehmen.

ISBN 978-3-86294-046-2 | Hardcover DIN A 4 | ca. 360 S. | 59,–

Band 2 – Verhaltenstherapie-PRAXIS

Alles, was Sie für eine gute Therapie brauchen

Moderne kognitive Verhaltenstherapie mit ihren
- störungsspezifischen evidenzbasierten Therapien,
- störungsübergreifenden Interventionen und der Wirkungskraft des Expositionsprinzips
- auf dem Erkenntnis- und Kompetenzstand der Verhaltenstherapie der dritten Welle
- fokussiert auf Emotionsregulation, korrigierenden Beziehungserfahrungen, Metakognition und Entwicklung des Denkens und Fühlens; dazu die Perspektive der evidenzbasierten Strategisch-Behavioralen Therapie
- schemaanalytisch (dysfunktionale Überlebensregel) und funktionsanalytisch (Reaktionskette zum Symptom)
- Alle wichtigen Interventionen anschaulich beschrieben ab der ersten Therapiestunde mit dem ersten Patienten

ISBN 978-3-86294-047-9 | Hardcover DIN A 4 | 336 S. | 59,–

SPEZIALANGEBOT
Band 1 (VT-Wissen) UND Band 2 (VT-Praxis)
Sulz: Gute Verhaltenstherapie lernen und beherrschen
ISBN 978-3-86294-049-3 | 99,– € statt 118,– €

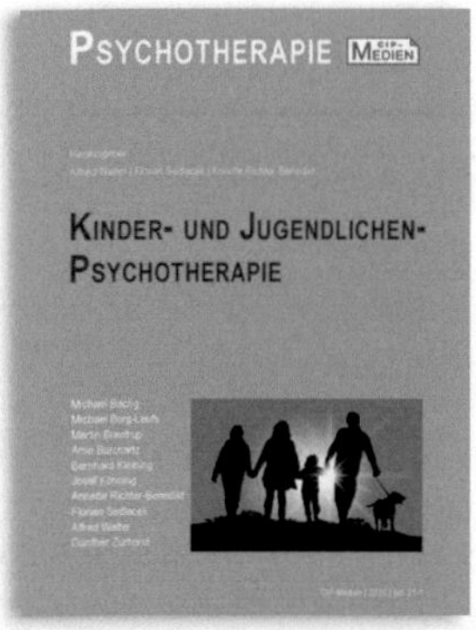

Annette Richter-Benedikt, Florian Sedlacek, Alfred Walter (Hrsg.)

Kinder- und Jugendlichen Psychotherapie

Hier finden Sie die aktuellste Publikation zur Kinder- und Jugendlichenpsychotherapie – mit den wichtigsten Themen. Es geht darum, was gute Kinder- und Jugendlichentherapie ist und durch welche Ausbildung sie erzielt werden kann. Erfahrene Psychotherapeuten, Supervisoren, Lehrtherapeuten und Wissenschaftler führen das aus, womit wir uns alle beschäftigen sollten. Es geht auch um die therapeutische Identität, um die bestmögliche Versorgung von Kindern und Jugendlichen und es geht um die Zukunft, die wir mitgestalten müssen.

ISBN 978-3-86294-039-4 | Broschur | 208 S. | 34,– €

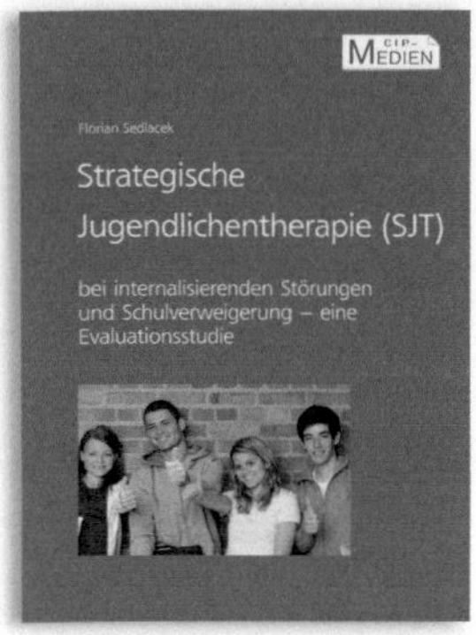

Florian Sedlacek

Strategische Jugendlichentherapie (SJT) bei internalisierenden Störungen und Schulverweigerung – eine Evaluationsstudie

Die ersten drei Kapitel markieren den theoretischen Bezugsrahmen unter einer entwicklungspsychologischen, psychotherapeutischen und gesundheitspädagogischen Perspektive. Das vierte Kapitel beschreibt die Methodik und das fünfte Kapitel stellt die Ergebnisse der Evaluationsstudie zur Diskussion.

ISBN 978-3-7386-1473-2 | Broschur | 204 S. | 39,– €
E-Book 978-3-7448-4234-1 | 11,99 €

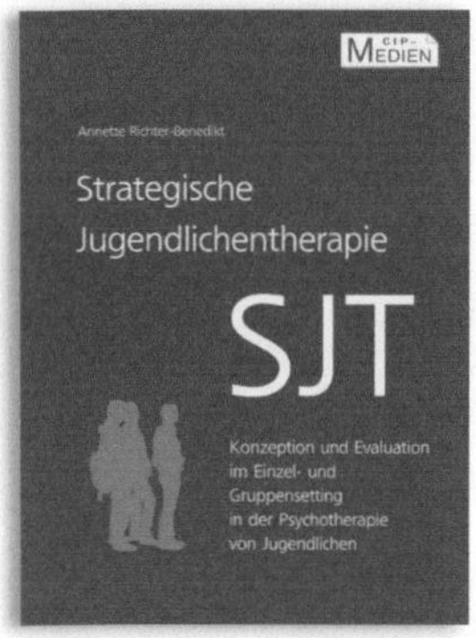

Annette Richter-Benedikt

Strategische Jugendlichentherapie (SJT) – Evaluation im Einzelgruppensetting

In der hier dargestellten Evaluationsstudie wurde die Wirksamkeit der Strategischen Jugendlichentherapie (SJT) anhand jugendlicher PatientInnen mit multiplen Diagnosen unter klinisch repräsentativen Bedingungen überprüft. Vor dem Hintergrund des naturalistischen Studiendesigns ist in Anbetracht der Ergebnisse dabei davon auszugehen, dass das Behandlungskonzept der SJT als praktisch hoch relevant einzuschätzen ist.

ISBN 978-3-7392-4571-2 | Broschur | 350 S. | 39,– €

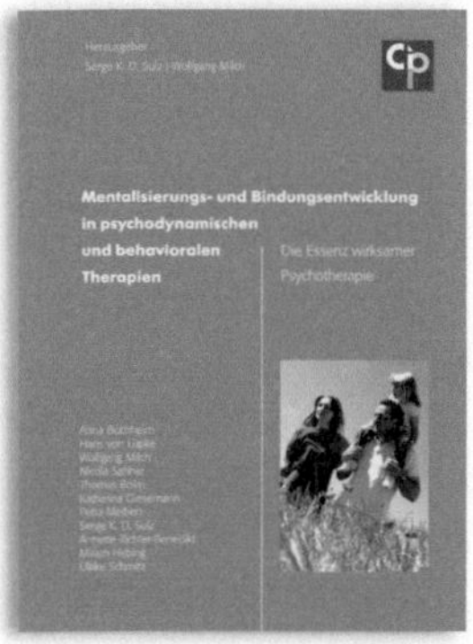

Serge K. D. Sulz, Wolfgang Milch (Hrsg.)

Mentalisierungs- und Bindungsentwicklung in psychodynamischen und behavioralen Therapien

Die Prozesse der Bindung und der Mentalisierung sind heute für jede Psychotherapie ein selbstverständlicher Inhalt der Behandlung jedweder psychischer oder psychosomatischer Störung (in der Verhaltenstherapie steht dafür der Begriff der Metakognition, der die Aufmerksamkeit vom Inhalt auf den Prozess lenkt). Die Fähigkeit zur Affektregulierung ist Schlüsselstelle erfolgreicher therapeutischer Veränderung. Und genau sie wird im Mentalisierungsprozess hergestellt.

ISBN 978-3-86294-002-8 | Broschur | 158 S. | 49,– €

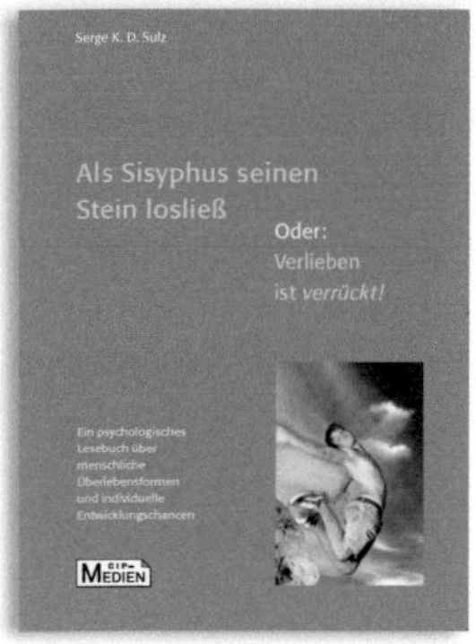

Serge K. D. Sulz **Als Sisyphus seinen Stein losließ. Oder Verlieben ist verrückt!**

Ein psychologisches Lesebuch über menschliche Überlebensformeln und individuelle Entwicklungschancen

Der Reichtum an klinischer Erfahrung, die Klarheit in der gedanklichen Durchdringung und die emotionale Sensibilität im Erspürender menschlichen Psyche lassen den Leser eintauchen in das, was Menschsein mit Leib und Seele heißt, lassen eintiefes Verständnis entstehen, sich selbst in diesem Spiegel zu finden, die Bindungen zu den wichtigen Anderen zu begreifenund die Entstehung und weitere Entwicklung als Kosmos zu erblicken, der unser Leben umspannt. Eine spannende Lektürefür alle, die interessiert sind am Verständnis der menschlichen Psyche und unvermeidlich auch am Verstehen des eigenenSelbst und seiner Beziehungen.

ISBN 978-3-86294-004-2 | Broschur | 360 S. | 29,– €

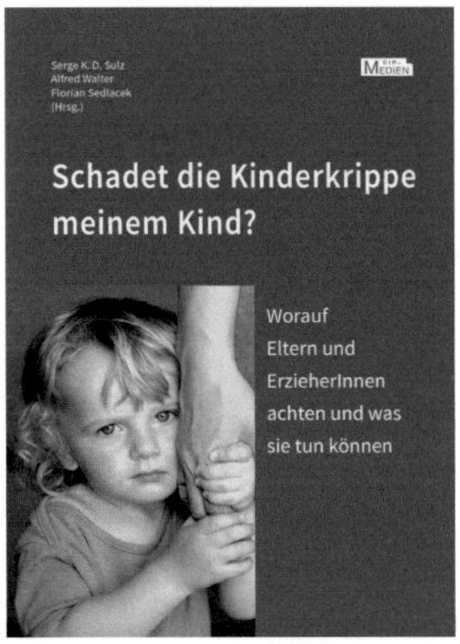

ISBN 978-3-86294-063-9
Broschur | 368 S. | 29,– €

Herausgeber: Serge K. D. Sulz, Alfred Walter, Florian Sedlacek

Schadet die Kinderkrippe meinem Kind?

Worauf Eltern und ErzieherInnen achten und was sie tun können

- Müssen Frauen wegen ihrem Kind auf Karriere und Einkommen verzichten?
- Können Arbeitgeber flexible Arbeitszeiten einrichten?
- Schützt das Grundgesetz auch Kinder?
- Was brauchen Kinder im ersten Lebensjahr, was im zweiten und im dritten Lebensjahr?
- Kann Emanzipation so stattfinden, dass die Frau dafür nicht auf ihr Muttersein verzichten muss?
- Ist der Mensch für die Wirtschaft da oder die Wirtschaft für den Menschen?

In diesem Buch gehen 20 Autoren diesen Fragen nach.

In diesem Buch finden Verantwortliche Antworten und Orientierung. Und an diesem Buch muss eine Regierung sich messen lassen – ob sie nur oberflächlich Wählerstimmen einfangen und heuchlerisch von der Vereinbarkeit von Beruf und Familie reden will oder ob sie ihrer Verantwortung gerecht wird.

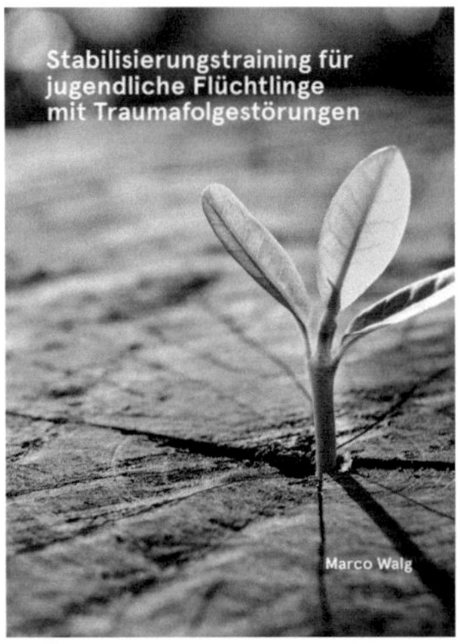

ISBN 978-3-86294-053-0
Broschur DIN A 4 | 142 S.
40,– €

Beispielhaftes Projekt Landesinitiative Gesundes Land | Nordrhein Westfalen | 2016

Marco Walg

Stabilisierungstraining für jugendliche Flüchtlinge mit Traumafolgestörungen

Das Training richtet sich an jugendliche Flüchtlinge mit Traumafolgestörungen wie posttraumatische Belastungsstörung, depressive Störungen oder Angststörungen. Ziel des Trainings ist eine emotionale und psychische Stabilisierung der Teilnehmenden. Es kann sowohl im Gruppensetting als auch in der Einzeltherapie durchgeführt werden. Da die Versorgungsangebote für die Hochrisikogruppe der unbegleiteten minderjährigen Flüchtlinge ausgebaut werden müssen, richtet sich dieses Manual nicht nur an Kinder- und JugendpsychiaterInnen, psychologische PsychotherapeutInnen und Kinder- und JugendlichenpsychotherapeutInnen, sondern auch an pädagogische MitarbeiterInnen von Wohngruppen und Clearingstellen. Das Trainingskonzept wurde so entwickelt, dass keine bedeutsamen psychotherapeutischen Kompetenzen zur Durchführung erforderlich sind. Das Training ist spracharm konzipiert und stützt sich auf Bildmaterialien und Videoclips, sodass der Einsatz von Dolmetschern verzichtbar ist.So kann das Training direkt vor Ort in den Wohngruppen von MitarbeiterInnen angeboten werden, die den Jugendlichen vertraut sind. Das vorliegende Stabilisierungstraining soll auf diese Weise einen Beitrag zur besseren Versorgung der traumatisierten Flüchtlinge leisten. 2017 wurde das Trainingskonzept mit dem Innovationspreis der Fachgruppe Psychiatrie der Stadt Wuppertal ausgezeichnet.